四川省中药材标准

（藏、彝、羌、苗药材2022年版）

四川省药品监督管理局 编

四川科学技术出版社

图书在版编目 (CIP) 数据

四川省中药材标准：藏、彝、羌、苗药材2022年版 /
四川省药品监督管理局编. —— 成都：四川科学技术出版
社, 2022.12
　　ISBN 978-7-5727-0702-5

Ⅰ. ①四… Ⅱ. ①四… Ⅲ. ①民族医学—中药材—质
量标准—四川—2022 Ⅳ. ①R282.7-65

中国版本图书馆CIP数据核字(2022)第239562号

四川省中药材标准（藏、彝、羌、苗药材2022年版）
SICHUAN SHENG ZHONGYAOCAI BIAOZHUN
(ZANG、YI、QIANG、MIAO YAOCAI 2022 NIAN BAN)

编　　者	四川省药品监督管理局
出 品 人	程佳月
策划组稿	钱丹凝
责任编辑	税萌成　万亭君
封面设计	韩建勇
责任出版	欧晓春
出版发行	四川科学技术出版社
地　　址	四川省成都市锦江区三色路238号新华之星A座

传真 028-86361756　邮政编码 610023
官方微博 http://weibo.com/sckjcbs
官方微信公众号 sckjcbs
传真 028-86361756

成品尺寸	210 mm × 285 mm
印　　张	26.5　字　数 530 千
印　　刷	成都市金雅迪彩色印刷有限公司
版　　次	2022年12月第1版
印　　次	2023年12月第1次印刷
定　　价	268.00元

ISBN 978-7-5727-0702-5

四川省中药标准委员会

主　任　张大中

副主任　周　全　陈永红　赵　勇　李　华　何　珣　张庆营

成　员　何　畏　景　锋　王伯颖　屈　波　袁　军　冯　星

《四川省中药材标准》（藏、彝、羌、苗药材 2022 年版）
主要编审人员

何　畏　　杨　蕾　　赵卫权　　周　娟　　王　颖　　伍丕娥　　卿　艳

李　毅　　蒋敏桃　　徐　博　　李文兵　　李　萍　　车晓彦　　当子介布

高必兴　　齐景梁　　张　良　　李　及　　罗　霄　　吴秀清　　刘　圆

李　敏　　周　毅　　谭　睿　　杨安东　　易进海　　张　艺　　蒋桂华

古　锐　　宋良科　　魏　屹　　李　莹　　陈　雏　　裴　瑾　　兰志琼

尹鸿翔　　罗庆春　　依　乌　　杨正文　　万亭君　　刘学艳　　陈怡璇

张志锋　　朱文涛　　黄艳菲　　吴　燕　　杨正明　　张绍山　　蒋合众

杨　萍　　阎新佳　　吕露阳

医学相关内容主要审定人员

张廷模　　张　毅　　王　飞　　邓　都　　降拥四郎　　拉目加　　罗伦才

阿子阿越　阿木夫介　威则日沙　杨福寿　　蔡光正　　　张和金　　李　果

李荣贵　　姚福明　　胡成刚

起草单位

西南民族大学　　　　　　成都中医药大学

四川省中医药科学院　　　西南交通大学

四川省药品检验研究院（国家药品监督管理局中成药质量评价重点实验室）

复核单位

四川省药品检验研究院（国家药品监督管理局中成药质量评价重点实验室）

成都市药品检验研究院（国家药品监督管理局中药材质量监测评价重点实验室）

前 言

　　四川是一个多民族的省份，世居少数民族有藏族、彝族、羌族、苗族等 14 个民族。四川有全国最大彝族聚居区、第二大藏族聚居区和唯一的羌族聚居区，也是苗族人口分布较多的五省之一。全省民族自治区域有甘孜藏族自治州、阿坝藏族羌族自治州、凉山彝族自治州、峨边彝族自治县、马边彝族自治县、北川羌族自治县，另有兴文、叙永等 16 个民族待遇县（区）及 83 个民族乡。四川省地跨青藏高原、横断山脉、云贵高原、秦巴山地等地貌单元，地势西高东低，地形复杂多样，孕育的动植物药用资源 4 000 余种。四川省藏、彝、羌、苗民族聚居地具有深厚的民族医药文化底蕴和历史传承，经过长期的医疗实践，积累了丰富的用药经验，一批如红雪茶、火草、蜈蚣七、面根藤等民族特色鲜明的药材品种，在民族地区医疗健康事业中发挥了重要作用。

　　国家高度重视民族医药事业发展，相继出台了《"十四五"中医药发展规划》《关于加强新时代少数民族医药工作的若干意见》等相关政策；四川省委、省政府在《关于促进中医药传承创新发展的实施意见》中提出"大力促进民族医药发展""支持以藏、彝、羌、苗医药为重点的民族医药产业发展，制定一批地方质量标准"。四川省药品监督管理局积极作为，颁布实施了 2014 年版和 2020 年版《四川省藏药材标准》。为完善四川省中药（民族药）标准体系，四川省药品监督管理局组织四川省药品检验研究院、成都市药品检验研究院、四川省中医药科学院、西南民族大学、成都中医药大学及西南交通大学等单位，开展了四川省民族药传承与应用情况调研，挖掘整理民族医药理论、诊疗方法和用药习惯，经过系统的科学研究，编制完成《四川省中药材标准》（藏、彝、羌、苗药材 2022 年版），共收载习用民族药材品种 75 个（藏药材 7 个、彝药材 27 个、羌药材 30 个、苗药材 11 个）。这是我省首部涉及藏、彝、羌、苗四个民族的药材标准。

　　《四川省中药材标准》（藏、彝、羌、苗药材 2022 年版）经四川省药品监督管理局审核批准颁布实施，作为四川省民族药材生产、经营、使用、检验和监督管理的法定依据。

四川省药品监督管理局

凡　例

　　《四川省中药材标准》（藏、彝、羌、苗药材 2022 年版）是四川省药品监督管理局依据《中华人民共和国药品管理法》《中华人民共和国药品管理法实施条例》组织制定和颁布实施的省级民族药材标准，是四川省中药（民族药）标准体系的组成部分，也是我省首部涉及藏、彝、羌、苗四个民族的药材标准。

　　一、本标准由前言、凡例、编制说明、目录、正文、参考文献及索引七部分组成。本标准的凡例是对正文各项内容及检验有关的共性问题所作的统一规定，编制说明是对不同民族药在标准正文中的差异特性进行的说明。

　　二、除另有规定外，本标准所用术语、计量单位、符号、试药、试液、检验方法及通则编码等，均同《中华人民共和国药典》（2020 年版）（以下简称《中国药典》）。

　　三、本标准各品种项下包括正文和起草说明两部分。正文主要包括：名称、来源、性状、鉴别、检查、浸出物、含量测定、炮制、性味与归经、功能与主治、用法与用量、贮藏等。起草说明是对品种考证、名称、植物形态、分布及生态环境及主要质量控制项目的简要说明。藏药、彝药名称项下包括中文名、拼音名、藏文名或彝文名、藏文音译名或彝文音译名、拉丁药名；羌药、苗药名称项下包括中文名、拼音名、拉丁药名。【性状】【鉴别】【检查】【浸出物】【含量测定】等项目的检测方法在正文中均作相应规定。【性味与归经】【功能与主治】系四川民族医药专家依据相关文献结合临床用药经验拟定，个别品种因文献无归经记载，故在标准正文中仅描述性味。藏药、彝药的【功能与主治】项下分别用中文、藏文或彝文描述；羌药、苗药的【功能与主治】项下仅用中文描述，对部分疾病采用羌医或苗医习用语描述，以体现民族特色。【用法与用量】项下规定的内容，系根据民族医药文献及民族医临床用药习惯确定。需捣碎、研粉或用鲜品者，在【用法与用量】项下均有"捣碎或研粉""可鲜用"等相关描述。【贮藏】根据不同品种的特性拟定。

　　四、本标准索引收载了药材汉语拼音名索引、药材拉丁药名索引、植物拉丁学名索引。

　　五、本标准使用的对照物质除国家标准物质中心和中国食品药品检定研究院提供外，其余均由四川省药品检验研究院负责标定。

　　六、本标准的实施、修订及解释权归四川省药品监督管理局所有。

编制说明

民族医药是中国传统医药的重要组成部分，是我国少数民族长期与大自然和疾病斗争的经验总结，为各民族防治疾病、繁衍生息作出了重要贡献。四川作为藏、彝、羌、苗等多民族聚居的大省，民族医药具有深厚的文化底蕴和历史传承，形成了各具特色的民族医药理论体系、诊疗方法和用药习惯。为充分体现藏、彝、羌、苗等民族医药特色，同时维护本标准的规范性和严谨性，特对本标准古籍文献考证、临床应用等内容的编制作以下说明。

（一）以"源于民族、始于临床、服务产业"为宗旨。本标准对藏、彝、羌、苗民族医习用民间经验方进行了收集整理，从中遴选出在本草、方书、方志等文献著作中有记载且我省尚无法定标准收载的常用药材品种75个纳入标准研究。

（二）以"尊重典籍，合理采纳近现代研究成果"为原则。为充分尊重各民族医药文化历史和实践状况，20世纪80年代，卫生部和国家民族事务委员会在我国首次民族医药工作会议中，把民族医药的发掘、整理和提高列入重大任务之一。自此，各民族医药专著和大量学术论文涌现，本标准参考文献注重采纳原民族文字典籍文献，同时也参考权威汉文典籍及近现代相关文献。

1. 藏医药历史悠久，古籍文献数量巨大，以藏文记载的医药古籍最早可追溯到1 300多年前，代表性典籍有《月王药诊》《四部医典》《晶珠本草》等；近现代整理发掘的藏医药专著以《藏药晶镜本草》《藏药志》等为代表。本次藏药材标准制定工作主要参考上述典籍与专著。

2. 彝医药古籍文献丰富。《双柏彝医书》《哀牢本草》《聂苏诺期》《齐苏书》《医病书》等均为彝医药的代表性典籍。近现代整理发掘的彝医药专著以《彝药志》《彝族医药学》《彝族医药》等为代表。明代《滇南本草》为我国第一部中医理论与少数民族医药经验相结合的地方性本草专著，其中含大量彝族用药实践。故本次彝药材标准制定工作把上述典籍与专著均纳入参考文献。

3. 羌族为古羌族的分支，文化历史悠久，没有通用文字，通常将部分中医药典籍奉为本民族的医药典籍，其用药经验以家传或师承方式言传口授。多年来，经对羌族医药的发掘整理，出版了如《尔玛思柏——中国羌药谱》《羌族医药》《羌药概论》等羌医药代表性专著，形成了"白、黑、和"（白药扶正，黑药祛邪，和药调和平衡）等羌医药理论，在羌药材标准制定工作中，将上述专著及羌医临床用药经验作为参考依据。

4.苗族文化历史悠久，没有通用文字，通常将部分中医药典籍奉为本民族的医药典籍，其用药经验以家传或师承方式言传口授。多年来，经对苗族医药的发掘整理，出版了如《中华本草·苗药卷》《苗族医药学》《苗族药物学》等苗医药代表性专著，形成了如"慢经""快经""冷经""热经"等苗医药理论。在苗药材标准制定工作中，将上述专著及苗医临床用药经验作为参考依据。

（三）注重品种的产地及使用情况调研。四川省的藏族主要分布在甘孜藏族自治州、阿坝藏族羌族自治州、凉山彝族自治州木里藏族自治县等区域。彝族主要分布在凉山彝族自治州、乐山市峨边彝族自治县和马边彝族自治县等区域。羌族主要分布在阿坝藏族羌族自治州的茂县、汶川、理县、松潘、黑水县，以及绵阳市北川羌族自治县等区域。苗族主要分布在宜宾市兴文县、珙县、筠连县，泸州市叙永县、古蔺县、合江县及攀枝花市盐边县等区域。本标准研究者对上述地区的民族医药研究所、民族医院、卫生院、诊所和民间民族医的使用品种及资源分布等情况开展了广泛深入的调研及样品收集。由于各民族聚居地的重叠与文化融合，在民族医药发展过程中不同民族互相影响和借鉴，因此，本标准收载的部分品种也存在多民族共同使用的情况。

（四）注重民族医药临床应用经验。本标准特邀请以下民族医药专家参与【性味与归经】【功能与主治】【用法与用量】等相关内容的制定：①四川省非物质文化遗产"传统彝医药"代表性传承人阿子阿越（郝应芬）；②四川省非物质文化遗产代表性项目"羌医骨科手法"传承人、成都市非物质文化遗产"羌医药"代表性传承人、"羌医大师"祚穆·喏姿揩佈（杨福寿）；③阿坝藏族羌族自治州"羌医大师""羌医导师"尔麦岐伯·屋度晊（张和金）、蔡光正；④宜宾市兴文县非物质文化遗产"苗医药"代表性传承人李果等。在【性味与归经】的文字描述中体现了各民族医药理论、诊疗方法及用药习惯的特点，如羌药的"白药""黑药""和药"，苗药的"热经""慢经"等。在【功能与主治】中，对部分疾病增加了民族地区的习惯读音，如羌医将"咳嗽"表述为"措布露"、"瘰疬"表述为"积腐叠"等，以体现民族特色。

目　录CONTENTS

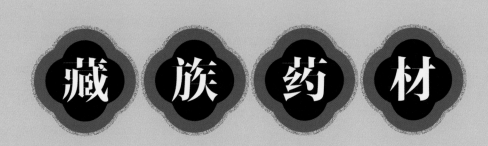

藏族药材

川西锦鸡儿　ন་ম།

Chuanxijinjier　　渣玛

CARAGANAE ERINACEAE RADIX

本品为豆科植物川西锦鸡儿 *Caragana erinacea* Kom. 的干燥根。秋季采挖，除去须根和泥沙，去皮，洗净，干燥。

【性状】　本品呈圆柱形，有的弯曲，直径 0.3～2.5 cm。表面黄白色至浅黄棕色，有的具纵皱纹。质硬，不易折断。气微，味淡。

【鉴别】　（1）本品粉末黄白色至黄棕色。纤维散在或成束，细长，无色或淡黄色，直径 8～12 μm，壁较薄，胞腔明显，有的周围薄壁细胞含草酸钙方晶，形成晶纤维。导管多为网纹导管和螺纹导管，直径 6～65 μm。纤维管胞偶见，成束或散在。

（2）取本品粉末 2 g，加石油醚（60～90℃）20 ml，冷浸过夜，滤过，滤液蒸干，残渣加石油醚（60～90℃）2 ml 使溶解，作为供试品溶液。另取 β-谷甾醇对照品，加石油醚（60～90℃）制成每 1 ml 含 1 mg 的溶液，作为对照品溶液。照薄层色谱法（通则 0502）试验，吸取上述两种溶液各 5 μl，分别点于同一硅胶 G 薄层板上，以石油醚（60～90℃）-乙酸乙酯-甲酸（5∶1∶0.06）为展开剂，展开，取出，晾干，喷以 10% 硫酸乙醇溶液，在 105℃加热至斑点显色清晰，置紫外光灯（365 nm）下检视。供试品色谱中，在与对照品色谱相应的位置上，显相同颜色的荧光斑点。

【检查】　**水分**　不得过 13.0%（通则 0832 第二法）。

总灰分　不得过 3.5%（通则 2302）。

【浸出物】　照醇溶性浸出物测定法（通则 2201）项下的热浸法测定，用 70% 乙醇作溶剂，不得少于 6.0%。

饮　片

【炮制】　除去杂质，润透，切段，干燥。

【性状】　本品呈不规则的段，其余主要特征同药材。

【鉴别】　同药材。

【性味与归经】　味甘，性凉。

【功能与主治】清热，凉血。用于肌肉热，脉热，瘟疫热，"隆"热。

【ཕན་ནུས།】ཤེལ་ཕྲེང་ལགས་ཤ་ཁྲག་ཚ་བའི་ཚ་བས་ག་ཆད་ཚ་ཚད་སེལ། ཞེས་དང་། སྲིན་གྱི་འཁྲུངས་དབའི་རི་མེད་ཤེལ་གྱི་མེ་ཁོང་ལགས། ནུས་པས་ག་དང་ཚ་ལ་ཞུགས་པའི་ཚད་པ་སེལ། ག་ད་འརྫོམས་ཁིང་ཚ་ནད་འརྫེ། འརྫས་ནད་གཞིེལ། ནད་རྲེར་བ་རྣམས་བསྐྱ་ རྲེམས་ཚད་སྐྲེན་ ཞིང་ཀྲུང་ཚད་འརྫོམས།

【用法与用量】3 ～ 9 g。

【贮藏】置阴凉干燥处。

川西锦鸡儿质量标准起草说明

ཙ་མ（渣玛）为豆科锦鸡儿属多种植物，是藏医临床习用药材，应用历史悠久。在《四部医典》、《度母本草》（藏药古本经典图鉴四种）、《晶珠本草》、《蓝琉璃》、《中华本草·藏药卷》、《藏药晶镜本草》等文献中均有记载。《度母本草》（藏药古本经典图鉴四种）、《藏药晶镜本草》、《迪庆藏药》、《新修晶珠本草》记载的基原有：短叶锦鸡儿、川西锦鸡儿、云南锦鸡儿、二色锦鸡儿、多刺锦鸡儿等。《晶珠本草》记载："渣玛的根清肌热、脉热。"《藏药晶镜本草》记载：渣玛"味甘，性凉。清脉热、肌热，治脉病、肿瘤，清疫热、虚热"。

经对四川、西藏、青海、云南等省（区）医疗机构、药材市场的使用及流通情况的调研，"渣玛"药材的主流品种为云南锦鸡儿、川西锦鸡儿、二色锦鸡儿。《西藏自治区藏药材标准（第二册）》（2012 年版）以"渣玛"之名收载云南锦鸡儿 *Caragana franchetiana* Kom. 的根及茎枝内皮；《四川省藏药材标准》（2014 年版）以"二色锦鸡儿"之名收载二色锦鸡儿 *C. bicolor* Kom. 的根。故此次标准起草仅对川西锦鸡儿进行研究，四川省涉藏地区不同医疗机构使用的"渣玛"药材有去皮、不去皮两种不同的用法，川西锦鸡儿多去皮使用。

供标准起草的 11 批样品分别采集于四川省甘孜藏族自治州（以下简称甘孜州）、阿坝藏族羌族自治州（以下简称阿坝州），青海省等地。

【名称】依据《藏药晶镜本草》《新修晶珠本草》等文献的记载，药材中文名确定为"川西锦鸡儿"。藏文名为"ཙ་མ"，音译为"渣玛"。

【来源】经成都中医药大学蒋桂华教授对藏医临床使用的"渣玛"药材进行鉴定，基原为豆科植物川西锦鸡儿 *Caragana erinacea* Kom. 。

【植物形态】灌木，高达 60 cm。老枝绿褐色或褐色。羽状复叶有 2 ～ 4 对小叶；长枝上叶轴长 1.5 ～ 2 cm，宿存，短枝脱落或宿存；小叶短枝者常 2 对，线形、倒披针形或倒卵状长圆形，长 3 ～ 12 mm，宽 1 ～ 2.5 mm。花梗极短，常 1 ～ 4 簇生于叶腋；花萼管状，长

8 ～ 10 mm；花冠黄色，旗瓣有时中部及顶部呈紫红色。荚果圆筒形，无毛或被短柔毛。花期 5—6 月，果期 8—9 月。

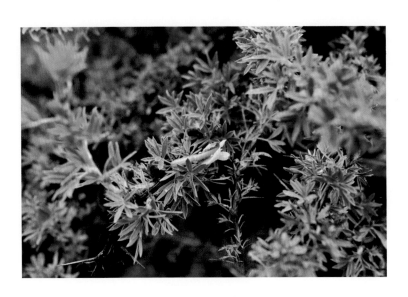

川西锦鸡儿植物图

【分布及生态环境】 分布于四川西部、甘肃南部、青海东部、西藏、云南省（区）。生于海拔 2 750 ～ 3 000 m 的山坡草地、林缘、灌丛、河岸、沙丘。

【性状】 根据药材样品据实描述。

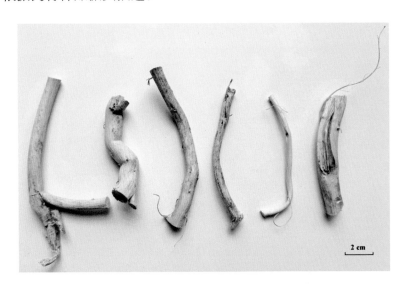

川西锦鸡儿药材图

【鉴别】 （1）显微鉴别 经对本品粉末显微特征的观察，其纤维、晶纤维、导管等特征明显，收入标准正文。

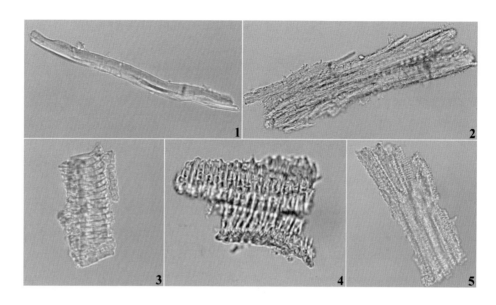

川西锦鸡儿粉末显微特征图

1—纤维　2—晶纤维　3～4—导管　5—纤维管胞

（2）薄层鉴别　建立了以 β－谷甾醇对照品为对照的薄层色谱鉴别方法，方法的分离度及重现性均较好。

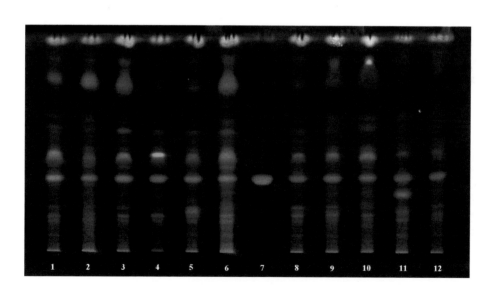

川西锦鸡儿薄层色谱图

7—β－谷甾醇对照品　1～6、8～12—药材样品

【检查】　水分　11 批样品水分测定结果为 7.4%～10.6%，平均值为 9.3%。根据测定结果，结合"药材和饮片检定通则（通则 0212）"相关要求，规定限度不得过 13.0%。

总灰分 11 批样品总灰分测定结果为 0.6% ～ 2.9%，平均值为 1.7%。规定限度不得过 3.5%。

【浸出物】 11 批样品测定结果为 5.4% ～ 12.8%，平均值为 8.9%，规定限度不得少于 6.0%。

【含量测定】 采用 HPLC 法，建立了川西锦鸡儿药材中芒柄花素含量测定方法。经方法验证，芒柄花素在 0.193 ～ 7.728 μg/ml 范围内线性关系良好（r =0.999 8），加样回收率为 97.8% ～ 102.1%，RSD 为 2.0%。10 批样品芒柄花素测定结果为 0.002 6% ～ 0.064 0%，平均值为 0.017%。川西锦鸡儿中芒柄花素含量较低，低于万分之二，故川西锦鸡儿芒柄花素含量暂不收入标准正文。

【性味与归经】【功能与主治】【用法与用量】 在《四部医典》《晶珠本草》《藏药晶镜本草》《中华本草·藏药卷》《四川省藏药材标准》（2014 年版）等文献记载内容的基础上，经中藏医专家审定并规范术语而确定。

起草单位：成都中医药大学

起草人：袁茂华　蒋桂华　高必兴

孙杰玉　康点点　陶　静

复核单位：四川省药品检验研究院

西藏凹乳芹 སླ་བ།

Xizang' aoruqin 加哇

VICATIAE RADIX

本品为伞形科植物西藏凹乳芹 *Vicatia thibetica* de Boiss. 的干燥根。秋末采收，除去须根及杂质，洗净，干燥。

【性状】 本品呈长圆锥形，长 8～22 cm，直径 0.3～2.5 cm，部分有分支。表面黄棕色至红棕色，具纵皱纹、支根痕和横向皮孔。顶部有黑色凹陷的茎痕，根头部具细环纹。断面粉性或略呈角质状，皮部白色或黄白色，散有黄棕色至棕色油点，形成层环棕色，近圆形，木部黄色。气芳香，味甘。

【鉴别】 （1）本品横切面：木栓层由 4～6 列扁平细胞组成。栓内层窄，有少数油室。韧皮部宽广，有多数圆形的油管，周围分泌细胞 4～8 个，可见黄色分泌物。射线多由 1～3 列扁平细胞组成。形成层明显。木质部导管甚多，放射状排列。薄壁细胞充满淀粉粒。

粉末灰白色或淡黄色。淀粉粒众多，单粒类圆形或半圆形，直径 2～20 μm，脐点点状、裂缝状、十字状或星状；复粒由 2～5 分粒组成。木栓细胞多呈长方形，淡棕色。油管直径 15～50 μm，含棕黄色的分泌物。导管多为网纹导管和螺纹导管，直径 12～80 μm。

（2）取本品粉末 1 g，加甲醇 30 ml，超声处理 30 分钟，滤过，滤液蒸干，残渣加甲醇 1 ml 使溶解，作为供试品溶液。另取阿魏酸对照品，加甲醇制成每 1 ml 含 0.4 mg 的溶液，作为对照品溶液。照薄层色谱法（通则 0502）试验，吸取上述两种溶液各 10 μl，分别点于同一硅胶 G 薄层板上，以乙酸乙酯－乙醇－水（7∶2∶1）为展开剂，展开，取出，晾干，置紫外光灯（365 nm）下检视。供试品色谱中，在与对照品色谱相应的位置上，显相同颜色的荧光斑点。

【检查】 **水分** 不得过 13.0%（通则 0832 第四法）。

总灰分 不得过 4.5%（通则 2302）。

【浸出物】 照水溶性浸出物测定法（通则 2201）项下的冷浸法测定，不得少于 35.0%。

【含量测定】 照高效液相色谱法（通则 0512）测定。

色谱条件与系统适用性试验 以十八烷基硅烷键合硅胶为填充剂；以乙腈－0.2% 磷酸溶液（8∶92）为流动相；检测波长为 327 nm。理论板数按绿原酸峰计算应不低于 6 000。

对照品溶液的制备 取绿原酸对照品适量，精密称定，加 70% 甲醇制成每 1 ml 含 20 μg 的溶液，即得。

供试品溶液的制备 取本品粉末（过三号筛）约 0.2 g，精密称定，置具塞锥形瓶中，精密加入 70% 甲醇 20 ml，称定重量，加热回流 30 分钟，放冷，再称定重量，用 70% 甲醇补足减失的重量，摇匀，滤过，取续滤液，即得。

测定法 分别精密吸取对照品溶液与供试品溶液各 10 μl，注入液相色谱仪，测定，即得。

本品按干燥品计算，含绿原酸（$C_{16}H_{18}O_9$）不得少于 0.080%。

饮　片

【炮制】除去杂质，洗净，润透，切段，干燥。

【性状】本品呈不规则的段，其余主要特征同药材。

【鉴别】同药材。

【性味与归经】味甘、辛、苦，性温。

【功能与主治】补肾，祛寒，温胃，干"黄水"。用于虚寒腰痛，胃病，"黄水"病等。

【ཕན་ནུས།】ཤིལ་ཏིག་ལ་གསོ། ལྩ་བས་རྒྱ་མིར་གནོན། ཆེད་གྲང་བ་སེལ། ཞིས་དང་། སྐྲན་གྱི་འབུངས་དའི་ཏེ་མེད་ཤིལ་གྱི་མེ་ལོང་ལགས། ནུས་པས་ཡན་ལག་ཚོགས་ཀྱི་རྒྱ་སེར་སྐེམ། མགལ་སྐེད་ནད་དང་གྲང་བ་སེལ། པོ་བའི་ནད་ལ་ཕན། ལུས་ཟུངས་གསོ།

【用法与用量】6～9 g。

【贮藏】置阴凉干燥处，防蛀。

西藏凹乳芹质量标准起草说明

 སྒ་བ།（加哇）是藏医临床习用药材，始载于《四部医典》。在《晶珠本草》（正本诠释）、《宇妥本草》（藏药古本经典图鉴四种）、《中华本草·藏药卷》记载的基原有西藏棱子芹 *Pleurospermum hookeri* var. *thomsonii* C. B. Clarke、迷果芹 *Sphallerocarpus gracilis* (Bess.) K.-Pol. 等，《藏药晶镜本草》《中国藏药植物资源考订》（下卷）记载的基原为西藏凹乳芹 *Vicatia thibetica* de Boiss.。《晶珠本草》记载：加哇"治黄水病，腰肾寒症"。《宇妥本草》记载：加哇"祛寒干黄水，滋补身体"。《藏药晶镜本草》记载：用于"虚寒腰痛，胃病，'黄水'病等"。

经对四川省阿坝州、凉山彝族自治州（以下简称凉山州），云南昆明、曲靖等地临床应用及市场流通情况调研，四川省涉藏地区使用的"加哇"多为西藏棱子芹和西藏凹乳芹，《四川省中药材标准》（2010 年版）已收载西藏棱子芹，此次，仅对西藏凹乳芹进行研究，并收入标准。西藏凹乳芹味甜，民间有食用习惯，在当地又称"甜当归"，临床主要用于肾病、虚寒腰痛、胃病、消化不良、"黄水"病等。

供标准起草的 13 批样品分别采集于四川省阿坝州、凉山州、攀枝花市，云南省曲靖市、大理市或购于药材市场。

【名称】 依据《藏药晶镜本草》《中国藏药植物资源考订》（下卷）的记载，药材中文名确定为西藏凹乳芹，藏文名为"ཇགཇ"，音译名为"加哇"。

【来源】 经四川省药品检验研究院黎跃成主任药师及高必兴博士对收集到的"加哇"药材进行鉴定，基原为伞形科植物西藏凹乳芹 *Vicatia thibetica* de Boiss.。

【植物形态】 多年生草本，高达 70 cm。根圆锥形，顶端有细密环纹。除伞辐基部有短糙毛外，全株无毛。基生叶及茎生叶均为二至三回三出式羽状复叶；末回裂片长圆形至阔卵形，长 1～2.5 cm，边缘羽状深裂或缺刻状。复伞形花序；伞辐 8～16，长 2～5 cm；花无萼齿；花瓣白色或略带红色。分生果长圆形或卵形，主棱 5，细线形；棱槽有油管 3～5，合生面 6，胚乳腹面内凹成深沟状或近"T"字形。花期 6—8 月，果期 8—9 月。

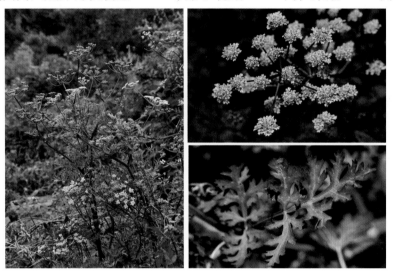

西藏凹乳芹植物图

【分布及生态环境】 分布于四川省凉山州、阿坝州，云南省曲靖市、大理市及西藏自治区（下文简称"西藏"）部分地区。生于海拔 2 000～3 500 m 的山坡、草地、林下、河滩及灌丛内。

【性状】 根据药材样品据实描述。

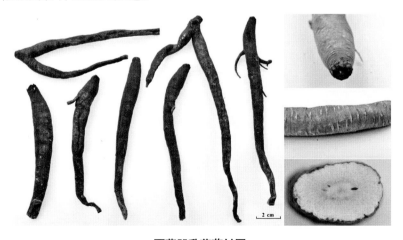

西藏凹乳芹药材图

【鉴别】（1）横切面显微鉴别 经对本品根横切面的观察，其木栓层、射线、油管等特征明显，收入标准正文。

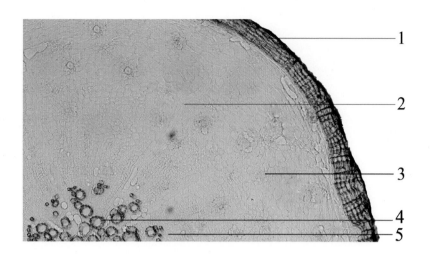

西藏凹乳芹根横切面显微特征图

1—木栓层 2—射线 3—油管 4—导管 5—形成层

粉末显微鉴别 经对本品粉末显微特征的观察，其淀粉粒、木栓细胞、油管等特征明显，收入标准正文。

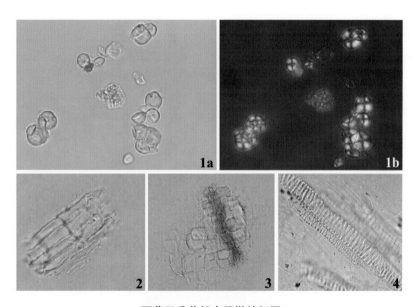

西藏凹乳芹粉末显微特征图

1a，1b—淀粉粒 2—木栓细胞 3—油管 4—导管

（2）薄层鉴别 建立了以阿魏酸对照品为对照的薄层色谱鉴别方法，方法的分离度及重现性均较好。

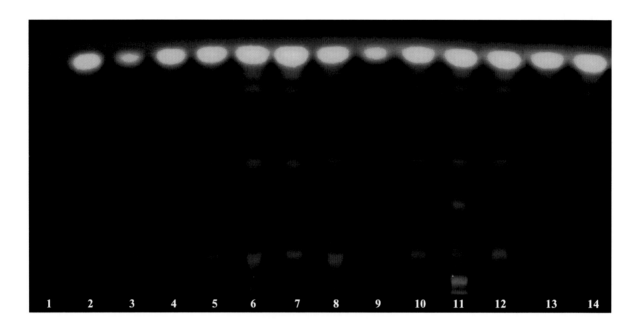

西藏凹乳芹薄层色谱图

1—阿魏酸对照品　2～14—药材样品

【检查】**水分**　采用《中国药典》四部通则 0212 项下第四法甲苯法进行测定，结果 13 批样品水分测定结果为 6.5% ～ 12.7%，平均值为 9.1%，结合"药材和饮片检定通则（通则 0212）"相关要求，规定限度不得过 13.0%。

总灰分　13 批样品总灰分测定结果为 3.0% ～ 4.3%，平均值为 3.6%，规定限度不得过 4.5%。

【浸出物】13 批样品浸出物的测定结果为 34.8% ～ 52.2%，平均值为 47.0%，规定限度不得少于 35.0%。

【含量测定】采用 HPLC 法，建立了西藏凹乳芹药材中绿原酸含量测定方法。经方法验证，绿原酸在 1.004 ～ 20.08 μg/ml 范围内线性关系良好（$r=0.999\,9$），加样回收率为 99.1% ～ 102.6%，RSD 为 1.3%。13 批西藏凹乳芹样品中的绿原酸含量测定结果为 0.080% ～ 0.199%，平均值为 0.155%。根据测定结果，规定"本品按干燥品计算，含绿原酸（$C_{16}H_{18}O_9$）不得少于 0.080%"。

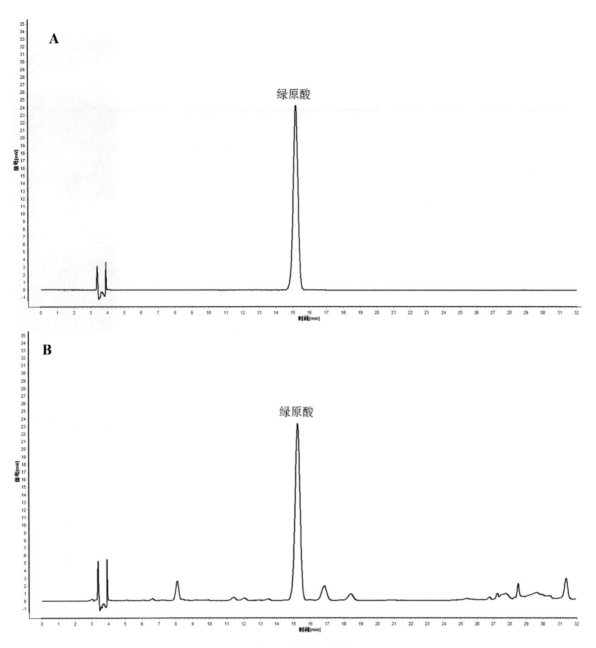

西藏凹乳芹液相色谱图

A—绿原酸对照品　B—药材样品

【性味与归经】【功能与主治】【用法与用量】 在《晶珠本草》（正本诠释）、《藏药晶镜本草》、《中国藏药植物资源考订》（下卷）等文献记载内容基础上，经中藏医专家审定并规范术语而确定。

起草单位：四川省药品检验研究院、成都中医药大学

起草人：高必兴　李　敏　齐景梁　王艺娱

复核单位：成都市药品检验研究院

红雪茶　　ཕུང་ཚོན་གསེར་སྐུད།

Hongxuecha　　　　榜参塞固

LETHARIELLAE CLADONIOIDIS LICHEN

本品为梅衣科植物金丝刷 *Lethariella cladonioides* (Nyl.) Krog 的干燥地衣体。夏、秋二季采收，除去杂质，干燥。

【性状】 本品呈枝状体，多缠结成团。分枝二叉状，枝顶端渐细。表面橙黄色至暗黄色，有网状褶皱和小疣突；基部棕褐色。体轻，质韧，不易折断。气微，味苦。

【鉴别】 本品粉末土黄色。不规则团块较多，遇水合氯醛液渐溶化。菌丝无色，有分枝，多碎断。藻细胞多见，直径 8～18 μm。

【检查】**水分** 不得过 13.0%（通则 0832 第二法）。

总灰分 不得过 5.0%（通则 2302）。

酸不溶性灰分 不得过 3.0 %（通则 2302）。

【浸出物】 照醇溶性浸出物测定法（通则 2201）项下的热浸法测定，用稀乙醇作溶剂，不得少于 10.0%。

饮　片

【炮制】 除去杂质，切段，干燥。

【性状】 本品呈不规则的段，其余主要特征同药材。

【鉴别】【检查】【浸出物】同药材。

【性味与归经】 味苦、涩，性凉。

【功能与主治】 清热、解毒。用于肺热，肝热，脉热等证。

【ཕན་ནུས།】 ཤིལ་ཕྲེང་ལགས། གསེར་སྐུད་སྐྲོ་མཆིན་རྩ་ཚད་དུག་ཚད་སེལ། ཞིས་དང་། སྐྲན་གྱི་འབྱུངས་དཔེའི་ཌི་མེད་ཤིལ་གྱི་མེ་ལོང་ལགས། ནུས་པས་སྐྲོ་ཚད་དང་། མཆིན་ཚད། རྩ་ཚད་དུག་ཚད་ལ་སོགས་སེལ།

【用法与用量】 9～12 g。

【贮藏】 置阴凉干燥处。

红雪茶质量标准起草说明

"སྦང་ཚན་གསེར་སྐུད།"（榜参塞固），又名"红雪茶"，为藏药常用品种，应用历史悠久。在《晶珠本草》《藏药晶镜本草》等文献中均有记载。《藏药晶镜本草》记载的红雪茶基原为"金丝刷 *Lethariella cladonioides* (Nyl.) Krog"，其味苦、涩，性凉，用于肺热、肝热、脉热等证。

《陕西省药材标准》（2015 年版）以"金刷把"之名收载为金丝刷 *L. cladonioides* (Nyl.) Krog 的干燥枝状体。

经对四川省甘孜州、阿坝州等地临床应用及市场流通情况调研，四川省涉藏地区使用的红雪茶为金丝刷 *L. cladonioides* (Nyl.) Krog 的干燥全体。常用于治疗热性头痛、外伤感染、淋巴管炎、乳腺炎、蛇毒咬伤等病症。羌医也有药用习惯。

供标准起草的 7 批样品分别采集于四川省阿坝州松潘县、甘孜州德格县，西藏林芝市等地。

【名称】 依据《藏药晶镜本草》的记载，药材中文名确定为"红雪茶"，藏文名为"སྦང་ཚན་གསེར་སྐུད།"，音译为"榜参塞固"。

【来源】 经成都中医药大学古锐教授对藏医临床使用的"红雪茶"药材进行鉴定，基原为梅衣科植物金丝刷 *Lethariella cladonioides* (Nyl.) Krog。

【植物形态】 地衣体灌丛枝状，质地坚硬，直立或半直立丛生，高 4 ~ 10 cm，以基部固着于基物；二叉式分枝稠密，表面橙黄色或淡黄色，基部枝灰白色，顶端渐尖，有时呈钩状，中轴粗壮，表面具有网状棱脊或纵沟。

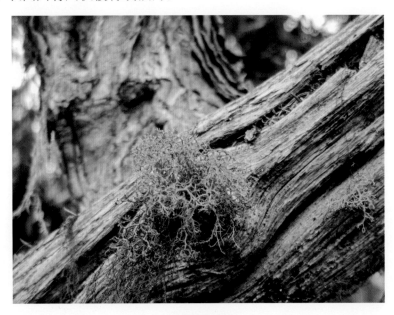

红雪茶植物图

【**分布及生态环境**】 分布于四川、云南、西藏等省（区）。生于海拔 3 000 m 以上的枯木上。

【**性状**】 根据药材样品据实描述。

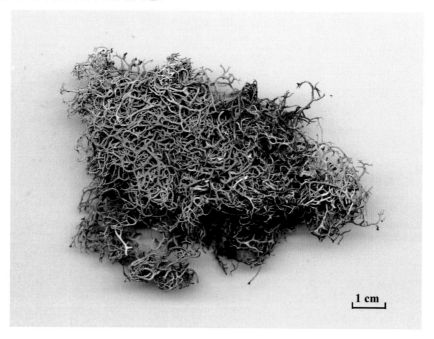

红雪茶药材图

【**鉴别**】 显微鉴别 经对本品粉末显微特征的观察，其不规则团块、菌丝、藻细胞等特征明显，收入标准正文。

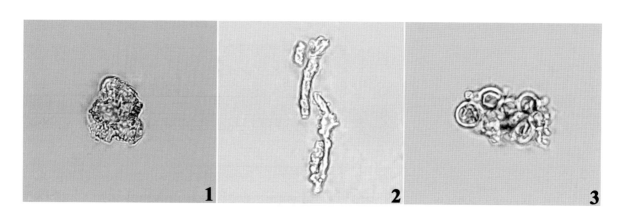

红雪茶粉末显微特征图

1—不规则团块 2—菌丝 3—藻细胞

【**检查**】 **水分** 7 批样品水分测定结果为 8.7% ～ 11.5%，平均值为 10.5%，结合"药材和饮片检定通则（通则 0212）"相关要求，规定限度不得过 13.0%。

总灰分 7 批样品总灰分测定结果为 2.1% ～ 5.9%，平均值为 3.6%，规定限度不得过 5.0%。

酸不溶性灰分　7 批样品酸不溶性灰分测定结果为 1.0% ～ 4.1%，平均值为 2.0%，规定限度不得过 3.0%。

【浸出物】　7 批样品浸出物测定结果为 8.5% ～ 12.5%，平均值为 10.9%，规定限度不得少于 10.0%。

【性味与归经】【功能与主治】【用法与用量】　在《晶珠本草》《藏药晶镜本草》《全国中草药汇编》等文献记载内容的基础上，经中藏医专家审定并规范术语而确定。

起草单位：成都中医药大学、重庆市中药研究院
起草人：古　锐　黄　茜　刘　翔
复核单位：四川省药品检验研究院

金丝带 གསེར་སྐུད།

Jinsidai 塞固

LETHARIELLAE ZAHLBRUCKNERI LICHEN

本品为梅衣科植物金丝带 *Lethariella zahlbruckneri* (Du Rietz) Krog 的干燥地衣体。夏、秋二季采收，除去杂质，干燥。

【性状】 本品常卷曲成团。单枝呈细丝状，具不规则分枝，分叉处略扁平，从基部向枝顶端逐渐变细，长 10～20 cm。表面橘黄色至黄褐色，基部灰白色或灰褐色，有纵向棱脊。子囊盘偶见，生于枝侧，圆盘状，表面棕褐色或黑褐色。质柔韧，断面可见白色半透明中轴。气微，味微甘。

【鉴别】 （1）本品粉末深黄棕色。不规则团块较多，遇水合氯醛液渐溶化。菌丝无色，有分枝，多碎断。藻细胞多见，直径 8～18 μm。

（2）取本品粉末 1 g，加乙醇 25 ml，加热回流 30 分钟，放冷，滤过，滤液蒸干，残渣加水 25 ml 使溶解，加乙酸乙酯 25 ml 振摇提取，分取乙酸乙酯液，蒸干，残渣加甲醇 1 ml 使溶解，作为供试品溶液。另取金丝带对照药材 1 g，同法制成对照药材溶液。照薄层色谱法（通则 0502）试验，吸取上述两种溶液各 5 μl，分别点于同一硅胶 G 薄层板上，以环己烷－乙酸乙酯－甲醇－甲酸（12：7：0.5：0.1）为展开剂，展开，取出，晾干，在 105℃加热至斑点显色清晰，置紫外光灯（365 nm）下检视。供试品色谱中，在与对照药材色谱相应的位置上，显相同颜色的荧光斑点。

【检查】 **水分** 不得过 13.0%（通则 0832 第二法）。

总灰分 不得过 5.0%（通则 2302）。

酸不溶性灰分 不得过 3.0 %（通则 2302）。

【浸出物】 照醇溶性浸出物测定法（通则 2201）项下的热浸法测定，用稀乙醇作溶剂，不得少于 10.0%。

饮 片

【炮制】 除去杂质，切段。

【性状】 本品呈不规则的段，其余主要特征同药材。

【鉴别】【检查】【浸出物】同药材。

【性味与归经】味苦、涩，性凉。

【功能与主治】清热、解毒。用于肺热，肝热，脉热等证。

【ཕན་ནུས།】 ཤེལ་ཕྲེང་ལས། གསེར་སྐུད་སྲོ་མཆིན་ཚ་ཚད་དུག་ཚད་སེལ། ཞེས་དང་། སྨན་གྱི་འབྱུང་དཔེ་དེ་མེད་ཤེས་གྱི་མེ་ལྟོང་ལས། ནུས་པས་སྲོ་ཚད་དང་། མཆིན་ཚད་རྩ་ཚད་དུག་ཚད་ལ་སོགས་སེལ།

【用法与用量】9～12 g。

【贮藏】置阴凉干燥处。

金丝带质量标准起草说明

གསེར་སྐུད། （塞固）为藏药常用品种，应用历史悠久。在《晶珠本草》《藏药志》等文献中均有记载。《晶珠本草》记载："塞固茎细，黄色，味苦。清肝热、肺热、脉热、毒热。"《藏药志》记载："清热解毒，止咳化痰；治肺炎、肝炎、肺结核潮热、中毒性发烧、热性头痛、外伤感染、淋巴管炎、乳腺炎，蛇毒咬伤等，也可研粉外敷或煎水洗擦患部。"

《陕西省药材标准》（2015 年版）以"金丝带"之名收载金丝带 *Lethariella zahlbruckneri* (Du Rietz) Krog 的干燥全体。

经对四川省甘孜州、阿坝州等地临床应用及市场流通情况调研，四川省涉藏地区使用的"塞固"为金丝带 *L. zahlbruckneri* (Du Rietz) Krog 的干燥全体。常用于治疗热性头痛、外伤感染、淋巴管炎、乳腺炎、蛇毒咬伤等病症。羌医也有药用习惯。

供标准起草的 5 批样品分别采集于四川省阿坝州松潘县、甘孜州德格县、西藏林芝市等地。

【名称】依据基原植物的名称，药材中文名确定为"金丝带"；依据《晶珠本草》《藏药志》的记载，藏文名为"གསེར་སྐུད།"，音译为"塞固"。

【来源】经成都中医药大学古锐教授对藏医临床使用的"塞固"药材进行鉴定，基原为梅衣科植物金丝带 *Lethariella zahlbruckneri* (Du Rietz) Krog。

【植物形态】地衣体丝状悬垂，较细而柔软，长 8～50 cm；主枝直径 0.3～1 mm；初生分枝二叉式，次生分枝不规则二叉式，一侧单叉分枝或偶见三叉分枝，顶端渐尖；基部灰白色，中上部橙黄色至土黄色，表面具有棱脊。

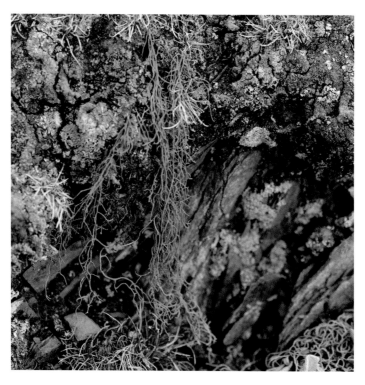

金丝带植物图

【**分布及生态环境**】 分布于四川、云南、西藏等省（区）。生于海拔 3 000 m 左右的松树或枯木上。

【**性状**】 根据药材样品据实描述。

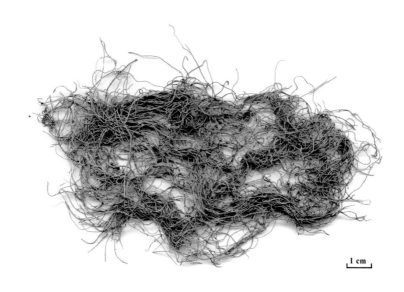

1 cm

金丝带药材图

【**鉴别**】 （1）显微鉴别　经对本品粉末显微特征的观察，其菌丝、不规则团块、藻细胞等特征明显，收入标准正文。

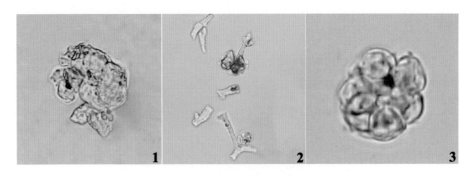

金丝带粉末显微特征图

1—不规则团块　2—菌丝　3—藻细胞

（2）薄层鉴别　建立了以金丝带对照药材为对照的薄层色谱鉴别方法，方法的分离度及重现性均较好。

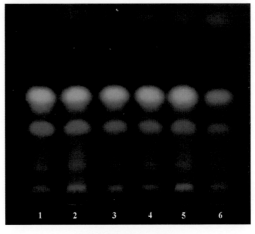

金丝带薄层色谱图

1—金丝带对照药材　2～6—药材样品

【检查】水分　5 批样品水分测定结果为 8.5%～11.6%，平均值为 9.9%，结合"药材和饮片检定通则（通则 0212）"相关要求，规定限度不得过 13.0%。

总灰分　5 批样品总灰分测定结果为 3.2%～5.2%，平均值为 4.2%，规定限度不得过 5.0%。

酸不溶性灰分　5 批样品酸不溶性灰分测定结果为 0.7%～1.7%，平均值为 1.3%，规定限度不得过 3.0%。

【浸出物】5 批样品浸出物测定结果为 11.2%～18.1%，平均值为 15.0%，规定限度不得少于 10.0%。

【性味与归经】【功能与主治】【用法与用量】在《晶珠本草》《藏药志》《藏药晶镜本草》等文献记载内容的基础上，经中藏医专家审定并规范术语而确定。

起草单位：成都中医药大学、重庆市中药研究院

起草人：古　锐　黄　茜　刘　翔

复核单位：四川省药品检验研究院

脉花党参 ग्लु་བདུད་རོ་རྗེ་ནག་པོ

Maihuadangshen 鲁堆多吉那保

CODONOPSIS NERVOSAE HERBA

本品为桔梗科植物脉花党参 *Codonopsis nervosa* (Chipp) Nannf. 的干燥地上部分。夏季茎、叶茂盛时采收，除去杂质，干燥。

【性状】 本品茎呈圆柱形，直径 1 ～ 3 mm；表面黄白色、黄绿色或棕红色，疏生白色柔毛，质脆，易折断。叶在主茎上互生，在侧枝上近对生，叶柄短，叶多脱落，皱缩卷曲，展平后呈阔心状卵形，近全缘；表面灰绿色，两面被较密的白色柔毛。可见花，顶生，花萼深蓝色或蓝灰色，上部 5 裂，裂片两面密被白色柔毛，花冠多破碎，具深色网状纹理。气特异，味淡。

【鉴别】 （1）本品粉末灰绿色。叶表皮细胞表面观垂周壁呈波状弯曲；气孔不定式，副卫细胞 4 ～ 6 个。非腺毛单细胞，多破碎。纤维成束或散在，长条形或梭形，壁厚。螺纹导管、梯纹导管多见。可见花粉粒，直径 15 ～ 50 μm，表面光滑，具 7 ～ 9 孔沟。

（2）取本品粉末 1 g，加甲醇 25 ml，超声处理 30 分钟，滤过，滤液蒸干，残渣加甲醇 2 ml 使溶解，作为供试品溶液。另取木犀草素对照品，加甲醇制成每 1 ml 含 0.3 mg 的溶液，作为对照品溶液。照薄层色谱法（通则 0502）试验，吸取上述两种溶液各 2 ～ 5 μl，分别点于同一硅胶 G 薄层板上，以环己烷 – 丙酮 – 甲酸（5：5：0.1）为展开剂，展开，取出，晾干，喷以 10% 硫酸乙醇溶液，在 105℃加热至斑点显色清晰，置紫外光灯（365 nm）下检视。供试品色谱中，在与对照品色谱相应的位置上，显相同颜色的荧光斑点。

【检查】 **水分** 不得过 13.0%（通则 0832 第二法）。

总灰分 不得过 9.0%（通则 2302）。

酸不溶性灰分 不得过 1.5%（通则 2302）。

【浸出物】 照醇溶性浸出物测定法（通则 2201）项下的热浸法测定，用 30% 乙醇作溶剂，不得少于 25.0%。

【含量测定】 照高效液相色谱法（通则 0512）测定。

色谱条件与系统适用性试验 以十八烷基硅烷键合硅胶为填充剂；以乙腈为流动相 A，以 0.2% 磷酸溶液为流动相 B，按下表中的规定进行梯度洗脱；检测波长为 347 nm。理论板数按绿原酸峰计算应不低于 3 000。

时间（分钟）	流动相 A（%）	流动相 B（%）
0 ～ 5	16	84
5 ～ 8	16→18	84→82
8 ～ 20	18	82
20 ～ 25	18→30	82→70
25 ～ 28	30→35	70→65
28 ～ 35	35→40	65→60
35 ～ 40	40	60

对照品溶液的制备　取绿原酸对照品、木犀草苷对照品、木犀草素对照品适量，精密称定，置棕色量瓶中，加稀乙醇制成每 1 ml 含绿原酸 80 μg、木犀草苷 40 μg、木犀草素 20 μg 的混合溶液，即得。

供试品溶液的制备　取本品粉末（过四号筛）约 0.5 g，精密称定，置具塞锥形瓶中，精密加入稀乙醇 25 ml，称定重量，超声处理（功率 250 W，频率 45 kHz）30 分钟，放冷，再称定重量，用稀乙醇补足减失的重量，摇匀，滤过，取续滤液，即得。

测定法　分别精密吸取对照品溶液 10 μl，供试品溶液 2 ～ 10 μl，注入液相色谱仪，测定，即得。

本品按干燥品计算，含绿原酸（$C_{16}H_{18}O_9$）不得少于 1.20%；含木犀草苷（$C_{21}H_{20}O_{11}$）和木犀草素（$C_{15}H_{10}O_6$）的总量不得少于 0.80%。

饮　片

【炮制】除去杂质，切段。

【性状】本品呈不规则的段，其余主要特征同药材。

【鉴别】【检查】【浸出物】【含量测定】同药材。

【性味与归经】味苦、涩、辛，性凉。

【功能与主治】除湿、通脉、消肿。用于风湿关节病，"黄水"病，"岗巴"病等。

【ཕན་ནུས།】 ཤེལ་ཕྱིང་ལས། ཀྲུ་བདུད་རྡོ་རྗེས་གཟན་ནུ་ཀྲུ་འབམ་གདོན་འཛོམས། །སྐྲན་གྱི་འཁྲུངས་དཔེ་དི་མེད་ཤེལ་གྱི་མེ་ལོང་ལས། རུས་པའི་གཟན་དང་། འབམ་སྐྲུམ་རྒྱ་མེར་ལ་སོགས་མེ་ལ་ཁྱད་པར་ནག་པོ་སྐྱང་བ་གཞིན།

【用法与用量】3 ～ 5 g。

【贮藏】置阴凉干燥处，防蛀。

脉花党参质量标准起草说明

ཀླུ་བདུད་རྡོ་རྗེ་ནག་པོ།（鲁堆多吉那保）是藏医临床习用药材，药用历史悠久，在《晶珠本草》（正本诠释）、《度母本草》（藏药古本经典图鉴四种）、《藏药晶镜本草》、《藏药志》等文献中均有记载。《晶珠本草》（正本诠释）记载：鲁堆多吉"分黑白两种。"黑党参藏文名为"ཀླུ་བདུད་རྡོ་རྗེ་ནག་པོ།（鲁堆多吉那保）"，"黑党参主茎近基部有细分枝；叶片卵圆形，状如银镞，长 10 mm，被长硬毛；茎长，紫色，状如铁线；花灰白色，状如铃下垂，花粉囊状如金刚杵尖，内有脑脉状纹理。有牛黄气味，折断时流乳状白液"。与《中国植物志》中收载的长花党参、脉花党参描述的植物形态基本一致。《晶珠本草》（正本诠释）记载：长花党参、脉花党参"干黄水，祛风除湿，消肿"，用于"治疗湿性关节炎、湿疹、神经麻痹"。《藏药晶镜本草》记载：用于"风湿关节病，'黄水'病，'岗巴'病"。

经对四川省等各藏医院使用情况的调研，四川省甘孜州、阿坝州脉花党参资源丰富，所用的黑党参主流品种有长花党参 Codonopsis mollis Chipp.、脉花党参 C. nervosa (Chipp) Nannf.，多采其地上部分入药。长花党参以"藏党参（鲁堆多吉）"之名收载于《卫生部药品标准》（藏药第一册），药用部位为全草；灰毛党参以"灰毛党参（鲁堆多吉嘎保）"之名收载于《四川省藏药材标准》（2020 年版），药用部位为地上部分。此次标准起草仅对黑党参中的脉花党参进行研究，药用部位收载为地上部分（利于资源保护），并根据文献记载的藏文药材名"ཀླུ་བདུད་རྡོ་རྗེ་ནག་པོ།"，音译为"鲁堆多吉那保"。

供标准起草的 21 批样品分别采集于四川省甘孜州、阿坝州，青海省，西藏等地。

【名称】 根据《晶珠本草》（正本诠释）、《中国植物志》等文献的记载，药材中文名确定为"脉花党参"，药材藏文名确定为"ཀླུ་བདུད་རྡོ་རྗེ་ནག་པོ།"，音译为"鲁堆多吉那保"。

【来源】 经成都中医药大学蒋桂华教授对藏医临床使用的"脉花党参"进行鉴定，基原为桔梗科植物脉花党参 Codonopsis nervosa (Chipp) Nannf.。

【植物形态】 根常肥大，呈圆柱状。主茎直立或上升，长达 30 cm，疏生白色柔毛；侧枝集生于主茎下部。叶片阔心状卵形，心形或卵形，长宽 1～1.5 cm，两面被平伏白色柔毛。花单朵生于茎顶端；花萼筒部半球状，具 10 条明显辐射脉，无毛或有极稀的白色柔毛，裂片卵状披针形，两面及边缘密被白色柔毛；花冠球状钟形，淡蓝白色，内面基部常有红紫色斑，长 2～4.5 cm。花期 7—10 月。

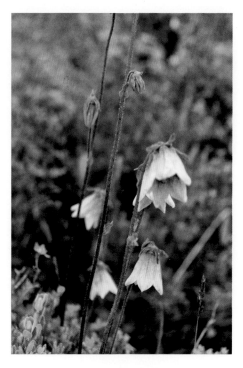

脉花党参植物图

【分布及生态环境】 主要分布于四川西北部、西藏东部、青海东南部、甘肃东南部及云南西北部等地。生于海拔 3 300 ～ 4 500 m 的阴坡林缘草地中。

【性状】 根据 21 批药材样品据实描述。

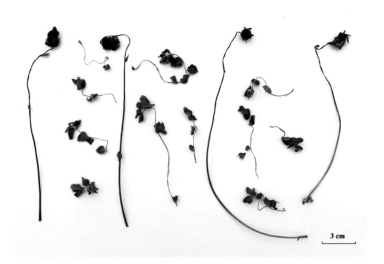

脉花党参药材图

【鉴别】 （1）显微鉴别 经对本品粉末显微特征的观察，其叶表皮细胞及气孔、非腺毛、纤维等特征明显，收入标准正文。

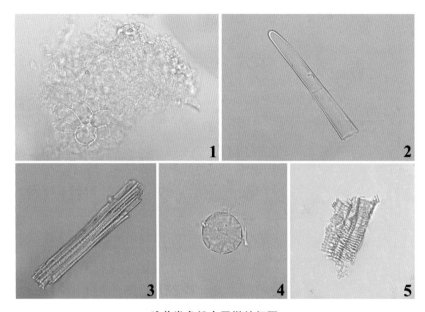

脉花党参粉末显微特征图

1—叶表皮细胞及气孔　2—非腺毛　3—纤维　4—花粉粒　5—导管

（2）薄层色谱　建立了以木犀草素对照品为对照的薄层色谱鉴别方法，方法的分离度及重现性均较好。

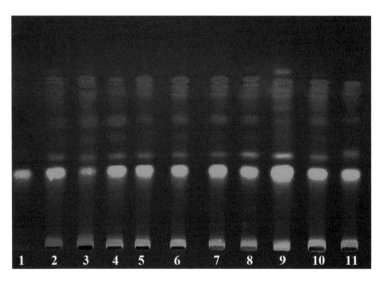

脉花党参薄层色谱图

1—木犀草素对照品　2～11—药材样品

【检查】 **水分** 21 批样品水分测定结果为 7.6% ～ 12.1%，平均值为 8.9%，结合"药材和饮片检定通则（通则 0212）"相关要求，规定限度不得过 13.0%。

总灰分 21 批样品总灰分测定结果为 5.0% ～ 9.8%，平均值为 6.9%，规定限度不得过 9.0%。

酸不溶性灰分 21 批样品酸不溶性灰分测定结果为 0.2% ～ 1.1%，平均值为 0.4%，规定限度不得过 1.5%。

【浸出物】 21 批样品浸出物测定结果为 25.8%～40.1%，平均值为 34.0%。规定限度不得少于 25.0%。

【含量测定】 采用 HPLC 法，建立了脉花党参药材中绿原酸、木犀草苷、木犀草素的含量测定方法。经方法验证，绿原酸、木犀草苷、木犀草素分别在 0.096～1.231 mg/ml、0.008～1.005 mg/ml、0.006～0.716 mg/ml 范围内线性关系良好（r=0.999 6、0.999 8、0.999 7），加样回收率分别为 99.3%～103.9%、100.4%～103.2%、98.1%～100.7%，RSD 分别为 1.5%、1.0%、1.0%。21 批样品绿原酸、木犀草苷和木犀草素总量测定结果分别为 0.80%～3.52%、0.68%～2.49%，平均值为 2.07%、1.56%。根据测定结果，规定"本品按干燥品计算，含绿原酸（$C_{16}H_{18}O_9$）不得少于 1.20%；含木犀草苷（$C_{21}H_{20}O_{11}$）和木犀草素（$C_{15}H_{10}O_6$）的总量不得少于 0.80%"。

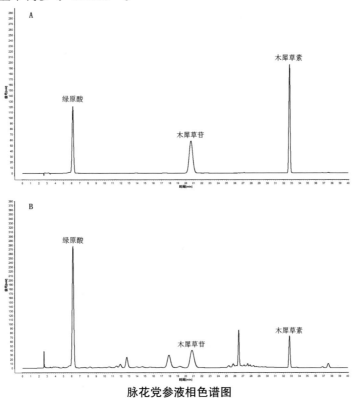

脉花党参液相色谱图
A—绿原酸、木犀草苷、木犀草素对照品　B—药材样品

【性味与归经】【功能与主治】【用法与用量】 在《晶珠本草》（正本诠释）、《藏药晶镜本草》、《卫生部药品标准》（藏药第一册）等文献记载内容的基础上，经中藏医专家审定并规范术语而确定。

起草单位：成都中医药大学

起草人：蒋桂华　李凤超　李惠敏
袁茂华　刚焕晨雷　唐策
复核单位：四川省药品检验研究院

斑花黄堇　ཤོང་རེ་ཟིལ་པ།

Banhuahuangjin　东日丝巴

CORYDALIS CONSPERSAE HERBA

本品为罂粟科植物斑花黄堇 *Corydalis conspersa* Maxim. 的干燥全草。夏季盛花期采收，除去泥沙杂质，洗净，干燥。

【性状】　本品多皱缩卷曲。根茎短，须根多数簇生，扭曲，表面棕褐色。茎扁圆柱形，表面棕黄色至褐色，具纵棱；质脆，易折断。叶多皱缩或脱落，完整叶片展开后呈二回羽状全裂，表面灰绿色或暗绿色。总状花序头状，花黄色至黄褐色，具棕褐色斑点，矩钩状弯曲。偶见蒴果扁长梭形。气微香，味苦。

【鉴别】　（1）本品粉末黄褐色至棕色。叶表皮细胞呈不规则形；气孔不定式，副卫细胞 4～5 个。花粉粒类球形，直径 30～50 μm，具 3 个萌发孔，表面略粗糙。花柱表皮细胞类方形或类圆形，不规则排列，外壁增厚。具缘纹孔导管、网纹导管、梯纹导管多见，直径 2～20 μm。

（2）取本品粉末 2 g，加甲醇 20 ml，超声处理 30 分钟，滤过，滤液蒸干，残渣加甲醇 1 ml 使溶解，作为供试品溶液。另取紫堇灵对照品，加甲醇制成每 1 ml 含 1 mg 的溶液，作为对照品溶液。照薄层色谱法（通则 0502）试验，吸取上述两种溶液各 2～5 μl，分别点于同一硅胶 G 薄层板上，以环己烷－乙酸乙酯－甲醇－氨水（10：8：1：0.05）为展开剂，展开，取出，晾干，喷以碘化铋钾试液。供试品色谱中，在与对照品色谱相应的位置上，显相同颜色的斑点。

【检查】　**水分**　不得过 13.0%（通则 0832 第二法）。

总灰分　不得过 14.0%（通则 2302）。

酸不溶性灰分　不得过 4.0%（通则 2302）。

【浸出物】　照醇溶性浸出物测定法（通则 2201）项下的热浸法测定，用稀乙醇作溶剂，不得少于 20.0%。

【含量测定】　照高效液相色谱法（通则 0512）测定。

色谱条件与系统适用性试验　以十八烷基硅烷键合硅胶为填充剂；以甲醇为流动相 A，0.2% 磷酸溶液为流动相 B，按下表中的规定进行梯度洗脱；检测波长为 289 nm。理论板数按紫堇灵峰计算应不低 4 000。

时间（分钟）	流动相 A (%)	流动相 B (%)
0～5	18	82
5～15	18→23	82→77
15～20	23→32	77→68
20～35	32	68
35～40	32→60	68→40

对照品溶液的制备 取紫堇灵对照品适量，精密称定，加 70% 甲醇制成每 1 ml 含 40 μg 的溶液，即得。

供试品溶液的制备 取本品粉末（过四号筛）约 0.5 g，精密称定，置具塞锥形瓶中，精密加入 70% 甲醇 25 ml，称定重量，超声处理（功率 250 W，频率 40 kHz）30 分钟，放冷，再称定重量，用 70% 甲醇补足减失的重量，摇匀，滤过，取续滤液，即得。

测定法 分别精密吸取对照品溶液与供试品溶液各 10 μl，注入液相色谱仪，测定，即得。

本品按干燥品计算，含紫堇灵（$C_{21}H_{21}NO_5$）不得少于 0.16%。

饮　片

【炮制】 除去杂质，切段。

【性状】 本品呈不规则的段，其余主要特征同药材。

【鉴别】【检查】【含量测定】同药材。

【性味与归经】 味苦，性凉。

【功能与主治】 清热，解毒，消肿。用于热性"赤巴"病、瘟病等诸热证。外治痈、疖、肿、毒，烧烫伤等。

【ཕན་ནུས།】 ཤེས་ཕྱིང་ལས། སྟོང་རི་ཞིལ་པ་ལས་རིམས་དང་ཚད་རིམས་འཇོམས། ཞིས་དང་། སྐྱར་གྱི་འབྱུང་དཔེ་དེ་མེད་ཤེལ་གྱི་མེ་ལོང་ལས། ནུས་པས་རིམས་དང་ཚད་རིམས་ཁབ་དབག་འཇོམས། མཁྲིས་ཚད་སེལ། མེས་ཚིག་རྩ་གསོས། ཚ་སྦྱངས་འཇོམས། སྐྲམ་ཚད་སེལ།

【用法与用量】 5～9 g。

【贮藏】 置阴凉干燥处。

斑花黄堇质量标准起草说明

ཟིལ་པ།（丝巴、丝哇）是藏医临床习用药材，使用历史悠久，在《晶珠本草》、《度母本草》、《妙音本草》（藏药古本经典图鉴四种）、《宇妥本草》（藏药古本经典图鉴四种）、《藏药志》、《藏药晶镜本草》等文献中均有记载。《晶珠本草》根据生境、花的颜色，将"ཟིལ་པ།"类药材分为七类，其功效相似；记载："花金黄色或带有露状斑点的，称为'སྟོང་རི་ཟིལ་པ།'。"《藏药志》记载："当日丝哇的原植物有粗糙黄堇、斑花黄堇等 5 种。"《妙音本草》（藏药古本经典图鉴四种）记载：斑花黄堇"花朵颜色红黄青"。《宇妥本草》（藏药古本经典图鉴四种）记载：斑花黄堇"花朵黄色似豆花"。《度母本草》记载："斑花黄堇降瘟药，治疗一切发热病、疫疠症。"《中华藏本草》记载："清胆热、隐热。治陈旧热证、热性传染病、瘟病时疫、流感发烧、伤寒；外敷治痈疖肿毒、烧伤、烫伤。"经对四川、青海、西藏产地资源调查和藏医院临床使用情况调研，斑花黄堇在藏医临床上多以全草入药，治疗热证、"赤巴"病等。

粗糙黄堇 Corydalis scaberula Maxim. 以黄堇（东日丝巴）收载于《卫生部药品标准》（藏药第一册），由于不同涉藏地区发音习惯不同，藏文名"སྟོང་རི་ཟིལ་པ།"在不同的文献中分别音译为当日丝哇、东日丝哇、东日丝巴。根据以上本草文献考证、实地调研结果，粗糙黄堇、斑花黄堇在涉藏地区均作"东日丝巴"使用，粗糙黄堇在《卫生部药品标准》（藏药第一册）已收载，斑花黄堇在川西高原有广泛分布，故此次标准起草仅对斑花黄堇进行研究。

供标准起草的 13 批样品分别采集于四川省甘孜州康定市、稻城县、石渠县，阿坝州阿坝县等地。

【名称】 根据《妙音本草》《度母本草》《藏药志》《卫生部药品标准》（藏药第一册）的记载，药材中文名确定为"斑花黄堇"，藏文名确定为"སྟོང་རི་ཟིལ་པ།"，音译为"东日丝巴"，也可译为"东日丝哇""当日丝哇"。

【来源】 经成都中医药大学蒋桂华教授对藏医临床使用的"斑花黄堇"药材进行鉴定，基原为罂粟科植物斑花黄堇 Corydalis conspersa Maxim.。

【植物形态】 丛生草本，高达 30 cm。根茎短，簇生棒状肉质须根。基生叶多数，二回羽状全裂，一回羽片 2～8 对，二回羽片三深裂，裂片椭圆形或卵圆形，常呈覆瓦状叠压。总状花序头状，密集。苞片菱形或匙形，宽度大于长度，边缘紫色，全缘或顶端具啮蚀状齿。花淡黄色或黄色，具棕色斑点。上花瓣长 1.5～2 cm，具浅鸡冠状突起；距圆筒形，钩状弯曲。柱头近扁四方形，具 8 乳突。蒴果长圆形至倒卵圆形。

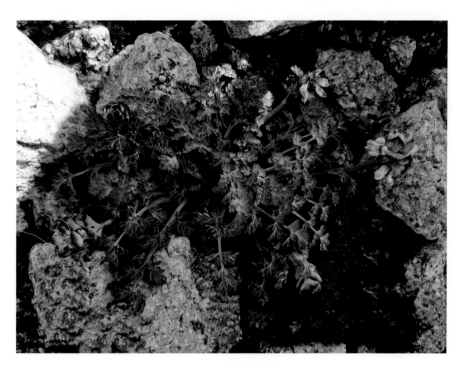

斑花黄堇植物图

【**分布及生态环境**】 分布于四川西部、甘肃西南部、青海中南部、西藏东部和中部等地区。生于海拔 3 800 ～ 5 700 m 的多石河岸和高山砾石地。

【**性状**】 根据药材样品据实描述。

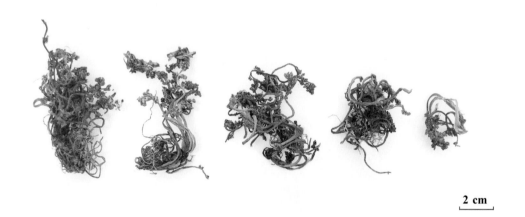

2 cm

斑花黄堇药材图

【**鉴别**】 （1）显微鉴别　经对本品粉末显微特征的观察，其叶表皮细胞及气孔、花粉粒、花柱表皮细胞等特征明显，收入标准正文。

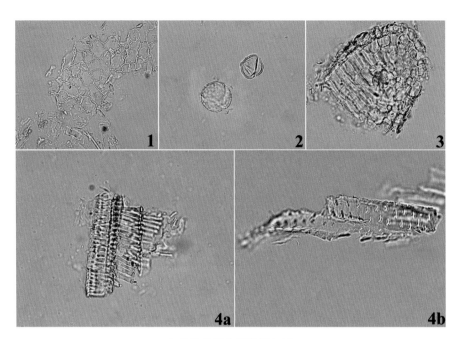

斑花黄堇粉末显微特征图

1—叶表皮细胞及气孔　2—花粉粒　3—花柱表皮细胞　4a，4b—导管

（2）薄层鉴别　建立了以紫堇灵对照品为对照的薄层色谱鉴别方法，方法的分离度及重现性均较好。

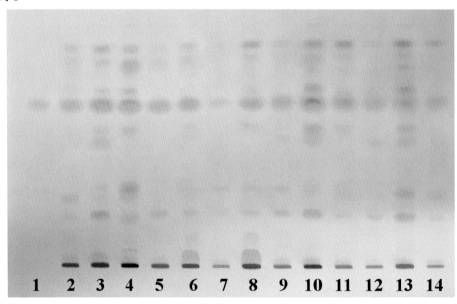

斑花黄堇薄层色谱图

1—紫堇灵对照品　2～14—药材样品

【检查】**水分**　13 批样品水分测定结果为 4.9%～10.8%，平均值为 6.7%，结合"药材和饮片检定通则（通则 0212）"相关要求，规定限度不得过 13.0%。

总灰分　13 批样品总灰分测定结果为 9.5%～14.2%，平均值为 11.9%，规定限度不得过 14.0%。

酸不溶性灰分 13 批样品酸不溶性灰分测定结果为 0.3% ～ 3.6%，平均值为 2.6%，规定限度不得过 4.0%。

【浸出物】 13 批样品测定结果在 20.4% ～ 36.7%，平均值为 27.4%，规定限度不得少于 20.0%。

【含量测定】 采用 HPLC 法，建立了斑花黄堇药材中紫堇灵含量测定方法。经方法验证，紫堇灵在 0.004 ～ 0.484 mg/ml 范围内线性关系良好（r=0.999 6），加样回收率为 94.0% ～ 100.9%，RSD 为 2.7%。13 批样品紫堇灵测定结果为 0.16% ～ 0.85%，平均值为 0.37%。根据测定结果，规定"本品按干燥品计算，含紫堇灵（$C_{21}H_{21}NO_5$）不得少于 0.16%"。

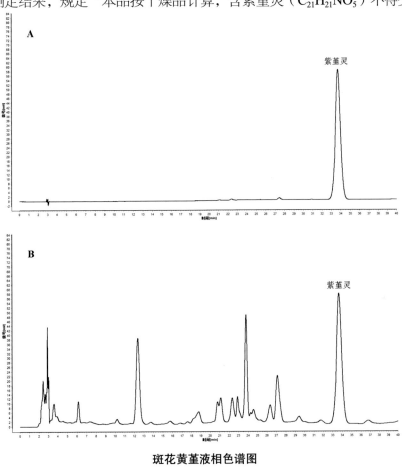

斑花黄堇液相色谱图

A—紫堇灵对照品　B—药材样品

【性味与归经】【功能与主治】【用法与用量】 在《晶珠本草》《度母本草》《中华藏本草》《卫生部药品标准》（藏药第一册）等文献记载内容的基础上，经中藏医专家审定并规范术语而确定。

起草单位：成都中医药大学

起草人：蒋桂华　李惠敏　李凤超

袁茂华　唐　策　尹显梅

复核单位：四川省药品检验研究院

黑秦艽花　ཀྱི་ཚེ་ནག་པོ

Heiqinjiaohua　吉解那保

GENTIANAE SIPHONANTHAE FLOS

本品为龙胆科植物管花秦艽 *Gentiana siphonantha* Maxim. ex Kusnez. 的干燥花。花期采收，除去杂质，干燥。

【性状】　本品为皱缩不展的筒形花朵，多数簇生，基部有残留的总花梗。花无梗，萼筒常带紫红色，长 4～6 mm，萼齿不整齐，丝状或钻形；花冠深蓝色，筒状钟形；雄蕊整齐着生于冠筒下部，花柱短，柱头 2 裂。气微，味苦。

【鉴别】　（1）本品粉末浅蓝色。花粉粒类圆球形或钝三角形，表面光滑，直径 30～40 μm，具 3 个萌发孔。花冠表皮细胞类方形，壁微波状弯曲，外壁乳头状突起，表面具条状纹理。可见螺纹导管、梯纹导管及网纹导管，直径 50～70 μm。

（2）取本品粉末 0.5 g，加甲醇 10 ml，超声处理 30 分钟，滤过，滤液作为供试品溶液。另取异荭草苷对照品，加甲醇制成每 1 ml 含 0.1 mg 的溶液，作为对照品溶液。照薄层色谱法（通则 0502）试验，吸取上述两种溶液各 1～2 μl，分别点于同一聚酰胺薄膜上，以甲醇 - 冰乙酸 - 水（6：1：1）为展开剂，展开，取出，晾干，喷以三氯化铝试液，在 60 ℃加热至斑点显色清晰，置紫外光灯（365 nm）下检视。供试品色谱中，在与对照品色谱相应的位置上，显相同颜色的荧光斑点。

【检查】　**水分**　不得过 13.0%（通则 0832 第二法）。

总灰分　不得过 6.0%（通则 2302）。

【浸出物】　照醇溶性浸出物测定法（通则 2201）项下的热浸法测定，用 80% 乙醇作溶剂，不得少于 20.0%。

【含量测定】　照高效液相色谱法（通则 0512）测定。

色谱条件与系统适用性试验　以十八烷基硅烷键合硅胶为填充剂；以甲醇为流动相 A，以 0.2% 磷酸溶液为流动相 B，按下表中的规定进行梯度洗脱；检测波长为 240 nm。理论板数按当药苷峰计算应不低于 3 000。

时间（分钟）	流动相 A（%）	流动相 B（%）
0~30	25 → 40	75 → 60

对照品溶液的制备　取当药苷对照品适量，精密称定，加甲醇制成每 1 ml 含 0.2 mg 的溶

液，即得。

供试品溶液的制备 取本品粉末（过三号筛）约 0.5 g，精密称定，置具塞锥形瓶中，精密加入甲醇 25 ml，称定重量，超声处理（功率 250 W，频率 40 kHz）30 分钟，放冷，再称定重量，用甲醇补足减失的重量，摇匀，滤过，取续滤液，即得。

测定法 分别精密吸取对照品溶液与供试品溶液各 10 μl，注入液相色谱仪，测定，即得。

本品按干燥品计算，含当药苷（$C_{16}H_{22}O_9$）不得少于 0.20%。

饮 片

【炮制】除去杂质。

【性味与归经】味苦，性凉。

【功能与主治】清热，干"黄水"，消肿。用于咽喉炎，喉疔，"黄水"郁热，四肢肿胀等。

【གསོ་ནུས】 ཤེལ་ཕྲེང་ལས། ཀྱི་ཙེ་ནག་པོ་སྐྱངས་འཚོམས་གགན་པ་ཚ་ཟེར་སྐྱེམ། ཞེས་དང་། སྐྲན་གྱི་འཁྲུངས་དཔེ་དུ་མེད་ཤེལ་གྱི་མེ་ལོང་ལས། ནུས་པས་ཡན་ལག་ལ་སོགས་གཉན་གྱིས་སྐྱངས་པ་འཚོམས། གགན་པས་ཀྲི་བ་འགགས་པ་དང་། ཙེ་སྐྱངས་སེལ། ཀྱ་ཟེར་སྐྱེམ་ཞེན་ཡན་ལག་ལུ་ཚོགས་ཀྱི་ནད་ལ་ཕན།

【用法与用量】5 ～ 9 g。

【贮藏】置阴凉干燥处。

黑秦艽花质量标准起草说明

ཀྱི་ཙེ་ནག་པོ（吉解）是藏医临床习用药材，使用历史悠久，在《四部医典》、《晶珠本草》、《宇妥本草》（藏药古本经典图鉴四种）、《蓝琉璃》、《甘露本草明镜》、《藏药晶镜本草》、《晶珠本草》（正本诠释）、《中国藏药植物考订》等均有记载。根据花的颜色不同，秦艽花可分为黑秦艽花（吉解那保）和白秦艽花（吉解嘎保）两大类。《晶珠本草》记载："吉解分为白、黑两种，吉解嘎保茎直立，茎端开花，花状如龙胆花，有许多茎斑，花萼相连。'吉解那保'形态与'吉解嘎保'相似，而叶略大，花白色光泽不显，叶茎平铺地面，生于平滩。根可做灯芯，其烟灰可做墨。"《晶珠本草》（正本诠释）、《中国藏药植物考订》对"吉解"基原进行考证，"吉解那保"的基原为：龙胆科植物管花秦艽 *Gentiana siphonantha* Maxim. ex Kusnez.、长梗秦艽 *G. waltonii* Burk. 等；"吉解嘎保"的基原有麻花秦艽 *G. straminea* Maxim.、粗茎秦艽 *G. crassicaulis* Duthie ex Burk. 等。

经对四川省涉藏地区医疗机构、药材市场的使用及流通情况的调研，"吉解那保"药材的主流品种为管花秦艽 *Gentiana siphonantha* Maxim. ex Kusnez.。

供标准起草的 6 批样品分别采集于四川省甘孜州、青海省等地，或购于藏医院、药材市场。

【名称】 依据《晶珠本草》等文献记载的藏文名"ཀྱི་ལྕེ་ནག་པོ།"，意译为"黑秦艽花"，故药材中文名确定为"黑秦艽花"，音译为"吉解那保"。

【来源】 经成都中医药大学张艺教授对藏医临床使用的"黑秦艽花"药材进行鉴定，基原为龙胆科植物管花秦艽 Gentiana siphonantha Maxim. ex Kusnez.。

【植物形态】 多年生草本，高达 25 cm。全株光滑无毛，基部被枯存的纤维状叶鞘包裹。须根数条，向左扭结成一个较粗的圆柱形的根。枝少数丛生。莲座丛叶线形，稀宽线形，长 4 ～ 14 cm，叶柄长 3 ～ 6 cm；茎生叶与莲座丛叶相似，长 3 ～ 8 cm，无叶柄或柄长达 2 cm。花簇生枝顶及叶腋呈头状，花无梗；萼齿丝状或钻形；花冠深蓝色，筒状钟形，长 2.3 ～ 2.6 cm，裂片长圆形。蒴果果柄长 6 ～ 7 mm。花果期 7—9 月。

【分布及生态环境】 分布于我国四川西北部、青海、甘肃及宁夏西南部。生于海拔 1 800 ～ 4 500 m 的草甸、灌丛及河滩。

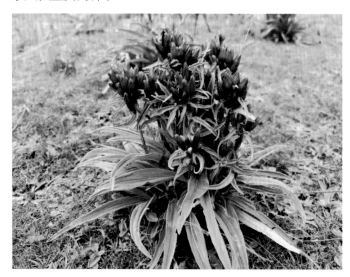

黑秦艽花植物图

【性状】 根据药材样品据实描述。

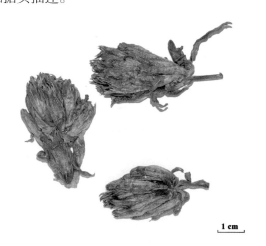

1 cm

黑秦艽花药材图

【鉴别】（1）显微鉴别　经对本品粉末显微特征的观察，其花粉粒、花冠表皮细胞、导管等特征明显，收入标准正文。

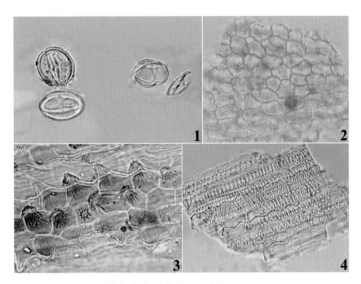

黑秦艽花粉末显微特征图

1—花粉粒　2、3—花冠表皮细胞　4—导管

（2）薄层鉴别　建立了以异荭草苷对照品为对照的薄层色谱鉴别方法，方法的分离度及重现性均较好。

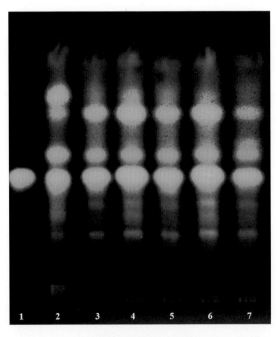

黑秦艽花薄层色谱图

1—异荭草苷对照品　2～7—药材样品

【检查】 水分　6批样品水分测定结果为4.3%～8.3%，平均值为6.6%，结合"药材和饮片检定通则（通则0212）"相关要求，规定限度不得过13.0%。

总灰分 6 批样品总灰分测定结果为 3.3% ～ 5.9%，平均值为 4.8%，规定限度不得过 6.0%。

【浸出物】 6 批样品浸出物测定结果为 28.2% ～ 40.2%，平均值为 34.0%，规定限度不得少于 20.0%。

【含量测定】 采用 HPLC 法，建立了黑秦艽花药材中当药苷含量测定方法。经方法验证，当药苷在 9.94 ～ 636.00 μg/mg 范围内线性关系良好（r=0.999 7），加样回收率为 95.4% ～ 99.5%，RSD 为 1.1%。6 批样品当药苷测定结果为 0.28% ～ 5.6%，平均值为 1.4%。根据测定结果，规定"本品按干燥品计算，含当药苷（$C_{21}H_{20}O_{11}$）不得少于 0.20%"。

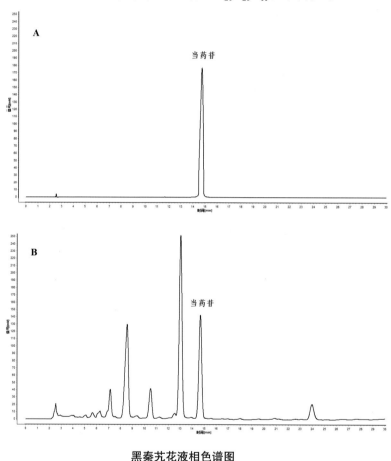

黑秦艽花液相色谱图

A—当药苷对照品 B—药材样品

【性味与归经】【功能与主治】【用法与用量】 在《晶珠本草》《藏药晶镜本草》《中华本草·藏药卷》等文献记载内容的基础上，经中藏医专家审定并规范术语而确定。

起草单位：成都中医药大学

起草人：钟　镭　陈秋彤　刘　平　张　艺　张　静

复核单位：成都市药品检验研究院

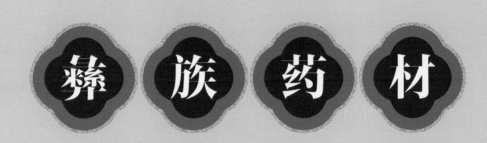

彝族药材

小血藤 ⼓X

Xiaoxueteng 滴窝

SCHISANDRAE SINENSIS CAULIS ET FOLIUM

本品为木兰科植物铁箍散 *Schisandra propinqua* (Wall.) Baill. var. *sinensis* Oliv. 的干燥带叶的藤茎。10 ～ 11 月采收，截断，干燥。

【性状】 本品呈圆柱形，有的略弯曲，直径 0.2 ～ 0.6 cm，表面棕褐色或褐色，有纵皱纹及红棕色皮孔；质坚韧，断面纤维性，有的中空。叶狭披针形或狭卵状矩圆形，基部圆形或阔楔形，边缘有疏锯齿；下表面主脉明显；略革质。气微香，味微辛凉，微苦涩。

【鉴别】 （1）本品粉末灰褐色。木栓细胞类长方形，排列整齐。薄壁细胞呈类圆形，内含黄棕色物质和淀粉粒。叶表皮细胞表面观类长方形和类方形，垂周壁连珠状增厚；气孔平轴式或不定式。纤维成束或散在，表面有多数细小草酸钙砂晶或方晶，形成嵌晶纤维。网纹导管和螺纹导管多见。

（2）取【含量测定】项下的供试品溶液 10 ml，蒸干，残渣加甲醇 1 ml 使溶解，作为供试品溶液。另取芦丁对照品，加甲醇制成每 1 ml 含 0.6 mg 的溶液，作为对照品溶液，照薄层色谱法（通则 0502）试验，吸取上述两种溶液各 5 ～ 10 μl，分别点于同一硅胶 G 薄层板上，以乙酸乙酯 – 甲酸 – 水（16：3：2）为展开剂，展开，取出，晾干，喷以三氯化铝试液，置紫外光灯（365 nm）下检视。供试品色谱中，在与对照品色谱相应的位置上，显相同颜色的荧光斑点。

【检查】 **水分** 不得过 13.0%（通则 0832 第二法）。

总灰分 不得过 7.0%（通则 2302）。

酸不溶性灰分 不得过 2.0%（通则 2302）。

【浸出物】 照醇溶性浸出物测定法（通则 2201）项下的热浸法测定，用稀乙醇作溶剂，不得少于 10.0%。

【含量测定】 照高效液相色谱法（通则 0512）测定。

色谱条件与系统适用性试验 以十八烷基硅烷键合硅胶为填充剂；以乙腈 – 0.2% 磷酸溶液（20：80）为流动相；检测波长为 360 nm。理论板数按芦丁峰计算应不低于 3 000。

对照品溶液的制备 取芦丁对照品适量，精密称定，加甲醇制成每 1 ml 含 30 μg 的溶液，即得。

　　供试品溶液的制备　取本品粉末（过三号筛）约 0.5 g，精密称定，置具塞锥形瓶中，精密加入 70％甲醇 25 ml，称定重量，超声处理（功率 250 W，频率 40 kHz）1 小时，放冷，再称定重量，用 70％甲醇补足减失的重量，摇匀，滤过，取续滤液，即得。

　　测定法　分别精密吸取对照品溶液与供试品溶液各 10 μl，注入液相色谱仪，测定，即得。

　　本品按干燥品计算，含芦丁（$C_{27}H_{30}O_{16}$）不得少于 0.10％。

饮　片

　　【炮制】除去杂质，切段。

　　【性状】本品呈不规则的段，其余主要特征同药材。

　　【鉴别】【检查】【浸出物】【含量测定】同药材。

　　【性味与归经】味微辛、甘，性平。归肝、心经。

　　【功能与主治】活血止痛，利水消肿，强筋壮骨。用于风湿痹痛，月经不调，跌打损伤，筋骨疼痛。

　　【ꂪꄯꅉꊂꉘ】ꈷꐰꄯꑌ、ꄮꈨꇉ、ꇌꂷꉘꇗ。ꌦꇖꄯꒆ。ꁧꉘꆆꑴꄯꈎ、ꀕꇫꆆꑵꌋꄯꍔ、ꂷꀋꇬ、ꀊꁌ、ꄸꇐꄯꆀ、ꀉꑳꆆꐎ。

　　【用法与用量】10～15 g。

　　【贮藏】置阴凉干燥处。

小血藤质量标准起草说明

　　小血藤为木兰科植物铁箍散 *Schisandra propinqua* (Wall.) Baill. var. *sinensis* Oliv. 带叶的藤茎，是彝医习用药材，在《草木便方》、《分类草药性》、《彝医植物药》（续集）、《彝族医药》、《彝药志》、《全国中草药汇编》、《中药大辞典》、《中华本草》等文献中均有记载。《草木便方》中记载："茎生心血，散瘀活血透关节。跌打损伤血胀服，四肢筋骨风毒灭。"《分类草药性》中记载："一名钻骨风，性燥味辛，治风湿麻木，筋骨疼痛，通跌打损伤；又名八仙草，涂鱼口肿毒。"《彝医植物药》（续集）中记载："以叶、茎、根或果实入药，主治腰痛、骨折、跌伤出血、毒蛇咬伤、月经不调、神衰失眠，具活络通经、活血行血、强筋益肾、消肿定痛、接骨生肌、拔毒去脓、止血、解毒、安神之功。其中治腰痛、毒蛇咬伤和神衰失眠是彝医独特用药经验。"《中华本草》记载：茎藤或根"祛风活血；解毒消肿；止血。主风湿麻木；筋骨疼痛；跌打损伤；月经不调；胃痛；腹胀；痈肿疮毒；劳伤吐血"。

　　《四川省中药材标准》（2010 版）以"香巴戟"之名收载了铁箍散 *Schisandra propinqua*

（Wall.）Baill. var. *sinensis* Oliv. 的根。经对四川省彝医医疗机构及民间医生使用情况的调研及走访，彝医多以铁箍散带叶的藤茎入药，常用于治疗腰痛、骨折、跌伤出血、毒蛇咬伤、月经不调、神衰失眠等，同时小血藤也是四川医疗机构制剂彝药痛风颗粒的主要原料。

用于标准起草的 13 批样品分别采集于凉山州雷波县、会东县、安哈镇等地。

【名称】 依据《草木便方》《分类草药性》《彝医植物药》（续集）的记载，药材中文名确定为"小血藤"；依据《彝医植物药》（续集）的记载，彝药名确定为"ꂯꃀ"，音译为"滴窝"。

【来源】 经西南民族大学刘圆教授对彝医临床使用的"小血藤"药材进行鉴定，基原为木兰科植物铁箍散 *Schisandra propinqua* (Wall.) Baill. var. *sinensis* Oliv.。

【植物形态】 落叶木质藤本，全株无毛。叶坚纸质，卵形、长圆状卵形或狭长圆状卵形，长 7 ～ 11 cm，具疏离的胼胝质齿，有时近全缘。花橙黄色，常单生或 2 ～ 3 朵聚生于叶腋，或具数花的总状花序。雄花：花被片 9（15），3 轮。雄蕊群黄色，花托肉质，近球形，雄蕊 6 ～ 9，每雄蕊钳入横列的凹穴内；雌花：雌蕊群卵球形，心皮 10 ～ 30 枚，密生腺点。聚合果长 3 ～ 15 cm；种子肾形，近圆形，长 4 ～ 4.5 mm，种皮灰白色，种脐狭 V 形。花期 6—8 月，果期 8—9 月。

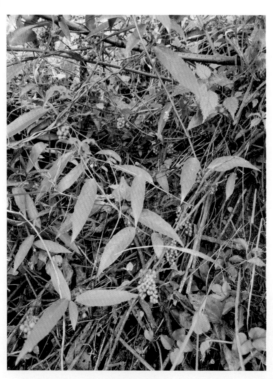

小血藤植物图

【分布及生态环境】 分布于四川、云南、陕西、湖北等省。生于 300 ～ 1 500 m 的向阳低山坡或山沟灌丛中。

【**性状**】 根据药材样品据实描述。

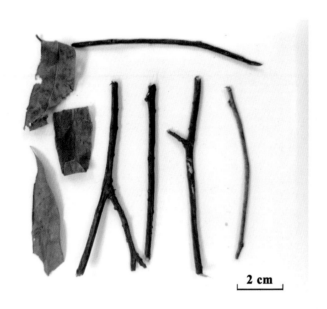

2 cm

小血藤药材图

【**鉴别**】 （1）显微鉴别　经对本品粉末显微特征的观察，其木栓细胞、薄壁细胞、叶表皮细胞及气孔等特征明显，收入标准正文。

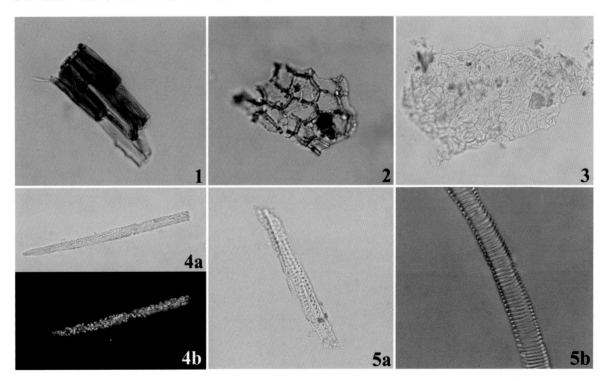

小血藤粉末显微特征图

1—木栓细胞　2—薄壁细胞　3—叶表皮细胞及气孔　4a，4b—嵌晶纤维　5a，5b—导管

（2）薄层鉴别　建立了以芦丁对照品为对照的薄层色谱鉴别方法，方法的分离度及重现性均较好。

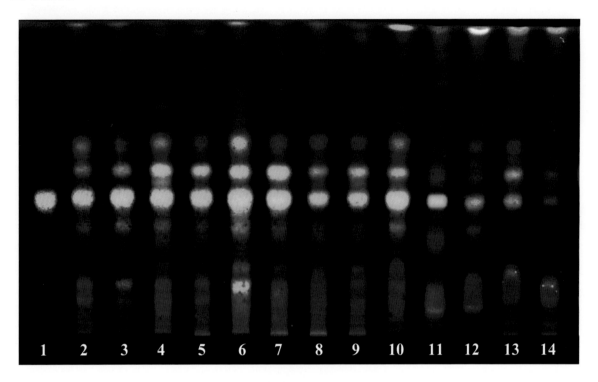

小血藤薄层色谱图

1—芦丁对照品　2～14—药材样品

【检查】　水分　13批样品水分测定结果为6.4%～11.3%，平均值为8.5%，结合"药材和饮片检定通则（通则0212）"相关要求，规定限度不得过13.0%。

总灰分　13批样品总灰分测定结果为2.9%～6.7%，平均值为4.8%，规定限度不得过7.0%。

酸不溶性灰分　13批样品酸不溶性灰分测定结果为0.3%～1.4%，平均值为0.7%，规定限度不得过2.0%。

【浸出物】　13批样品浸出物测定结果在10.3%～20.5%，平均值为15.5%，规定限度不得少于10.0%。

【含量测定】　采用HPLC法，建立了小血藤药材中芦丁含量测定方法。经方法验证，芦丁在0.012 1～0.606 0 mg/ml范围内线性关系良好（r=0.999 9），加样回收率为99.2%～102.3%，RSD为1.3%。13批样品芦丁测定结果为0.10%～0.88%，平均值为0.31%。根据测定结果，规定"本品按干燥品计算，含芦丁（$C_{27}H_{30}O_{16}$）不得少于0.10%"。

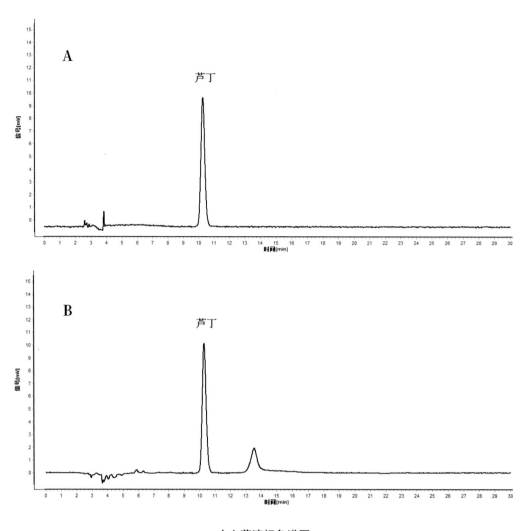

小血藤液相色谱图

A—芦丁对照品　B—药材样品

【性味与归经】【功能与主治】【用法与用量】 在《中华本草》《彝医植物药》（续集）等文献记载内容的基础上，经中彝医专家审定规范术语而确定。

起草单位：西南民族大学

起草人：刘　圆　沈继秀　文　阳　李学学

　　　　　苏国忠　李　莹　李文兵

复核单位：四川省药品检验研究院

小通经

Xiaotongjing 薇史补薏

EPILOBII HIRSUTI HERBA

本品为柳叶菜科植物柳叶菜 *Epilobium hirsutum* L. 的干燥全草。花、果期采收，除去泥沙，洗净，干燥。

【性状】 本品根茎呈扁圆柱形，着生须根。茎圆柱形，表面光滑，黄绿色至黄棕色，易折断，断面中空。叶多破碎，灰绿色至黄棕色。带花者可见总状花序。有时可见蒴果，种子顶端具灰白色种毛。气微，味淡。

【鉴别】 （1）本品粉末灰绿色。叶表皮细胞呈不规则形，垂周壁波状弯曲；气孔不定式，副卫细胞 3～4 个。非腺毛众多，单细胞，长短不一。纤维多成束，直径 18～30 μm。螺纹导管多见，直径 20～30 μm。

（2）取本品粉末 1 g，加 80% 甲醇 20 ml，加热回流 30 分钟，滤过，滤液加盐酸 2 ml，加热回流 1 小时，药液浓缩至约 5 ml，用乙酸乙酯振摇提取 3 次，每次 10 ml，合并乙酸乙酯液，蒸干，残渣加甲醇 1 ml 使溶解，作为供试品溶液。另取槲皮素对照品，加甲醇制成每 1 ml 含 0.1 mg 的溶液，作为对照品溶液。照薄层色谱法（通则 0502）试验，吸取上述两种溶液各 8～10 μl，分别点于同一硅胶 G 薄层板上，以甲苯－乙酸乙酯－甲酸（5∶2∶1）为展开剂，展开，取出，晾干，喷以三氯化铝试液，在 105℃加热至斑点显色清晰，置紫外光灯（365 nm）下检视。供试品色谱中，在与对照品色谱相应的位置上，显相同颜色的荧光斑点。

【检查】 **水分** 不得过 13.0%（通则 0832 第二法）。

酸不溶性灰分 不得过 6.0%（通则 2302）。

【浸出物】 照醇溶性浸出物测定法（通则 2201）项下的热浸法测定，用 70% 乙醇作溶剂，不得少于 12.0%。

【含量测定】 照高效液相色谱法（通则 0512）测定。

色谱条件与系统适用性试验 以十八烷基硅烷键合硅胶为填充剂；以乙腈－0.4% 磷酸溶液（35∶65）为流动相；检测波长为 360 nm。理论板数按槲皮素峰计算应不低于 5 000。

对照品溶液的制备 取槲皮素对照品适量，精密称定，加甲醇制成 1 ml 含 10 μg 的溶液，即得。

供试品溶液的制备 取本品粉末（过三号筛）约 0.5 g，精密称定，置具塞锥形瓶中，精

密加入甲醇 – 盐酸（4∶1）的混合溶液 50 ml，称定重量，加热回流 30 分钟，放冷，再称定重量，用甲醇 – 盐酸（4∶1）的混合溶液补足减失的重量，摇匀，滤过，取续滤液，即得。

测定法 分别精密吸取对照品和供试品溶液各 10 μl，注入液相色谱仪，测定，即得。

本品按干燥品计算，含槲皮素（$C_{15}H_{10}O_7$）不得少于 0.040%。

饮　片

【炮制】 除去杂质，切段。

【性状】 本品呈不规则的段，其余主要特征同药材。

【鉴别】【检查】【浸出物】【含量测定】同药材。

【性味与归经】 味微苦，性寒。

【功能与主治】 清热，解毒，理气，止痛。用于口舌生疮，胃脘胀痛；外治跌打损伤。

【ꆈꌠꁱꂷ】 ꀕꆎ、ꊿꇬ、ꌦꋠ、ꁨꀕ，ꈐꀕꎭ，ꀊꎓꎭꉛꌠꌋꆀ、ꈜꃰꃰꌠꀨ。

【用法与用量】 10 ～ 25 g。外用适量。

【贮藏】 置阴凉干燥处。

小通经质量标准起草说明

小通经，又名"柳叶菜"，是彝、藏等多民族习用药材，为柳叶菜科植物柳叶菜 *Epilobium hirsutum* L. 的干燥全草，在《救荒本草》《晶珠本草》《玉龙本草》《哀牢本草》《中国民族志要》等文献中均有记载。《救荒本草》中记载："其叶味甜。救饥：采苗叶煠熟，油盐调食。"《哀牢本草》记载：根"清热解毒、理气宽中、活血祛瘀。用于寒湿内积、脘腹疼痛、经闭经痛"。《玉龙本草》记载："全草味苦、淡，性寒；清热解毒、利湿止泻、消食理气、活血接骨。花味苦、微甘，性凉；清热止痛，调经涩带。根，味苦，性平；理气消积、活血止痛、解毒消肿。"

经对四川省彝医医疗机构及民间医生使用情况的调研及走访，彝医使用小通经多以全草入药，用于治疗风热咳嗽、咽喉肿痛、支气管炎、高热下泻及月经不调等病症。故此次标准研究，药用部位确定为全草。

用于标准起草的 10 批样品分别采集于四川省凉山州甘洛县、阿坝州汶川县，西藏昌都等地。

【名称】 依据《哀牢本草》《中国民族志要》《中国民族药辞典》文献的记载，药材中文名确定为"小通经"；依据彝医习用名称，彝文名确定为"ꃪꄧꁓ"，音译为"薇史补惹"。

【来源】 经西南民族大学张志锋研究员对彝医临床使用的"小通经"药材进行鉴定，基原为柳叶菜科植物柳叶菜 *Epilobium hirsutum* L.。

【植物形态】多年生草本，有匍匐根状茎。茎高达 2.5 m，多分枝，密被伸展长柔毛，常混生短腺毛，花序上较密。叶草质，对生，茎上部的互生，多少抱茎，披针状椭圆形、窄倒卵形或椭圆形，稀窄披针形，长 4～12（～20）cm，具细锯齿，两面被长柔毛，有时下面混生短腺毛。总状花序直立。花瓣玫瑰红、粉红或紫红色，宽倒心形，长 0.9～2 cm，先端凹缺；子房密被长柔毛与短腺毛；柱头伸出稍高过雄蕊，4 深裂。蒴果长 2.5～9 cm。种子具粗乳突。花期 6—8 月，果期 7—9 月。

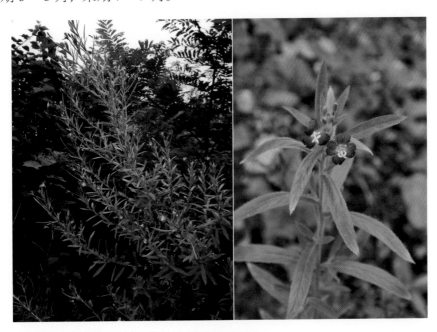

小通经植物图

【分布及生态环境】广泛分布于四川、贵州、云南等省。生于海拔 1 000～4 000 m 的山坡草丛中。

【性状】根据药材样品据实描述。

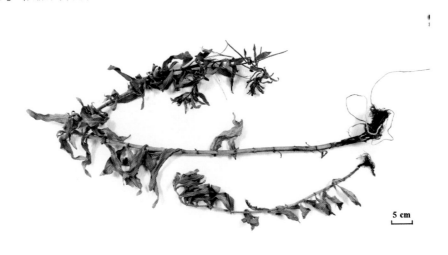

5 cm

小通经药材图

【鉴别】 （1）显微鉴别　经对本品粉末显微特征的观察，其叶表皮细胞及气孔、非腺毛、纤维等特征明显，收入标准正文。

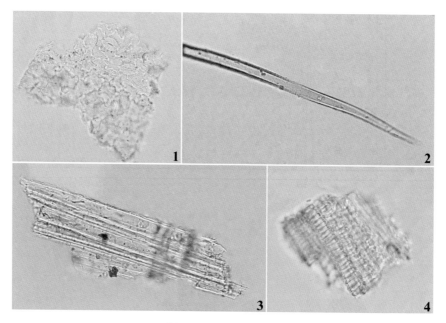

小通经粉末显微特征图

1—叶表皮细胞及气孔　2—非腺毛　3—纤维　4—导管

（2）薄层鉴别　建立了以槲皮素对照品为对照的薄层色谱鉴别方法，方法的分离度及重现性均较好。

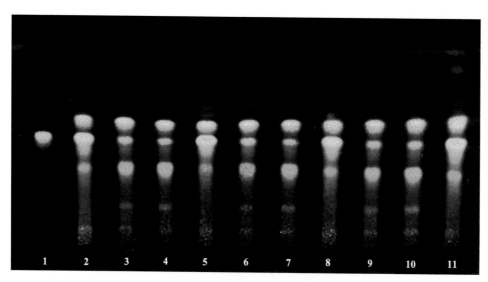

小通经薄层色谱图

1—槲皮素对照品　2～11—药材样品

【检查】　水分　10 批样品水分的测定结果为 4.2% ～ 10.1%，平均值为 8.1%，结合"药材和饮片检定通则（通则 0212）"相关要求，限度规定不得过 13.0%。

酸不溶性灰分 10 批样品酸不溶性灰分的测定结果为 2.9% ～ 5.6%，平均值为 4.4%，规定限度不得过 6.0%。

【浸出物】 10 批样品的浸出物测定结果为 13.0% ～ 24.6%，平均值为 18.0%，规定限度不得少于 12.0%。

【含量测定】 采用 HPLC 法，建立了小通经药材中槲皮素含量测定方法。经方法验证，槲皮素在 2 ～ 50 μg/ml 范围内线性关系良好（r=0.999 9），加样回收率为 96.1% ～ 99.7%，RSD 为 1.49%。10 批样品槲皮素测定结果为 0.060% ～ 0.780%，平均值为 0.290%。根据测定结果，规定"本品按干燥品计算，含槲皮素（$C_{15}H_{10}O_7$）不得少于 0.040%"。

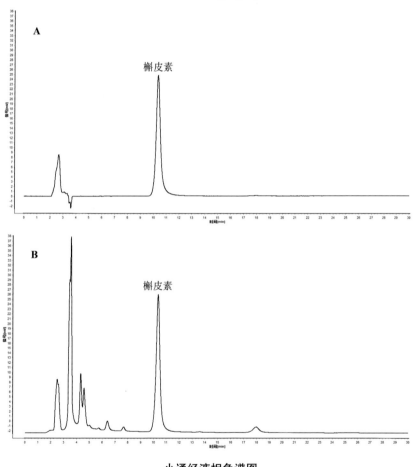

小通经液相色谱图

A—槲皮素对照品　B—药材样品

【性味与归经】【功能与主治】【用法与用量】 在《哀牢本草》《玉龙本草》等文献记载内容的基础上，经中彝医专家审定并规范术语而确定。

起草单位：西南民族大学

起草人：张志锋　赵日杂　刘　圆　李文兵　周　毅

复核单位：四川省药品检验研究院

山鸡血藤 ꉘꅔꎸꉐꎃ

Shanjixueteng 瓦斯尼牛古

MILLETTIAE DIELSIANAE CAULIS

本品为豆科植物香花崖豆藤 *Millettia dielsiana* Harms. 的干燥藤茎。秋、冬二季割取藤茎，除去杂质，截段或趁鲜切片，干燥。

【性状】 本品呈圆柱形的段或呈椭圆形、类圆形的斜切片，直径 0.5～8 cm。外皮粗糙，灰褐色至棕褐色，皮孔椭圆形。皮部或皮部内侧有一圈红棕色至棕褐色的树脂状物，占横切面半径的 1/4～1/3。木质部淡黄色，有多数细孔，髓部小。质坚硬。气微，味涩、微苦。

【鉴别】 （1）本品粉末灰白色至灰棕色。石细胞无色或淡黄色，类方形、多角形或不规则形，直径 12～74 μm。纤维细长，多断裂，有的纤维束周围的细胞含草酸钙方晶，形成晶纤维。草酸钙方晶多呈双锥形，长径 9～35 μm。色素块散在，红棕色、黄棕色或棕褐色。网纹导管、具缘纹孔导管多见。

（2）取本品粉末 1 g，加甲醇 10 ml，超声处理 30 分钟，滤过，滤液作为供试品溶液。另取山鸡血藤对照药材 1 g，同法制成对照药材溶液。照薄层色谱法（通则 0502）试验，吸取上述两种溶液各 2～5 μl，分别点于同一硅胶 G 薄层板上，以环己烷－乙酸乙酯－冰醋酸（15：3：0.5）为展开剂，展开，取出，晾干，喷以 10% 硫酸乙醇溶液，在 105℃加热至斑点显色清晰。置紫外光灯（365 nm）下检视，供试品色谱中，在与对照药材色谱相应的位置上，显相同颜色的荧光斑点。

【检查】 **水分** 不得过 13.0%（通则 0832 第二法）。

总灰分 不得过 7.0%（通则 2302）。

酸不溶性灰分 不得过 1.0%（通则 2302）。

【浸出物】 照醇溶性浸出物测定法（通则 2201）项下的热浸法测定，用稀乙醇作溶剂，不得少于 7.0%。

【含量测定】 **对照品溶液的制备** 取染料木素对照品适量，精密称定，加 70% 乙醇制成每 1 ml 含 0.1 mg 的溶液，即得。

标准曲线的制备 精密量取对照品溶液 0.2 ml、0.3 ml、0.4 ml、0.5 ml、0.6 ml、0.7 ml，分别置 10 ml 量瓶中，加 70% 乙醇至刻度，摇匀。以 70% 乙醇为空白，照紫外－可见分光光度法（通则 0401），在 260 nm 的波长下分别测定吸光度，以吸光度为纵坐标，浓度为横坐标，绘制标准曲线。

测定法 取本品粉末（过三号筛）约 1 g，精密称定，加入 70% 乙醇 50 ml，称定重量，加热回流 1 小时，放冷，再称定重量，用 70% 乙醇补足减失的重量，摇匀，滤过。精密量取续滤液 0.5 ml，置 10 ml 量瓶中，照标准曲线制备项下的方法，自"加 70% 乙醇至刻度"起，依法测定吸光度，从标准曲线上读出供试品溶液中染料木素的量（mg），计算，即得。

本品按干燥品计算，含总异黄酮以染料木素（$C_{15}H_{10}O_5$）计，不得少于 0.25%。

饮 片

【炮制】 除去杂质，润透，切段或厚片，干燥。

【性状】 本品呈不规则段或厚片，其余主要特征同药材。

【鉴别】 同药材。

【性味与归经】 味苦、甘，性温。归肝、肾经。

【功能与主治】 补血活血，通络。用于月经不调，血虚萎黄，麻木瘫痪，风湿痹痛。

【ꀨꆈꇬꑘ】 ꑸꑴꑱ，ꀂꆈ。ꈤꀋꄒꇬ，ꃀꈈꆈꏮꁍꑾ，ꑸꀨꒉꁾ，ꄮꀋꋬ。

【用法与用量】 9 ～ 15 g。

【贮藏】 置通风干燥处，防蛀。

山鸡血藤质量标准起草说明

山鸡血藤为香花崖豆藤 *Millettia dielsiana* Harms. 的干燥藤茎，收载于《四川省中药材标准》（2010 年版）。在原标准的基础上，对薄层鉴别方法进行了修订（以山鸡血藤对照药材为对照），新增了总异黄酮（以染料木素计）含量测定。

经对四川省凉山州彝医医疗机构及民间医生使用情况的调研，发现山鸡血藤在彝医临床上使用较多，常用于补肝肾、益精血、通络，治疗精血不足、肺虚劳热、阳痿遗精、白浊、带腥、月经不调、疮疡不敛、血虚萎黄、麻木瘫痪、风湿痹痛等症。为方便彝族地区临床使用，药材名称增加了彝文名及音译名，【功能与主治】项下增加了彝文的相关描述。

用于标准起草的 9 批样品分别采集于四川省凉山州雷波县、泸州市古蔺县，贵州省安顺市紫云县，重庆市忠县等地。

【名称】 药材中文名沿用《四川省中药材标准》（2010 年版），为"山鸡血藤"；依据彝医习用名称，彝文名确定为"ꀨꆈꇬꑘ"，音译为"瓦斯尼牛古"。

【来源】 经西南民族大学刘圆教授对彝医临床使用的"山鸡血藤"药材进行鉴定，基原为豆科植物香花崖豆藤 *Millettia dielsiana* Harms.。

【**植物形态**】 攀援灌木。羽状复叶长 15 ～ 30 cm，叶轴疏被柔毛；小叶 5，纸质，披针形、长圆形或窄长圆形，长 5 ～ 15 cm，先端急尖至渐尖，基部钝，偶有近心形。圆锥花序顶生，宽大，长达 40 cm，分枝伸展，花序梗与花序轴多少被黄褐色柔毛。花单生；花萼宽钟形，被细柔毛；花冠紫红色，旗瓣密被绢毛。荚果长圆形，扁平，密被灰色茸毛，果瓣木质。种子长圆状，凸镜状。花期 5—9 月，果期 6—11 月。

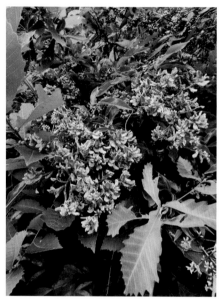

山鸡血藤植物图

【**分布及生态环境**】 分布于四川、贵州、云南等地。生于山坡杂木林、谷地、溪沟、路旁、灌丛中。

【**性状**】 根据药材样品据实描述。

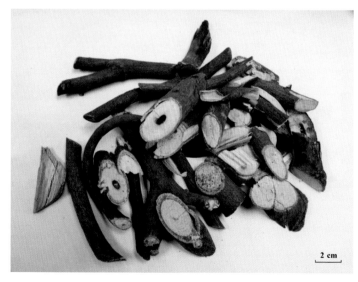

山鸡血藤药材图

【鉴别】（1）显微鉴别　经对本品粉末显微特征的观察，其石细胞、晶纤维、草酸钙方晶等特征明显，收入标准正文。

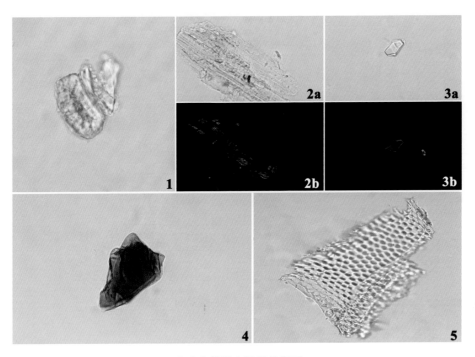

山鸡血藤粉末显微特征图

1—石细胞　2a，2b—晶纤维　3a，3b—草酸钙方晶　4—色素块　5—导管

（2）薄层鉴别　建立了以山鸡血藤对照药材为对照的薄层色谱鉴别方法，方法的分离度及重现性均较好。

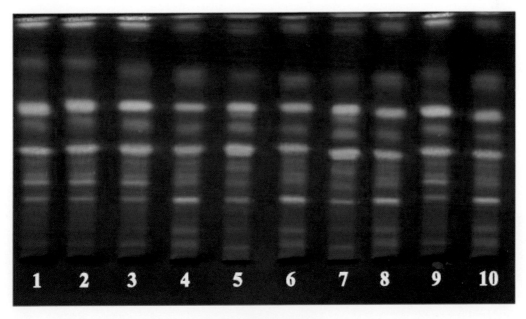

山鸡血藤薄层色谱图

1—山鸡血藤对照药材　2～10—药材样品

【检查】 **水分**　9 批样品水分测定结果为 4.1% ～ 6.9%，平均值为 5.9%，结合"药材和饮片检定通则（通则 0212）"相关要求，规定限度不得过 13.0%。

总灰分　9 批样品总灰分测定结果为 4.6% ～ 6.2%，平均值为 5.5%，规定限度不得过 7.0%。

酸不溶性灰分　9 批样品酸不溶性灰分测定结果为 0.2% ～ 0.4%，平均值为 0.24%，规定限度不得过 1.0%。

【浸出物】 9 批样品浸出物测定结果为 8.3% ～ 9.3%，平均值为 8.9%，规定限度不得少于 7.0%。

【含量测定】 采用紫外 – 可见分光光度法，建立了山鸡血藤药材中总异黄酮含量测定方法。经方法验证，染料木素在 2 ～ 7 μg/ml 范围内线性关系良好（r=0.999 8），加样回收率为 93.4% ～ 100.2%，RSD 为 2.6%。9 批山鸡血藤样品中的染料木素含量测定结果为 0.31% ～ 0.47%，平均值为 0.38%。根据测定结果，规定"本品按干燥品计算，含总异黄酮以染料木素（$C_{15}H_{10}O_5$）计，不得少于 0.25%"。

【性味与归经】【功能与主治】【用法与用量】 同《四川省中药材标准》（2010 年版）。

起草单位：西南民族大学

起草人：阎新佳　沙马里牛　何晓勇　刘　圆　李文兵

复核单位：四川省药品检验研究院

山荔枝　ᰤᰬ

Shanlizhi　斯居

DENDROBENTHAMIAE FRUCTUS

本品为山茱萸科植物头状四照花 *Dendrobenthamia capitata* (Wall.) Hutch. 的干燥成熟果序。秋季果实成熟时采摘，除去杂质，干燥。

【性状】　本品为聚花果，由多数小核果聚合而成，呈扁球状，直径 1.0～2.5 cm。基部具总果梗，多脱落或折断。表面红棕色至黑褐色，粗糙密具粗纵棱，有不规则裂纹，可见小分果残存的花萼，质地坚硬。气微酸，味微甜。

【鉴别】　（1）本品粉末棕黄色。果皮石细胞纺锤形、类方形或不规则形，孔沟细密，有的胞腔内含棕色分泌物。种皮石细胞类圆形或类方形，胞腔内常含草酸钙方晶。草酸钙簇晶散在，直径 30～60 μm。非腺毛长梭形，壁厚，胞腔较窄，常含有淡棕色分泌物。胚乳细胞内含众多糊粉粒和脂肪油滴。

（2）取本品粉末 5 g，加 70% 乙醇 30 ml，加热回流 30 分钟，滤过，滤液浓缩至约 2 ml，加水 10 ml，用乙醚振摇提取 2 次，每次 20 ml，合并乙醚液，蒸干，残渣加乙酸乙酯 1 ml 使溶解，作为供试品溶液。另取没食子酸对照品，加无水乙醇制成每 1 ml 含 0.5 mg 的溶液，作为对照品溶液。照薄层色谱法（通则 0502）试验，吸取上述两种溶液各 10 μl，分别点于同一硅胶 G 薄层板上，以三氯甲烷 – 丙酮 – 甲酸（7∶2∶0.8）为展开剂，展开，取出，晾干，置氨蒸气中熏至斑点显色清晰。供试品色谱中，在与对照品色谱相应的位置上，显相同颜色的斑点。

【检查】　水分　不得过 13.0%（通则 0832 第二法）。

总灰分　不得过 6.0%（通则 2302）。

酸不溶性灰分　不得过 2.0%（通则 2302）。

【浸出物】　照醇溶性浸出物测定法（通则 2201）项下的热浸法测定，用稀乙醇作溶剂，不得少于 30.0%。

【含量测定】　取本品细粉约 1g，精密称定，置具塞锥形瓶中，精密加水 100 ml，称定重量，加热回流 1 小时，放冷，再称定重量，用水补足减失的重量，滤过。精密量取续滤液 25 ml，加水 50 ml，加酚酞指示液 2 滴，用氢氧化钠滴定液（0.01 mol/L）滴定，并将滴定的结果用空白试验校正，即得。每 1 ml 氢氧化钠滴定液（0.01 mol/L）相当于 0.640 4 mg 的枸橼酸（$C_6H_8O_7$）。

本品按干燥品计算，含有机酸以枸橼酸（$C_6H_8O_7$）计，不得少于 0.20%。

饮 片

【炮制】除去杂质。

【性味与归经】味甘、苦，性平。

【功能与主治】消积，驱蛔。用于饮食积滞，蛔虫腹痛。

【ꀔꈚꇬꂷ꒠ꑘꅰ】ꀊꈬꈨ、ꂿꆏꂿ。ꀕꑌꌋꑴꌠ，ꀋꑠꅉꁨꀕꇬꂷ。

【用法用量】6～15 g。

【贮藏】置阴凉干燥处。

山荔枝质量标准起草说明

山荔枝为彝医民间习用药材，基原为头状四照花 *Dendrobenthamia capitata* (Wall.) Hutch. 的干燥成熟果序，在《双柏彝族医药书》、《中国民族药辞典》、《中华本草》、《中药大辞典》、《全国中草药汇编》、《中国彝族药学》、*Flora of China* 等文献中，分别以"山荔枝""鸡嗉子""鸡嗉子果""野荔枝"等名称记载。《双柏彝族医药书》记载："驱蛔虫的药：鸡嗉子干果煨服。"《中华本草》记载：鸡嗉子果"味甘、苦、性平。杀虫消积，清热解毒，利水消肿。主治蛔虫病，食积，肺热咳嗽，肝炎，腹水"。《中国民族药辞典》记载：鸡嗉子"果治稻田性皮炎，水火烫伤，腹痛，蛔虫"。《中国彝族药学》记载：鸡嗉子"清火解毒，杀虫消食，利水消肿"。

经对四川凉山州彝医医疗机构及民间医生的调研与走访，在彝医民间常使用的山荔枝，以果序入药，主要用于治疗蛔虫病、食积、肺热咳嗽、肝炎、腹水等。

供标准起草的 10 批样品分别采集于凉山州会理县、德昌县，攀枝花市等地。

【名称】依据《中华本草》《中华本草》的记载，药材中文名确定为"山荔枝"，根据民间习用名称确定彝文名为"ꎭꇬ"，音译为"斯居"。

【来源】经西南民族大学刘圆教授对彝医临床使用的"山荔枝"药材进行鉴定，基原为山茱萸科植物头状四照花 *Dendrobenthamia capitata* (Wall.) Hutch.。

【植物形态】常绿乔木或灌木，高达 20 m；幼枝有白色贴生短柔毛。叶对生，薄革质或革质，长圆椭圆形或长圆披针形，长 5.5～11 cm，宽 2～3.4（～4）cm，先端突尖，基部楔形或宽楔形，两面被贴伏毛，侧脉 4（～5）对，脉腋通常有孔穴及白色须状毛。头状花序球形，直径 1.2 cm；总苞片 4，白色，倒卵形或阔倒卵形，稀近于圆形，两面微被贴生短柔毛。果序扁球形，直径 1.5～2.4 cm，成熟时紫红色。花期 5—6月，果期 9—10 月。

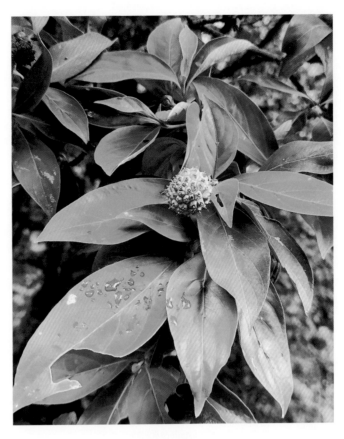

山荔枝植物图

【分布及生态环境】 分布于四川、贵州、云南、西藏等省（区）。生于海拔 1 300 ～
3 150 m 的混交林。

【性状】 根据药材样品据实描述。

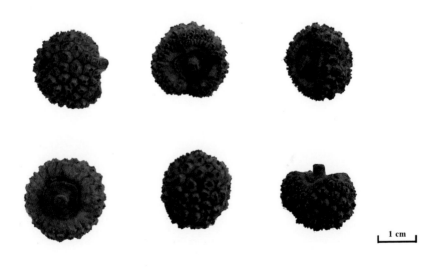

山荔枝药材图

【鉴别】（1）显微鉴别　经对本品粉末显微特征的观察，其石细胞、草酸钙簇晶、非腺毛等特征明显，收入标准正文。

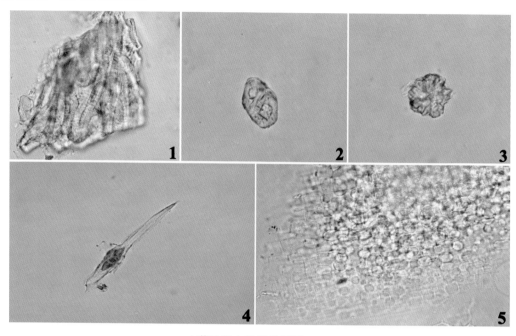

山荔枝粉末显微特征图

1—果皮石细胞　2—种皮石细胞　3—草酸钙簇晶　4—非腺毛　5—胚乳细胞

（2）薄层鉴别　建立了以没食子酸对照品为对照的薄层色谱鉴别方法，方法的分离度及重现性均较好。

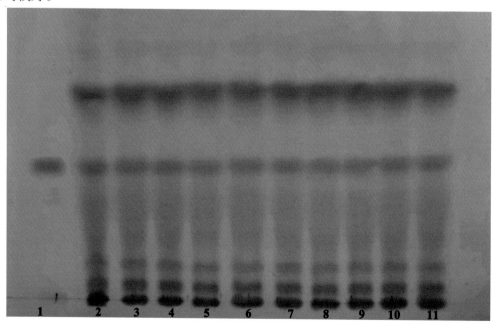

山荔枝薄层色谱图

1—没食子酸对照品　2～11—药材样品

【检查】 **水分** 10 批样品水分的测定结果为 7.5% ~ 12.6%，平均值为 8.4%，结合"药材和饮片检定通则（通则 0212）"相关要求，规定限度不得过 13.0%，收入标准正文。

总灰分 10 批样品总灰分的测定结果为 3.2% ~ 5.9%，平均值为 4.2%，规定限度不得过 6.0%。

酸不溶性灰分 10 批样品酸不溶性灰分的测定结果为 0.3% ~ 1.2%，平均值为 0.6%，规定限度不得过 2.0%。

【浸出物】 10 批样品浸出物测定结果为 30.6% ~ 53.1%，平均值为 44.9%，规定限度不得少于 30.0%。

【含量测定】 采用滴定法，建立了山荔枝药材中有机酸的含量测定方法。10 批山荔枝样品中枸橼酸含量测定结果为 0.20% ~ 0.77%，平均值为 0.44%。根据测定结果，规定"本品按干燥品计算，含有机酸以枸橼酸（$C_6H_8O_7$）计，不得低于 0.20%"。

【性味与归经】【功能与主治】【用法与用量】 在《双柏彝族医药书》《中国彝族药学》《中华本草》《中国民族药辞典》等文献记载内容基础上，经中彝医专家审定并规范术语而确定。

起草单位：西南民族大学

起草人：李 莹 额其小里 刘 圆 李文兵

复核单位：四川省药品检验研究院

水苋菜　　ᎴᏃ

Shuixiancai　　依洛色

ROTALAE ROTUNDIFOLIAE HERBA

本品为千屈菜科植物圆叶节节菜 *Rotala rotundifolia* (Buch.-Ham. ex Roxb.) Koehne 的干燥全草。夏、秋二季采收，除去泥沙，洗净，干燥。

【性状】　本品皱缩成团，完整者长 8 ～ 15 cm。根茎圆柱形，节上着生纤维状须根。茎圆柱形，表面浅绿色至棕褐色。叶对生，完整者展开近圆形或椭圆形，表面浅绿色至黄棕色。可见顶生的穗状花序或果序。气微香，味淡。

【鉴别】　（1）本品粉末呈淡黄棕色或浅绿色。淀粉粒多为单粒，呈卵圆形或不规则圆形，直径 5 ～ 20 μm，脐点十字状、人字状或短缝状。草酸钙簇晶直径 15 ～ 35 μm，多单个散在，有时在薄壁细胞中排列成行。木栓细胞类长方形，无色或淡棕色。可见花粉粒类圆形，具 3 个萌发孔。螺纹导管多见。

（2）取本品粉末 1 g，加 80% 甲醇 20 ml，加热回流 30 分钟，滤过，滤液蒸干，残渣加水 20 ml 使溶解，加盐酸 2 ml，加热回流 1 小时，取出，立即冷却，用乙酸乙酯振摇提取 3 次，每次 10 ml，合并乙酸乙酯液，蒸干，残渣加甲醇 1 ml 使溶解，作为供试品溶液。另取槲皮素对照品，加甲醇制成每 1 ml 含 0.1 mg 的溶液，作为对照品溶液。照薄层色谱法（通则 0502）试验，吸取上述两种溶液各 5 ～ 10 μl，分别点于同一硅胶 G 薄层板上，以甲苯 – 乙酸乙酯 – 甲酸（5：2：1）为展开剂，展开，取出，晾干，喷以三氯化铝试液，在 105℃加热至斑点清晰，置紫外光灯（365 nm）下检视。供试品色谱中，在与对照品色谱相应的位置上，显相同颜色的荧光斑点。

【检查】　水分　不得过 13.0%（通则 0832 第二法）。

酸不溶性灰分　不得过 3.0%（通则 2302）。

【浸出物】　照醇溶性浸出物测定法（通则 2201）项下的热浸法测定，用 70% 乙醇作溶剂，不得少于 15.0%。

【含量测定】　照高效液相色谱法（通则 0512）测定。

色谱条件与系统适用性试验　以十八烷基硅烷键合硅胶为填充剂；以乙腈 – 0.4% 磷酸溶液（35：65）为流动相；检测波长为 370 nm。理论板数按槲皮素峰计算应不低于 5 000。

对照品溶液的制备　取槲皮素对照品适量，精密称定，加甲醇制成 1 ml 含 50 μg 的溶液，即得。

供试品溶液的制备　取本品粉末（过三号筛）约 0.5 g，精密称定，置具塞锥形瓶中，精密加入甲醇－盐酸（3∶1）混合溶液 25 ml，称定重量，加热回流 1 小时，放冷，再称定重量，用甲醇－盐酸（3∶1）混合溶液补足减失的重量，摇匀，滤过，取续滤液，即得。

测定法　分别精密吸取对照品和供试品溶液各 10 μl，注入液相色谱仪，测定，即得。

本品按干燥品计算，含槲皮素（$C_{15}H_{10}O_7$）不得少于 0.20%。

饮　片

【炮制】除去杂质，切段。

【性状】本品呈不规则的段，其余主要特征同药材。

【鉴别】【检查】【浸出物】【含量测定】同药材。

【性味与归经】味甘、淡，性凉。归肝、胆、脾、大肠、小肠经。

【功能与主治】清热，利湿，消肿，止血。用于肺热咳嗽，痢疾，黄疸，小便淋痛，痔疮出血；外治痈疖肿毒。

【ꃀꎃꋠꂷꌐ】ꀎꈻ，ꋒ，ꑴ，ꏾꎁ，ꃀꄿꅇꌋꂾꄉ，ꄆꊂꎁꑌ；ꃅꂷꁨꊭꂯꃅꃤ，ꀕꇬꑌ；ꑳꃤꋺꑳꊙꊿ。

【用法与用量】15～30 g，外用适量（可鲜用）。

【贮藏】置阴凉干燥处。

水苋菜质量标准起草说明

水苋菜是多民族习用药材，在《草木便方》《全国中草药汇编》《四川中药志》《中国民族药辞典》等文献中均有记载。《全国中草药汇编》《中国民族药辞典》等文献中记载水苋菜基原植物为千屈菜科圆叶节节菜 *Rotala rotundifolia* (Buch.-Ham. ex Roxb.) Koehne。《草木便方》记载：水苋菜"凉解热毒，一切火毒止痛速，利湿清热消痈肿，汤火淋痔肿涂"。《全国中草药汇编》中记载："味甘、淡，性凉。清热利湿，解毒。用于肺热咳嗽，痢疾，黄疸型肝炎，尿路感染，痈疖肿毒。"《四川中药志》中记载："味淡，性寒。清热解毒，利水通淋。用于胃火牙痛，热痢，火淋。"《中国民族药辞典》中记载："彝医用于咽喉肿痛、风火牙痛、产后血崩等。"

经对四川省彝医医疗机构及民间医生使用情况的调研及走访，彝医使用水苋菜多以全草入药，常用于治疗肺热咳嗽、痢疾、黄疸型肝炎、尿路感染、痈疖肿毒及痔疮等；也有将鲜品外用的习惯，多用于治疗痈疖肿毒。

用于标准起草的 10 批样品分别采集于四川省凉山州西昌市、甘洛县等地。

【名称】依据《全国中草药汇编》《四川中药志》《中国民族药辞典》等文献记载，药材中文名确定为"水苋菜"；依据彝医习用名称，彝文名确定为"ᏙᏍᎤ"，音译为"依洛色"。

【来源】 经西南民族大学张志锋研究员对彝医使用的"水苋菜"药材进行鉴定，基原为千屈菜科植物圆叶节节菜 *Rotala rotundifolia* (Buch.-Ham. ex Roxb.) Koehne。

【植物形态】 一年生草本，全株无毛。根茎细长，匍匐。茎直立，丛生，高达 30 cm。叶对生，无柄或具短柄，近圆形、宽倒卵形或椭圆形，长 0.5 ～ 1 cm，先端圆，基部钝，或无柄时近心形。花单生于苞片内，组成顶生稠密穗状花序。苞片叶状，小苞片 2 枚，披针形或钻形；萼筒宽钟形，膜质，裂片 4，三角形，裂片间无附属体；花瓣 4，倒卵形，淡紫红色，长约为花萼裂片 2 倍。蒴果椭圆形，成熟时 3 ～ 4 瓣裂。花果期 12 月至翌年 6 月。

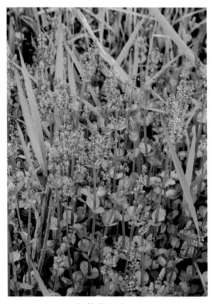

水苋菜植物图

【分布及生态环境】 分布于四川省凉山州西昌市、德昌县、会理县、普格县等地。生于海拔 1 300 ～ 2 300 m 的水田或潮湿的地方。

【性状】 根据药材样品据实描述。

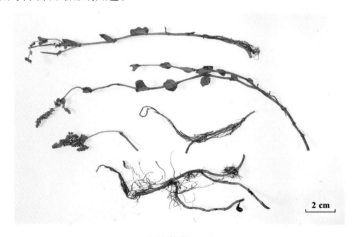

2 cm

水苋菜药材图

【鉴别】　（1）**显微鉴别**　经对本品粉末显微特征的观察，其淀粉粒、草酸钙簇晶、木栓细胞等特征明显，收入标准正文。

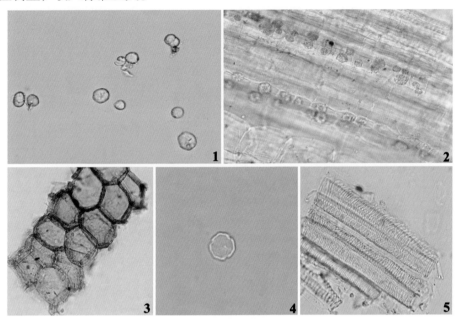

水苋菜粉末显微特征图

1—淀粉粒　2—草酸钙簇晶　3—木栓细胞　4—花粉粒　5—导管

（2）**薄层鉴别**　建立了以槲皮素对照品为对照的薄层色谱鉴别方法，分离度及重现性均较好。

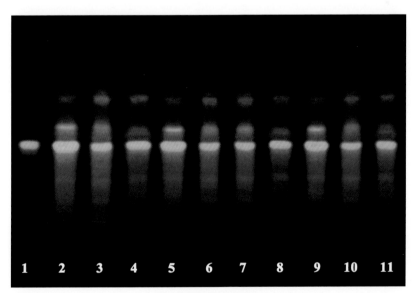

水苋菜薄层色谱图

1—槲皮素对照品　2～11—药材样品

【检查】　**水分**　10批样品水分的测定结果为6.9%～11.2%，平均值为8.3%，结合"药材和饮片检定通则（通则0212）"相关要求，规定限度不得过13.0%。

酸不溶性灰分　10 批样品酸不溶性灰分的测定结果为 1.5% ～ 2.4%，平均值为 2.0%，规定限度不得过 3.0%。

【浸出物】　10 批样品测定结果为 16.3% ～ 30.3%，平均为 23.3%，规定限度不得少于 15.0%。

【含量测定】　采用 HPLC 法，建立了水苋菜药材中槲皮素含量测定方法。经方法验证，槲皮素在 10 ～ 300 μg/ml 范围内线性关系良好（r=0.999 7），加样回收率为 96.6% ～ 100.7%，RSD 为 1.6%。10 批水苋菜样品槲皮素测定结果为 0.24% ～ 0.98%，平均值为 0.57%。根据测定结果，规定"本品按干燥品计算，含槲皮素（$C_{15}H_{10}O_7$）不得少于 0.20%"。

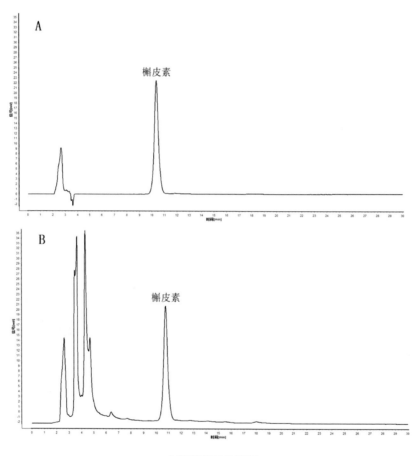

水苋菜液相色谱图

A—槲皮素对照品　B—药材样品

【性味与归经】【功能与主治】【用法与用量】　在《草木便方》《全国中草药汇编》《中国民族药辞典》《四川中药志》等文献记载内容的基础上，经中彝医专家审定并规范术语而确定。

起草单位：西南民族大学

起草人：张志锋　赵日杂　刘　圆　李文兵

复核单位：成都市药品检验研究院

火 草 ꒙ꑽꁦ

Huocao 巩工薇割

ANAPHALIS MARGARITACEAE HERBA

本品为菊科植物珠光香青 *Anaphalis margaritacea* (L.) Benth. et Hook. f. 的干燥地上部分。夏、秋二季采收，除去泥沙，干燥。

【性状】 本品全株密被白色茸毛。茎圆柱形，质脆，易折断。叶无柄，条状披针形或线形，尖端渐尖，全缘；上表面灰绿色，下表面灰白色。头状花序排列成复伞房状，总苞宽钟状或半球状。气清香，味苦。

【鉴别】 （1）本品粉末黄棕色至棕褐色。非腺毛多见，多弯曲缠绕，直径可达 20 μm。花粉粒圆球形，直径 30～45 μm，萌发孔 3 个，表面具短刺状雕纹。叶表皮细胞表面观不规则形，垂周壁波状弯曲；气孔不定式。草酸钙簇晶直径 30～50 μm。淀粉粒类圆形，多为单粒，脐点裂缝状或点状，直径 25～40 μm。

（2）取【含量测定】项下供试品溶液 10 ml，蒸干，残渣加稀乙醇 1 ml 使溶解，作为供试品溶液。另取绿原酸对照品、3，5－*O*－二咖啡酰基奎宁酸对照品，加稀乙醇制成每 1 ml 各含 0.5 mg 的溶液，作为对照品溶液。照薄层色谱法（通则 0502）试验，吸取上述三种溶液各 2～5 μl，分别点于同一硅胶 G 薄层板上，以乙酸丁酯－甲酸－水（7：2.5：2.5）的上层溶液为展开剂，展开，取出，晾干，置紫外光灯（365 nm）下检视。供试品色谱中，在与对照品色谱相应的位置上，显相同颜色的荧光斑点。

【检查】 **水分** 不得过 13.0%（通则 0832 第二法）。

酸不溶性灰分 不得过 4.0%（通则 2302）。

【浸出物】 照醇溶性浸出物测定法（通则 2201）项下的热浸法测定，用稀乙醇作溶剂，不得少于 16.0%。

【含量测定】 照高效液相色谱法（通则 0512）测定。

色谱条件与系统适用性试验 以十八烷基硅烷键合硅胶为填充剂；以乙腈为流动相 A，以 0.2% 磷酸溶液为流动相 B，按下表中的规定进行梯度洗脱；检测波长为 327 nm。理论板数按 3，5－*O*－二咖啡酰基奎宁酸峰计算应不低于 5 000。

时间（分钟）	流动相 A（%）	流动相 B（%）
0～5	10→15	90→85
5～10	15→20	85→80
10～35	20	80
35～40	20→30	80→70
40～50	30	70

对照品溶液的制备　取 3，5 – O – 二咖啡酰基奎宁酸对照品适量，精密称定，加稀乙醇制成每 1 ml 含 50 μg 的溶液，即得。

供试品溶液的制备　取本品粉末（过四号筛）约 1 g，精密称定，置具塞锥形瓶中，精密加入稀乙醇 50 ml，称定重量，超声处理（功率 250 W，频率 40 kHz）45 分钟，放冷，再称定重量，用稀乙醇补足减失的重量，摇匀，滤过，取续滤液，即得。

测定法　分别精密吸取对照品和供试品溶液各 10 μl，注入液相色谱仪，测定，即得。

本品按干燥品计算，含 3，5 – O – 二咖啡酰基奎宁酸（$C_{25}H_{24}O_{12}$）不得少于 0.30%。

饮　片

【炮制】**火草**　除去杂质，切段。

【性状】本品呈不规则的段，其余主要特征同药材。

【鉴别】【检查】【浸出物】【含量测定】同药材。

火草绒　取火草，捣或碾成绒团状，筛去灰屑。

【性状】本品呈黄棕色至棕褐色的绒团，质柔软。

【鉴别】同药材。

【性味与归经】味苦、辛，性凉。

【功能与主治】清热泻火，燥湿。用于胃火牙痛，湿热泻痢。作灸外用可温经散寒。

【ꆈꌦꏿꃅꀉꑌꊫ】ꆈꌦꏿꃅꀉꑌꊫ，ꉜꇬ，ꄷꀻꇬꌧꁦꎭꊿ，ꐚꋠꀻꆏꌧꌠꎭ。ꀉꑌꊫꀺꊨꆈꊐꈌ，ꌦꄮꑴꎭꄷꀻꇬꏂ，ꌦꄷꀻꇬꑌꉻꄧ，ꑴꎭꄷꇬꐪꎭ。

【用法与用量】10～30 g。外用适量，供灸治。

【贮藏】置阴凉干燥处。

火草质量标准起草说明

火草为多民族民间习用药材，始载于《分类草药性》，在《中华本草》《四川中药志》《重庆草药》《贵州民间药物》《万县中草药》等文献中分别以"大叶白头翁""大火草""火草"等名称收载，基原植物为珠光香青 *Anaphalis margaritacea* (L.) Benth. et Hook. f.。《分类草药性》记载："治一切牙痛、吐血、痢症。"《中华本草》记载："甘微苦，性凉，无毒。清热泻火，燥湿，驱虫。主胃火牙痛，湿热泻痢，蛔虫病，乳痈，瘰疬，臁疮等。"

经对四川省彝医医疗机构及民间医生的调研与走访，火草在彝医多以地上部分入药，用于胃火牙痛、湿热泻痢等症。彝族地区常将火草制绒作灸用于温经散寒，由于其独特的疗效，应用广泛。

供标准起草的 16 批样品分别采集于四川省凉山州金阳县、普格县、布拖县等地。

【名称】依据《中华本草》《万县中草药》的记载，药材中文名确定为"火草"；依据彝医习用名称，彝文名确定为"ꋊꒉꑟꇉ"，音译为"巩工薇割"。

【来源】经西南民族大学刘圆教授和杨正明助理研究员对彝医临床使用的"火草"药材进行鉴定，基原为菊科植物珠光香青 *Anaphalis margaritacea* (L.) Benth. et Hook. f.。

【植物形态】根状茎木质。茎高达 100 cm，被灰白色棉毛，下部木质。中部叶线形或线状披针形，长 5～9 cm，宽 0.3～1.2 cm，基部多少抱茎，不下延，边缘平，上面被蛛丝状毛，下面被灰白色至红褐色厚棉毛。头状花序多数，在茎和枝端排列成复伞房状。总苞宽钟状或半球状，长 5～8 mm；总苞片 5～7 层，多少开展，外层卵圆形，被棉毛，内层卵圆至长椭圆形，长 5 mm，最内层线状倒披针形，宽 0.5 mm，有长爪。瘦果长椭圆形，有小腺点。花果期 8—11 月。

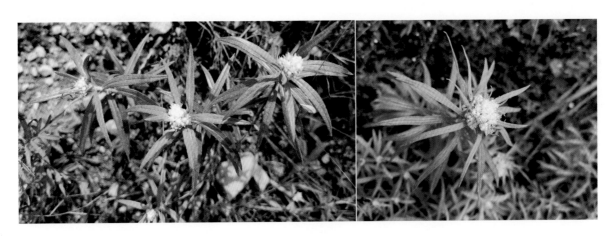

火草植物图

【分布及生态环境】分布于我国西南部、西部、中部。生于海拔 1 000～2 500 m 的山沟边、林缘草丛中。

【性状】根据药材样品据实描述。

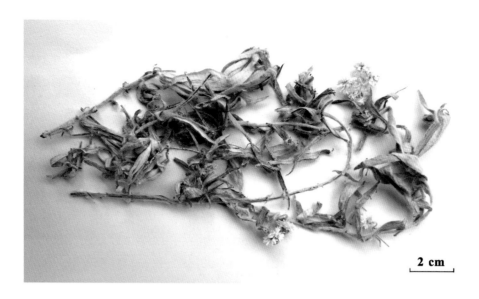

火草药材图

【鉴别】（1）显微鉴别　经对本品粉末显微特征的观察，其非腺毛、花粉粒、淀粉粒等特征明显，收入标准正文。

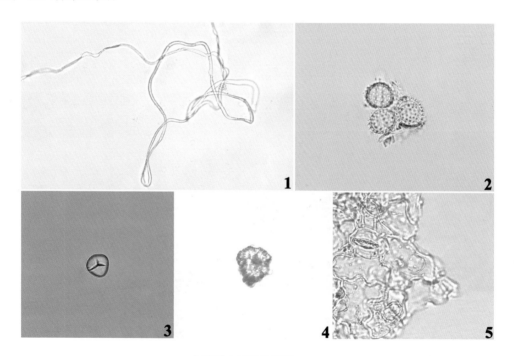

火草粉末显微特征图
1—非腺毛　2—花粉粒　3—淀粉粒　4—草酸钙簇晶　5—叶表皮细胞及气孔

（2）薄层鉴别　建立了以绿原酸和3，5－O－二咖啡酰基奎宁酸对照品为对照的薄层色谱鉴别方法，方法的分离度及重现性均较好。

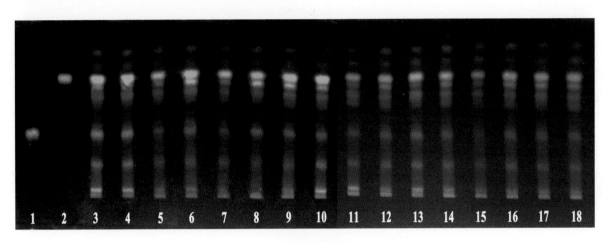

火草薄层色谱图

1—绿原酸对照品　2—3，5－O－二咖啡酰基奎宁酸对照品　3～18—药材样品

【检查】**水分**　16批样品水分的测定结果为5.2%～9.3%，平均值为7.4%，结合"药材和饮片检定通则（通则0212）"相关要求，规定限度不得过13.0%，收入标准正文。

酸不溶性灰分　16批样品总灰分含量测定结果为0.4%～3.3%，平均值为1.0%，规定限度不得过4.0%，收入标准正文。

【浸出物】　16批样品浸出物测定结果为20.5%～32.9%，平均值为27.0%，规定限度不得少于16.0%。

【含量测定】　采用HPLC法，建立了火草药材中3，5－O－二咖啡酰基奎宁酸含量测定方法。经方法验证，3，5－O－二咖啡酰基奎宁酸在0.056 5～1.130 0 mg/ml范围内线性关系良好（r=0.999 9），加样回收率为97.4%～100.9%，RSD为1.4%。16批样品3，5－O－二咖啡酰基奎宁酸测定结果为0.35%～5.62%，平均值为2.46%。根据测定结果，规定"本品按干燥品计算，含3，5－O－二咖啡酰基奎宁酸（$C_{25}H_{24}O_{12}$）不得少于0.30%"。

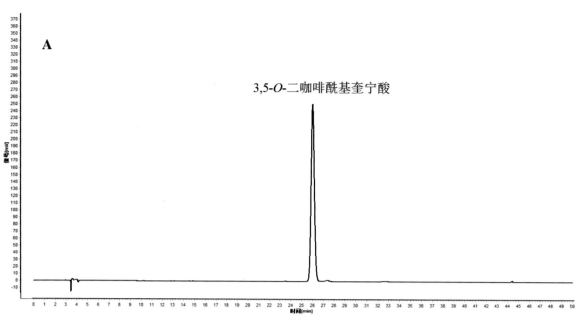

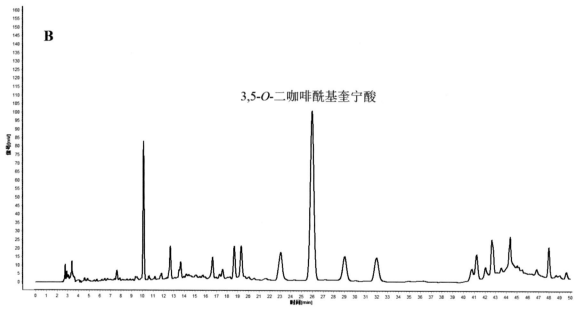

火草液相色谱图

A—3，5－O－二咖啡酰基奎宁酸对照品　B—药材样品

【性味与归经】【功能与主治】【用法与用量】 在《中华本草》《四川中药志》等文献记载内容的基础上，经中彝医专家审定并规范术语而确定。

起草单位：西南民族大学

起草人：杨正明　地久此呷　刘　圆　李文兵

复核单位：四川省药品检验研究院

心叶铧头草

Xinyehuatoucao　　赤芙洛比诺

VIOLAE CONCORDIFOLIAE HERBA

本品为堇菜科植物心叶堇菜 *Viola concordifolia* C. J. Wang 的干燥全草。花果期采收，除去杂质，洗净，干燥。

【性状】 本品多皱缩成团。主根长圆锥形，直径 1 ～ 5 mm，淡黄棕色，有细纵皱纹。叶基生，黄绿色或灰绿色，展平后叶片呈卵形、宽卵形或三角状卵形；先端尖或稍钝，基部深心形或宽心形，边缘具圆钝齿，两面无毛或疏生短毛；叶柄细，上部有狭翅。花淡紫色或蒴果长椭圆形，3 裂，种子多数，淡棕色。气清香，味微苦。

【鉴别】 （1）本品粉末呈浅绿色或灰绿色。叶表皮细胞长方形或类多角形，垂周壁呈串珠状增厚，局部可见角质纹理；气孔环式。淀粉粒单粒呈类圆形、卵圆形、肾形或不规则形，脐点为点状、人字状、裂缝状；复粒由 2 ～ 11 粒组成。草酸钙簇晶散在或存在于薄壁细胞中，有时排列成行，直径 30 ～ 150 μm。纤维多成束，细长，壁厚。可见螺纹导管。

（2）取本品粉末 1 g，加甲醇 10 ml，超声处理 45 分钟，滤过，滤液作为供试品溶液。另取心叶铧头草对照药材 1 g，同法制成对照药材溶液。照薄层色谱法（通则 0502）试验，吸取上述两种溶液各 2 ～ 5 μl，分别点于同一硅胶 G 薄层板上，以乙酸乙酯 – 甲酸 – 水（8：1：1）为展开剂，展开，取出，晾干，喷以三氯化铝试液，置紫外光灯（365 nm）下检视。供试品色谱中，在与对照药材色谱相应的位置上，显相同颜色的荧光斑点。

【检查】 **水分**　不得过 13.0%（通则 0832 第二法）。

酸不溶性灰分　不得过 5.0%（通则 2302）。

【浸出物】 照醇溶性浸出物测定法（通则 2201）项下的热浸法测定，用 70% 乙醇作溶剂，不得少于 10.0%。

饮 片

【炮制】 除去杂质，切段。

【性状】 本品呈不规则的段，其余主要特征同药材。

【鉴别】【检查】【浸出物】 同药材。

【性味与归经】 味苦、微辛，性寒。归心、肝经。

【功能与主治】清热解毒，消肿排脓。用于疮痈肿痛。

【ꀕꑭꆀꏸꒉ】ꀃꆀꑭꌠ，ꊖꈍꉷꃅ。ꀎꆀꅴꌠꄯ。

【用法与用量】15 ～ 30 g。

【贮藏】置阴凉干燥处。

心叶铧头草质量标准起草说明

铧头草是多民族习用药材，为堇菜科堇菜属的多种植物（如紫花地丁、戟叶堇菜、早开堇菜、心叶堇菜、长萼堇菜等），在《草木便方》《中华本草》《天宝本草新编》《药用植物辞典》《中国民族药志要》《中药大辞典》《中国民族药辞典》等文献中均有记载。《草木便方》中记载："甘入厥阴，直攻命门停滞精，月瘕胀满能消散，刀刃斧伤涂即清。"《中华本草》记载："清热解毒，散瘀消肿。主治疮疡肿毒，喉痛，乳痈，肠痈，黄疸，目赤肿痛，跌打损伤，刀伤出血。"《天宝本草新编》记载："铧头草能散疮毒，清肝利湿皆能服，去翳散毒功最强，云雾遗精功最速。"《中药大辞典》记载："清热解毒，散瘀消肿。主治疮疡肿毒，喉痛，乳痈，肠痈，黄疸，目赤肿痛，跌打损伤，刀伤出血。"《药用植物辞典》记载：心叶堇菜"清热解毒，利湿消肿。用于疗疮肿毒、毒蛇咬伤"。《中国民族药辞典》记载："全草用于清热解毒，凉血消肿。"

《中国药典》以"紫花地丁"之名收载紫花地丁 *Viola yedoensis* Makino；《卫生部药品标准》（维吾尔药分册）以"天山堇菜"之名收载天山堇菜 *V. tianshanica* Maxim.；《甘肃省中药材标准》（2020 年版）以"地丁草"之名收载早开堇菜 *V. prionantha* Bunge，药用部位均为全草。经对四川省的彝医医院及民间医生使用情况的调研，在四川彝族地区使用的铧头草经鉴定为堇菜科植物早开堇菜 *V. prionantha* Bunge 和心叶堇菜 *V. concordifolia* C. J. Wang 的干燥全草，常用于排脓、消炎、生肌等；同时铧头草也是四川医疗机构制剂彝药痛风颗粒的主要原料。在标准研究中，发现上述两个基原化学成分差异明显，根据研究结果，分别以"早开铧头草"和"心叶铧头草"收入标准。

供标准起草的 9 批样品分别采集于四川省凉山州布拖县、昭觉县、越西县，阿坝州汶川县、茂县等地。

【名称】依据《草木便方》《药用植物辞典》记载，并结合植物名称，药材的中文名确定为"心叶铧头草"；依据彝医习用名称，彝文名确定为"ꊿꃬꆿꀘꆀ"，音译为"赤芙洛比诺"。

【来源】经西南民族大学刘圆教授对彝医使用的"铧头草"药材进行鉴定，基原为心叶堇菜 *Viola concordifolia* C. J. Wang。

【植物形态】多年生草本，无地上茎和匍匐枝。根状茎粗短，节密生。叶多数，基生；叶片卵形、宽卵形或三角状卵形，稀肾状，长、宽 3 ～ 8 cm，基部深心形或宽心形，边缘具多数圆钝齿，两面无毛或疏生短毛；叶柄通常无毛；托叶短，下部与叶柄合生。花淡紫色；上方花瓣与侧方花瓣倒卵形，长 1.2～1.4 cm，侧方花瓣里面无毛，下方花瓣顶端微缺，距圆筒状，长 4～5 mm；子房圆锥状，无毛，花柱棍棒状，柱头顶部平坦，两侧及背方具明显缘边，前端具短喙。蒴果椭圆形。

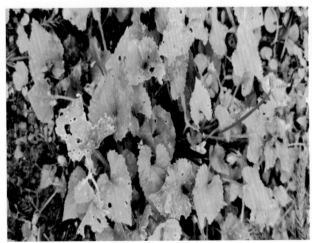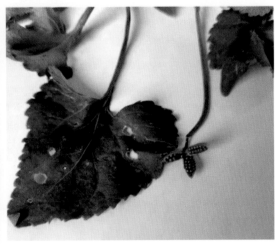

心叶铧头草植物图

【分布及生态环境】 分布于四川、云南、贵州等地。生于林缘、林下开阔草地间、山地草丛、溪谷旁。

【性状】 根据药材样品据实描述。

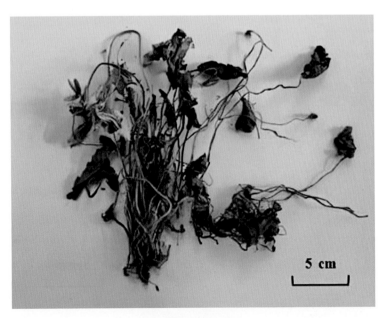

心叶铧头草药材图

【鉴别】 （1）显微鉴别 经对本品粉末显微特征的观察，其叶表皮细胞及气孔、淀粉粒、草酸钙簇晶等特征明显，收入标准正文。

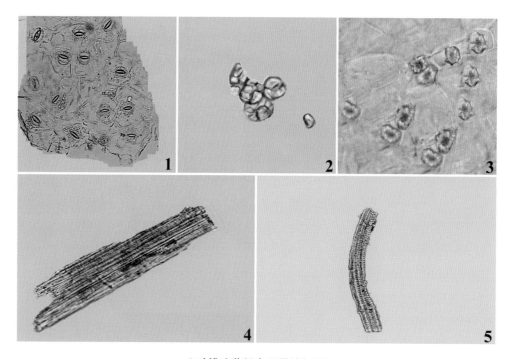

心叶铧头草粉末显微特征图

1—叶表皮细胞及气孔　2—淀粉粒　3—草酸钙簇晶　4—纤维　5—导管

（2）薄层鉴别　建立了以心叶铧头草对照药材为对照的薄层色谱鉴别方法，方法的分离度及重现性均较好。

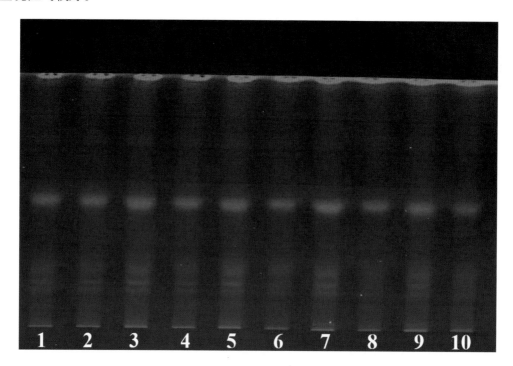

心叶铧头草薄层色谱图

1—心叶铧头草对照药材　2～10—药材样品

【检查】 **水分** 9 批样品水分测定结果为 5.8% ～ 9.6%，平均值为 6.6%，结合"药材和饮片检定通则（通则 0212）"相关要求，规定限度不得过 13.0%。

酸不溶性灰分 9 批样品酸不溶性灰分测定结果为 2.6% ～ 5.7%，平均值为 4.1%，规定限度不得过 5.0%。

【浸出物】 9 批样品浸出物测定结果为 11.4% ～ 20.2%，平均值为 16.3%，规定限度不得少于 10.0%。

【含量测定】 采用 HPLC 法测定心叶铧头草中秦皮乙素的含量，9 批样品秦皮乙素测定结果为 0.004 0% ～ 0.011 7%，平均值为 0.008 7%，低于万分之一，故暂不收入标准正文。

【性味与归经】【功能与主治】【用法与用量】 在《天宝本草新编》《中国民族药辞典》《药用植物辞典》等文献记载内容的基础上，经中彝医专家审定并规范术语而确定。

起草单位：西南民族大学

起草人：刘　圆　沙马里牛　沙冬梅
　　　　李学学　阎新佳　李文兵

复核单位：四川省药品检验研究院

石芫荽　ᑎᑐ丰θ

Shiyuansui　俄巴则玛

BOENNINGHAUSENIAE ALBIFLORAE HERBA

本品为芸香科植物臭节草 *Boenninghausenia albiflora* (Hook.) Reichb. ex Meisn. 和石椒草 *Boenninghausenia sessilicarpa* Lévl. 的干燥全草。夏、秋花果期采收，除去泥沙，洗净，阴干。

【性状】　**臭节草**　根呈类圆柱形，表面黄白色或棕黄色。茎圆柱形，多分枝；表面灰褐色。叶片多破碎，完整者展平后呈倒卵形或长圆形，长 0.8～2.5 cm，先端钝圆或微凹，基部楔形，全缘。可见小花或蒴果，多脱落或破碎。气特异，味苦、辛。

石椒草　有多数细根。茎表面棕色、黄褐色或暗紫色。叶片较小，长 0.3～0.8 cm。

【鉴别】　（1）本品粉末黄绿色至黄棕色。淀粉粒多为单粒，类圆形、矩圆形或圆多角形，直径 8～25 μm，脐点多呈点状。纤维长梭形，直径 5～75 μm。草酸钙簇晶直径 10～85 μm。螺纹导管和具缘孔纹导管多见。

（2）取本品粉末 1 g，加甲醇 25 ml，超声处理 30 分钟，滤过，滤液作为供试品液。另取石芫荽对照药材 1 g，同法制成对照药材溶液。照薄层色谱法（通则 0502）试验，吸取上述两种溶液各 10 μl，分别点于同一硅胶 G 薄层板上，以乙酸丁酯 – 环己烷 – 甲酸（6：15：0.5）为展开剂，展开，取出，晾干，在 105℃下加热至斑点显色清晰，置紫外光灯（365 nm）下检视。供试品色谱中，在与对照药材色谱相应的位置上，显相同颜色的荧光斑点。

【检查】　**水分**　不得过 13.0%（通则 0832 第二法）。

总灰分　不得过 8.0%（通则 2302）。

酸不溶性灰分　不得过 4.0%（通则 2302）。

【浸出物】　照醇溶性浸出物测定法（通则 2201）项下的热浸法测定，用 70% 乙醇作溶剂，不得少于 10.0%。

【含量测定】　照高效液相色谱法（通则 0512）测定。

色谱条件与系统适用性试验　以十八烷基硅烷键合硅胶为填充剂；以乙腈 – 0.2% 磷酸溶液（18：82）为流动相；检测波长为 257 nm。理论板数按芦丁峰计算应不低于 4 000。

对照品溶液的制备　取芦丁对照品适量，精密称定，加甲醇制成每 1 ml 含 50 μg 的溶液，即得。

供试品溶液的制备　取本品粉末（过三号筛）约 1 g，精密称定，置具塞锥形瓶中，精密加入甲醇 25 ml，称定重量，超声处理（功率 250 W，频率 40 kHz）30 分钟，放冷，再称定重量，用甲醇补足减失的重量，摇匀，滤过，取续滤液，即得。

测定法 分别精密吸取对照品溶液与供试品溶液各 10 μl，注入液相色谱仪，测定，即得。

本品按干燥品计算，含芦丁（$C_{27}H_{30}O_{16}$）不得少于 0.10%。

饮 片

【炮制】除去杂质，切段。

【性状】本品呈不规则的段，其他主要特征同药材。

【鉴别】【检查】【浸出物】【含量测定】同药材。

【性味与归经】味苦、辣，性温。归肺、脾、胃、膀胱经。

【功能与主治】疏风解表，行气止痛。用于外感风邪，咽喉不利，脘腹胀痛，胁痛，皮肤瘙痒。

【ꆈꌠꃅꎓ】ꐚꂵꑱꅉ，ꌞꎓꀕ。ꀕꏾꄜꌺꄿꂵ，ꄸꑓꇬꁦ，ꅉꒉ，ꌺꋒꁨꌠꄿ。

【用法与用量】10 ～ 15 g。

【贮藏】置阴凉干燥处。

石芫荽质量标准起草说明

石芫荽又名"臭节草""石椒草"，是多民族习用药材，为芸香科臭节草 *Boenninghausenia albiflora* (Hook.) Reichb. ex Meisn. 和石椒草 *B.sessilicarpa* Lévl. 的全草，常分布在相同的生态环境中。《滇南本草》收载石椒草，别名"石芫荽""石胡椒"等；《彝医植物药》（续集）收载臭节草，彝文名为"ꀭꉜꋚꄿ（俄巴则玛）"。《滇南本草》记载：石椒草"味苦、辣，性温"，用于"胸隔气痛，冷寒攻心，胃气疼痛，腹胀，发散疮毒"。《彝医植物药》（续集）中记载：臭节草彝医"以根或全草入药，主感冒发烧、腹胀、跌打、疮疡溃脓，具散寒退热、行气化滞、活血祛瘀、敛疮拔脓、解毒、定痛之功"。

《中国药典》（1977 年版）以石椒草之名收载石椒草 *B.sessilicarpa* Lévl. 的全草；《云南省中药材标准（第二册·彝族药）》（2005 年版）、《贵州省中药材民族药材质量标准》（2003 年版）、《湖南省中药材标准》（2009 年版）均收载了石椒草。经对四川省彝医医疗机构及民间医生使用情况的调研，石芫荽（臭节草和石椒草）彝医多以全草入药，常用于治疗感冒发热、腹胀、跌打、疮疡溃脓等。此次标准起草，将臭节草和石椒草以石芫荽之名收入标准，并在《中国药典》（1977 年版）石椒草标准的基础上，增加了【鉴别】（显微鉴别、薄层鉴别）、【检查】（水分、总灰分、酸不溶性灰分）、【含量测定】等项目。

供标准起草的 10 批样品分别采集于四川省凉山州甘洛县、布拖县等地，或收集于彝医馆等。

【名称】 根据《滇南本草》《植物名实图考》《彝医植物药》（续集）等文献记载，药材中文名确定为"臭节草"，异名有松风草、臭草、岩椒草等；依据《彝医植物药》（续集）彝文名确定为"ᄇᄊ∄θ"，音译为"俄巴则玛"。

【来源】 经西南民族大学刘圆教授对彝医临床使用的"臭节草"药材进行鉴定，基原为芸香科植物臭节草 *Boenninghausenia albiflora* (Hook.) Reichb. ex Meisn. 和石椒草 *B. sessilicarpa* Lévl.。

【植物形态】 **臭节草** 常绿草本，分枝甚多。叶互生，2～3 回三出复叶，叶薄纸质，小裂片倒卵形、菱形或椭圆形，长 1～2.5 cm。顶生聚伞圆锥花序；花瓣白色，有时顶部桃红色，长圆形或倒卵状长圆形，长 6～9 mm，有透明油点；8 枚雄蕊长短相间；子房基部有细柄。子房柄在结果时长 4～8 mm；种子肾形，表面有细瘤状凸休。花果期 7—11 月。

石椒草 与臭节草的主要区别为小叶较小，长 3～8 mm；子房无柄。

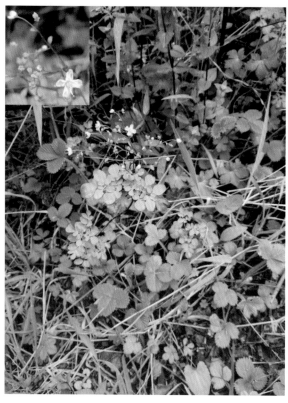

臭节草

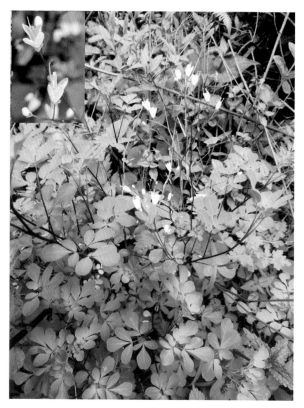

石椒草

石芫荽植物图

【分布及生态环境】 分布于长江以南各地，见于四川、云南和西藏等。多生于海拔 1 500～2 800 m 山地草丛中或疏林下，土山或石岩山地均有。

【性状】 根据药材样品据实描述。

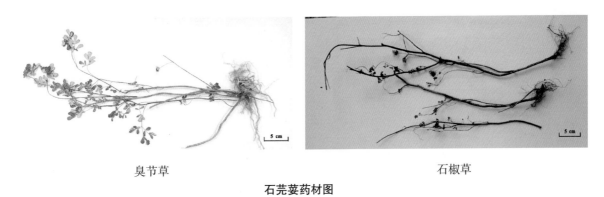

臭节草　　　　　　　　　　　　　　　　石椒草

石芫荽药材图

【鉴别】（1）显微鉴别　经对本品粉末显微特征的观察，其淀粉粒、纤维、草酸钙簇晶等特征明显，收入标准正文。

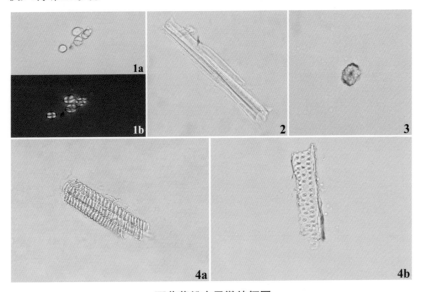

石芫荽粉末显微特征图

1a，1b—淀粉粒　2—纤维　3—草酸钙簇晶　4a，4b—导管

（2）薄层鉴别　建立了以石芫荽对照药材为对照的薄层色谱鉴别方法，方法的分离度及重现性均较好。

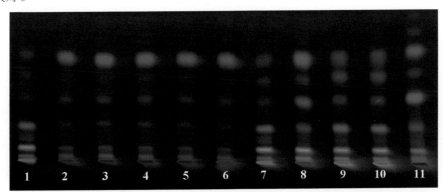

石芫荽薄层色谱图

1—石芫荽对照药材　2～11—药材样品

081

【检查】 **水分** 10 批样品水分的测定结果为 7.7% ～ 9.6%，平均值为 9.1%，结合"药材和饮片检定通则（通则 0212）"，规定限度不得过 13.0%。

总灰分 10 批样品总灰分的测定结果为 2.6% ～ 8.3%，平均值为 4.8%，规定限度不得过 8.0%。

酸不溶性灰分 10 批样品酸不溶性灰分的测定结果为 0.5% ～ 3.5%，平均值为 1.3%，规定限度不得过 4.0%。

【浸出物】 10 批样品浸出物测定结果为 10.8% ～ 22.2%，平均值为 17.1%，规定限度不得少于 10.0%。

【含量测定】 采用 HPLC 法，建立了臭节草药材中芦丁含量测定方法。经方法验证，芦丁在 4 ～ 200 μg/ml 范围内线性关系良好（r=0.999 9），加样回收率为 101.8% ～ 104.6%，RSD 为 1.1%。10 批样品芦丁测定结果为 0.12% ～ 0.82%，平均值为 0.56%。根据测定结果，规定"本品按干燥品计算，含芦丁（$C_{27}H_{30}O_{16}$）不得少于 0.10%"。

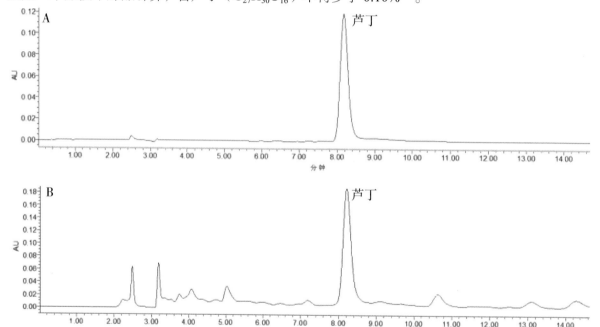

石芫荽液相色谱图

A—芦丁对照品　B—药材样品

【性味与归经】【功能与主治】【用法用量】 在《滇南本草》、《哀牢本草》、《彝医植物药》（续集）、《全国中草药汇编》、《云南省中药材标准（第二册·彝族药）》（2005 年版）等文献记载内容的基础上，经中彝医专家审定并规范术语而确定。

起草单位：西南民族大学

起草人：李　莹　罗　江　额其小里

威则日沙　李文兵　刘　圆

复核单位：四川省药品检验研究院

龙须藤　ꋒꀘꐎꇬ

Longxuteng　赤毕纽古

BAUHINIAE CHAMPIONII CAULIS

本品为豆科植物龙须藤 *Bauhinia championii* (Benth.) Benth. 的干燥藤茎。秋、冬二季采收，除去枝叶，截断或切片，干燥。

【性状】　本品呈不规则的段或片，直径 2 ～ 11 cm。表皮灰棕色。质坚实，不易折断，断面皮部棕红色，有数处向内嵌入木部呈花瓣状，木部黄白色，有多数细孔状导管。气微，味微苦、涩。

【鉴别】　（1）本品粉末浅棕色。色素块棕红色，散在。木栓细胞棕褐色，类多边形、类方形，壁厚。纤维成束，淡黄色或黄棕色，周围薄壁细胞含草酸钙方晶，形成晶纤维。具缘纹孔导管和草酸钙方晶多见。

（2）取本品粉末 1 g，加甲醇 25 ml，超声处理 30 分钟，滤过，滤液浓缩至约 1 ml，作为供试品液。另取表儿茶素没食子酸酯对照品，加甲醇制成每 1 ml 含 0.5 mg 的溶液，作为对照品溶液。照薄层色谱法（通则 0502）试验，吸取上述两种溶液各 6 μl，分别点于同一硅胶 GF$_{254}$ 薄层板上，以甲苯 – 丙酮 – 甲酸（9∶9∶2）为展开剂，展开，取出，晾干，置碘蒸气中约 1 分钟，取出，挥去板上吸附的碘后，置紫外灯（254 nm）下检视。供试品色谱中，在与对照品色谱相应的位置上，显相同颜色的斑点。

【检查】　**水分**　不得过 13.0%（通则 0832 第二法）。

总灰分　不得过 9.0%（通则 2302）。

酸不溶性灰分　不得过 2.0%（通则 2302）。

【浸出物】　照醇溶性浸出物测定法（通则 2201）项下的热浸法测定，用稀乙醇作溶剂，不得少于 16.0%。

【含量测定】　照高效液相色谱法（通则 0512）测定。

色谱条件与系统适用性试验　以十八烷基硅烷键合硅胶为填充剂；以乙腈 – 0.2% 磷酸溶液（14∶86）为流动相；检测波长为 278 nm。理论板数按表儿茶素没食子酸酯峰计算应不低于 3 000。

对照品溶液的制备　取表儿茶素没食子酸酯对照品适量，精密称定，置棕色量瓶中，加甲醇制成每 1 ml 含 10 μg 的溶液，即得。

供试品溶液的制备　取本品粉末（过三号筛）约 2 g，精密称定，置具塞锥形瓶中，精密加入 60% 乙醇 50 ml，称定重量，加热回流 30 分钟，放冷，再称定重量，用 60% 乙醇补足减失的重量，摇匀，滤过，取续滤液，即得。

测定法 分别精密吸取对照品溶液与供试品溶液各 10 μl，注入液相色谱仪，测定，即得。

本品按干燥品计算，含表儿茶素没食子酸酯（$C_{22}H_{18}O_{10}$）不得少于 0.020%。

饮 片

【炮制】 除去杂质，洗净、润透，切段或厚片，干燥。

【性状】 本品呈不规则的段或厚片，段长 10 ～ 15 mm，其余主要特征同药材。

【鉴别】 同药材。

【性味与归经】 味苦，性平。

【功能与主治】 安神，祛风除湿，活血止痛。用于心悸烦乱，风湿痹痛，跌打损伤等。

【ꊖꀕꆈꅉꑞ】 ꀙꀟꈝ，ꌧꇖꐩ，ꑞꎸꊛ，ꑟꈎꅉ。ꀝꅍꏿ，ꑟꆈꊨꎡ，ꊰꄹꅉꀖꒌꂱ。

【用法与用量】 10 ～ 30 g。

【贮藏】 置阴凉干燥处。

龙须藤质量标准起草说明

龙须藤又名"过岗龙""九龙藤"，为豆科植物龙须藤 *Bauhinia championii* (Benth.) Benth. 的干燥藤茎，在我国多地区民间均有习用历史。龙须藤在《生草药性备要》《中华本草》《中药大辞典》《中国民族药志要》等文献中均有记载。《生草药性备要》记载：过岗龙"祛风湿，壮筋骨，理跌伤，通行周身血脉，又能行气，治痰水。叶如燕尾，根红色，作花心"。《中华本草》记载：九龙藤"祛风除湿，行气活血，主治风湿痹痛，跌打损伤，偏瘫，胃脘痛，疳积，痢疾"。

《广东省中药材标准（第二册）》（2011 年版）以"龙须藤（圆过岗龙）"之名收载，基原为豆科植物龙须藤 *B. championii* (Benth.) Benth.，药用部位为干燥藤茎。经对四川省彝医医疗机构及民间医生使用情况的调研及走访，彝医使用的"龙须藤"，多以藤茎入药，常用于治疗心悸烦乱、风湿痹痛、跌打损伤等，是彝医治疗"痛风"处方中的主要药材。

用于标准起草的 10 批样品分别采集于四川省凉山州木里县、会东县，云南省鹤庆县、巧家县等地。

【名称】 依据《中国民族药志要》《广东省中药材标准（第二册）》（2011 年版）等文献记载，药材中文名确定为"龙须藤"；依据彝医习用名称，彝文名确定为"ꊿꀙꈝ"，音译为"赤毕纽古"。

【来源】 经西南民族大学刘圆教授对彝医临床使用的"龙须藤"药材进行鉴定，基原为豆科植物龙须藤 *Bauhinia championii* (Benth.) Benth.。

【植物形态】 藤本，有卷须。叶卵形或心形，长 3～10 cm，先端锐渐尖、圆钝、微凹或 2 浅裂，裂片不等，基部截形、微凹或心形，上面无毛，下面初时被紧贴短柔毛，被白粉。总状花序腋生，有时与叶对生或数个聚生枝顶成复总状花序，长 7～20 cm，被灰褐色柔毛。花萼与花梗同被灰褐色短柔毛；花径约 8 mm；花梗长 1～1.5 cm；花托漏斗形，长约 2 mm；萼片披针形；花瓣白色，匙形；能育雄蕊 3。荚果倒卵状长圆形或带状，扁平，长 7～12 cm，宽 2.5～3 cm，无毛。花期 6—10 月，果期 7—12 月。

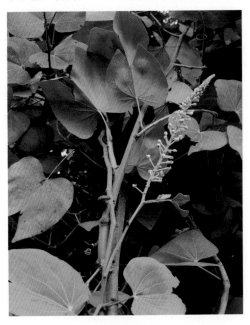

龙须藤植物图

【分布及生态环境】 分布于四川、云南、贵州、湖南等省。生于海拔 600～2 000 m 山地半荫处或攀附于岩石上。

【性状】 根据药材样品据实描述。

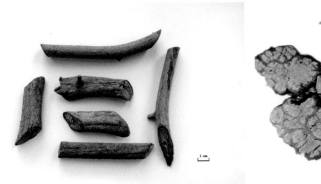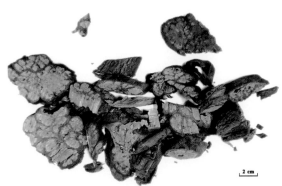

龙须藤药材图

【鉴别】（1）显微鉴别　经对本品粉末显微特征的观察，其色素块、木栓细胞、晶纤维等特征明显，收入标准正文。

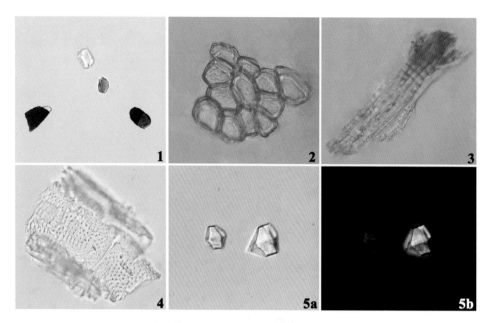

龙须藤粉末显微特征图

1—色素块　2—木栓细胞　3—晶纤维　4—导管　5a，5b—草酸钙方晶

（2）薄层鉴别　建立了以表儿茶素没食子酸酯对照品为对照的薄层色谱鉴别方法，方法的分离度及重现性均较好。

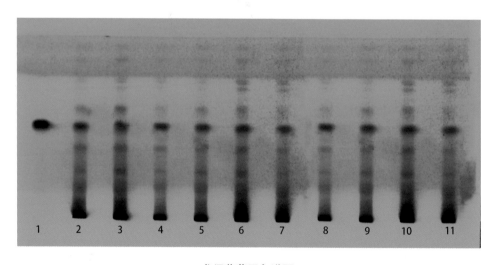

龙须藤薄层色谱图

1—表儿茶素没食子酸酯对照品　2～11—药材样品

【检查】**水分**　10 批样品水分测定结果为 5.8%～7.4%，平均值为 6.3%，结合"药材和饮片检定通则（通则 0212）"相关要求，规定限度不得过 13.0%。

总灰分　10 批样品总灰分测定结果为 4.6%～8.6%，平均值为 6.0%，规定限度不得过 9.0%。

酸不溶性灰分　10 批样品酸不溶性灰分测定结果为 0.2% ～ 1.2%，平均值为 0.8%，规定限度不得过 2.0%。

【浸出物】　10 批样品浸出物测定结果为 16.5% ～ 21.8%，平均值为 20.6%，规定限度不得少于 16.0%。

【含量测定】　采用 HPLC 法，建立了龙须藤药材中表儿茶素没食子酸酯含量测定方法。经方法验证表儿茶素没食子酸酯在 3.20 ～ 401.20 μg/ml 范围内线性关系良好（r=0.9997）。表儿茶素没食子酸酯加样回收率为 96.5% ～ 98.1%，RSD 为 3.6%。10 批样品表儿茶素没食子酸酯测定结果为 0.030% ～ 0.052%，平均值为 0.040%。根据测定结果，规定"本品含表儿茶素没食子酸酯不得低于 0.020%"。

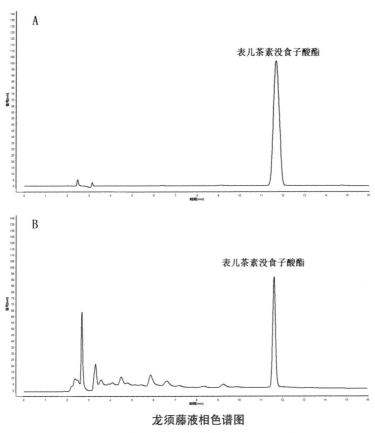

龙须藤液相色谱图

A—表儿茶素没食子酸酯对照品　B—药材样品

【性味与归经】【功能与主治】【用法与用量】　在《生草药性备要》《中华本草》《广东省中药材标准（第二册）》（2011 年版）等文献记载内容的基础上，经中彝医专家审定并规范术语而确定。

起草单位：西南民族大学

起草人：刘　圆　李奕松　李　莹　李文兵

　　　　杨正明　陈　晨　罗　江　额其小里

复核单位：四川省药品检验研究院

早开铧头草　　ꇌꄸꇫꆀꐪ

Zaokaihuatoucao　　赤芙洛比曲

VIOLAE PRIONANTHAE HERBA

本品为堇菜科植物早开堇菜 *Viola prionantha* Bunge 的干燥全草。花、果期采收，除去杂质，洗净，干燥。

【性状】本品多皱缩成团。主根长圆锥形，直径 1 ～ 5 mm，淡黄棕色。叶基生，黄绿色或灰绿色，展平后呈长圆状卵形或卵状披针形，基部微心形或楔形，边缘具钝锯齿，两面无毛。花紫褐色或蒴果长椭圆形，3 裂，种子多数，淡棕色。气清香，味微苦。

【鉴别】（1）本品粉末呈浅绿色或灰绿色。叶表皮细胞长方形或类多角形，垂周壁呈串珠状增厚；气孔不等式，副卫细胞 3 ～ 5 个。淀粉粒单粒呈类圆形、肾形或不规则形，脐点为点状、人字状、裂缝状；复粒由 2 ～ 4 分粒组成。草酸钙簇晶散在或存在于薄壁细胞中，有时排列成行，直径 30 ～ 150 μm。纤维多成束，细长，壁厚。螺纹导管多见。

（2）取本品粉末 1 g，加甲醇 10 ml，超声处理 30 分钟，滤过，滤液作为供试品溶液。另取秦皮乙素对照品，加甲醇制成每 1 ml 含 0.1 mg 的溶液，作为对照品溶液。照薄层色谱法（通则 0502）试验，吸取上述两种溶液各 2 ～ 5 μl，分别点于同一硅胶 G 薄层板上，以乙酸丁酯 – 甲醇 – 甲酸（15∶1∶0.5）为展开剂，展开，取出，晾干，置紫外光灯（365 nm）下检视。供试品色谱中，在与对照品色谱相应的位置上，显相同颜色的荧光斑点。

【检查】**水分**　不得过 13.0%（通则 0832 第二法）。

酸不溶性灰分　不得过 5.0%（通则 2302）。

【浸出物】照醇溶性浸出物测定法（通则 2201）项下的热浸法测定，用 70% 乙醇作溶剂，不得少于 10.0%。

【含量测定】照高效液相色谱法（通则 0512）测定。

色谱条件与系统适用性试验　以十八烷基硅烷键合硅胶为填充剂；以乙腈 – 0.1% 磷酸溶液（18∶82）为流动相；检测波长为 344 nm。理论板数按秦皮乙素峰计算应不低于 5000。

对照品溶液的制备　取秦皮乙素对照品适量，精密称定，加甲醇制成每 1 ml 含 50 μg 的溶液，即得。

供试品溶液的制备　取本品粉末（过三号筛）约 1 g，精密称定，置具塞锥形瓶中，精密加入甲醇 25 ml，称定重量，加热回流 45 分钟，放冷，再称定重量，用甲醇补足减失的重量，摇匀，滤过，取续滤液，即得。

测定法　分别精密吸取对照品和供试品溶液各 10 μl，注入液相色谱仪，测定，即得。

本品按干燥品计算，含秦皮乙素（$C_9H_6O_4$）不得少于 0.10%。

饮　片

【炮制】 除去杂质，切段。

【性状】 本品呈不规则的段，其余主要特征同药材。

【鉴别】【检查】【浸出物】【含量测定】 同药材。

【性味与归经】 味苦、微辛，性寒。归心、肝经。

【功能与主治】 清热解毒，消肿排脓。用于疮痈肿痛。

【ꆈꌠꈚꆀꉙꉠ】 ꀕꈎꋠꋚ，ꊛꑞꒉꀕꌠ。ꀘꑙꆪꄸꂷꐨꋉ。

【用法与用量】 15 ～ 30 g。

【贮藏】 置阴凉干燥处。

早开铧头草质量标准起草说明

铧头草是彝族等多民族习用药材，为堇菜科堇菜属的多种植物（如紫花地丁、戟叶堇菜、早开堇菜、心叶堇菜、长萼堇菜等），在《草木便方》《中华本草》《天宝本草新编》《药用植物辞典》《中国民族药志要》《中药大辞典》《中国民族药辞典》等文献中均有记载。《草木便方》中记载："甘入厥阴，直攻命门停滞精，月瘕胀满能消散，刀刃斧伤涂即清。"《中华本草》记载："清热解毒，散瘀消肿。主治疮疡肿毒，喉痛、乳痈，肠痈，黄疸，目赤肿痛，跌打损伤，刀伤出血。"《天宝本草新编》记载："铧头草能散疮毒，清肝利湿皆能服，去翳散毒功最强，云雾遗精功最速。"《中药大辞典》记载："清热解毒，散瘀消肿。主治疮疡肿毒，喉痛，乳痈，肠痈，黄疸，目赤肿痛，跌打损伤，刀伤出血。"《中国民族药辞典》记载："全草用于清热解毒，凉血消肿。"

《中国药典》以"紫花地丁"之名收载紫花地丁 *Viola yedoensis* Makino；《中华人民共和国卫生部药品标准（维吾尔药分册）》以"天山堇菜"之名收载天山堇菜 *V. tianshanica* Maxim.；《甘肃省中药材标准》（2020 年版）以"地丁草"之名收载早开堇菜 *V. prionantha* Bunge，药用部位均为全草。经对四川省彝医医疗机构及民间医生使用情况的调研，在四川彝族地区使用的铧头草经鉴定为堇菜科植物早开堇菜 *V. prionantha* Bunge 和心叶堇菜 *V. concordifolia* C. J. Wang 的干燥全草，常用于排脓、消炎、生肌等；同时也是四川彝药医疗机构制剂痛风颗粒的主要原料。在标准研究中，发现上述两个基原化学成分差异明显，根据研究结果，分别以"早开铧头草"和"心叶铧头草"收入标准。

用于标准起草的 10 批样品分别采集于四川省凉山州越西县、昭觉县、布拖县，乐山市马边县等地。

【名称】 依据《草木便方》《中国民族药辞典》《中国民族药志要》《甘肃省中药材标准》（2020 年版）记载，并结合植物名称，药材的中文名确定为"早开铧头草"；依据彝医习用名称，彝文名确定为"ꀑꈌꃅꀒꐯ"，音译为"赤芙洛比曲"。

【来源】 经西南民族大学刘圆教授对彝医临床使用的"早开铧头草"药材进行鉴定，基原为堇菜科植物早开堇菜 *Viola prionantha* Bunge。

【植物形态】 多年生草本，无地上茎。叶多数，基生，叶在花期长圆状卵形、卵状披针形或窄卵形，长 1 ～ 4.5 cm，基部微心形、平截或宽楔形，密生细圆齿，两面无毛或被细毛，果期叶增大，呈三角状卵形，基部常宽心形；托叶 2/3 与叶柄合生，疏生细齿。花紫堇色或紫色，喉部色淡有紫色条纹；上方花瓣倒卵形，无须毛，向上反曲，侧瓣内面基部常有须毛或近无毛，下瓣连距长 1.4 ～ 2.1 cm，距长 5 ～ 9 mm，粗管状；柱头顶部平或微凹。蒴果长椭圆形，无毛。花果期 4 月上中旬至 9 月。

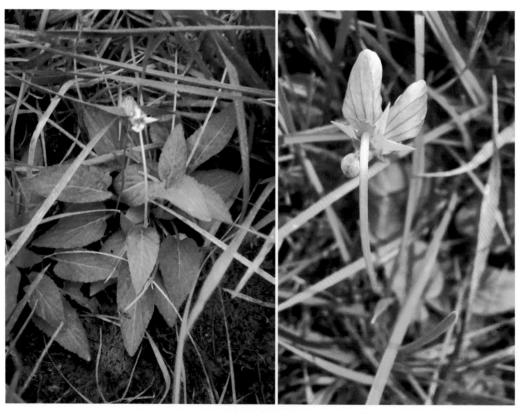

早开铧头草植物图

【分布及生态环境】 分布于四川、云南、贵州等地。生于山坡草地、沟边、宅旁等向阳处。

【性状】 根据药材样品据实描述。

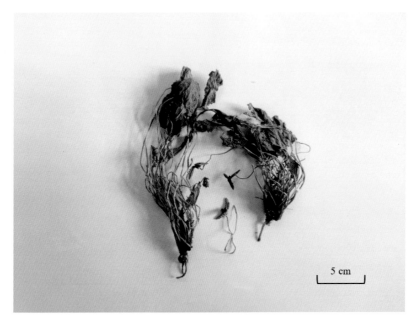

早开铧头草药材图

【鉴别】（1）显微鉴别 经对本品粉末显微特征的观察，其叶表皮细胞及气孔、淀粉粒、草酸钙簇晶等特征明显，收入标准正文。

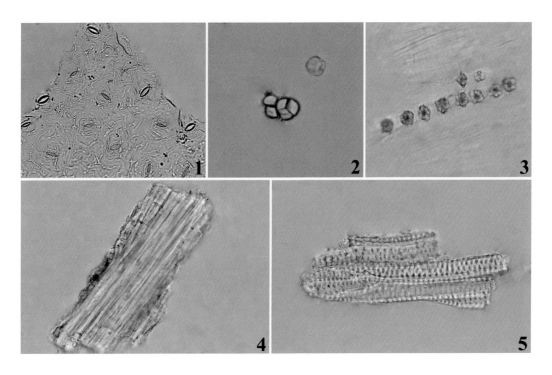

早开铧头草粉末显微特征图

1—叶表皮细胞和气孔 2—淀粉粒 3—草酸钙簇晶 4—纤维 5—导管

（2）薄层鉴别　建立了以秦皮乙素对照品为对照的薄层色谱鉴别方法，方法的分离度及重现性均较好。

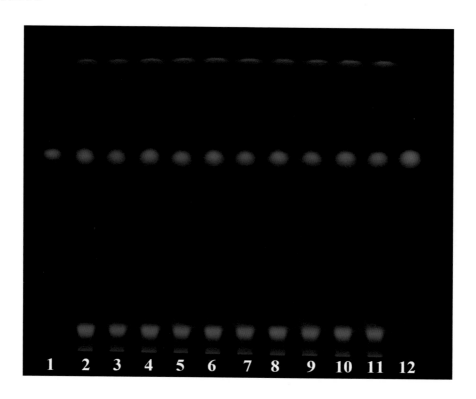

早开铧头草薄层色谱图

1、12—秦皮乙素对照品　2～11—药材样品

【检查】　**水分**　10 批样品水分测定结果为 5.5% ～ 10.2%，平均值为 8.0%，结合"药材和饮片检定通则（通则 0212）"相关要求，规定限度不得过 13.0%。

酸不溶性灰分　10 批样品酸不溶性灰分测定结果为 0.9% ～ 6.7%，平均值为 5.1%，规定限度不得过 5.0%。

【浸出物】　10 批样品浸出物测定结果为 10.6% ～ 25.7%，平均值为 23.7%，规定限度不得少于 10.0%。

【含量测定】　采用 HPLC 法，建立了早开铧头草药材中秦皮乙素含量测定方法。经方法验证，秦皮乙素在 0.030 ～ 0.80 mg/ml 范围内线性关系良好（r=0.9995），加样回收率为 98.2% ～ 101.8%，RSD 为 1.1%。10 批样品秦皮乙素测定结果为 0.11% ～ 0.56%，平均值为 0.34%。根据测定结果，规定"本品按干燥品计算，含秦皮乙素（$C_9H_6O_4$）不得少于 0.10%"。

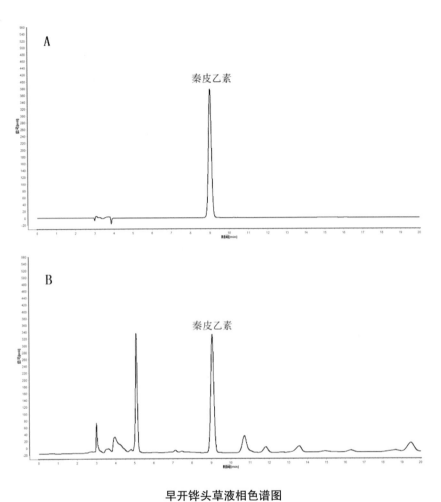

早开铧头草液相色谱图

A—秦皮乙素对照品　B—药材样品

【性味与归经】【功能与主治】【用法与用量】 在《中国民族药辞典》《天宝本草新编》《甘肃省中药材标准》（2020年版）等文献记载内容的基础上，经中彝医专家审定并规范术语而确定。

起草单位：西南民族大学

起草人：阎新佳　沙马里牛　沙冬梅　刘　圆　李文兵

复核单位：四川省药品检验研究院

豆瓣绿 ꤨꤕꤤ

Doubanlü   果久鲁

PEPEROMIAE HERBA

本品为胡椒科植物豆瓣绿 *Peperomia tetraphylla* (Forst. f.) Hook. et Arn. 的干燥全草。秋、冬二季采收，除去杂质，洗净，干燥。

【性状】 本品茎呈圆柱形，具多条深纵棱，茎节膨大，易折断。叶 3 ～ 4 片轮生，易脱落，呈阔椭圆形或近圆形，长 0.8 ～ 1.2 cm，宽 0.4 ～ 0.8 cm，全缘；叶表面黄绿色或灰绿色；叶柄短。偶见顶生穗状果序。气清香，味辛。

【鉴别】 （1）本品粉末黄绿色至深绿色。叶表皮细胞垂周壁微波状弯曲；气孔环式，偶见不定式，副卫细胞 3 ～ 6 个。非腺毛多破碎，完整者由 1 ～ 4 细胞组成，平直或弯曲，壁厚，长 50 ～ 313 μm。油细胞椭圆形或类圆形，胞腔内含淡黄色至棕黄色油滴。草酸钙簇晶众多，散在或存在于薄壁细胞中，直径 5 ～ 25 μm。淀粉粒多单粒，类球形，脐点点状、短缝状或人字状。螺纹导管及环纹导管直径 5 ～ 40 μm。

（2）取本品粉末 2 g，加水 50 ml，煮沸，保持微沸 30 分钟，放冷，滤过，滤液用乙酸乙酯振摇提取 2 次，每次 20 ml，合并乙酸乙酯液，蒸干，残渣加甲醇 2 ml 使溶解，作为供试品溶液。另取豆瓣绿对照药材 2 g，同法制成对照药材溶液。照薄层色谱法（通则 0502）试验，吸取上述两种溶液各 5 μl，分别点于同一硅胶 G 薄层板上，以石油醚（60 ～ 90℃）– 乙酸乙酯 – 甲醇（12：4：0.7）为展开剂，展开，取出，晾干，置紫外光灯（365 nm）下检视。供试品色谱中，在与对照药材色谱相应的位置上，显相同颜色的荧光斑点。

【检查】 **水分** 不得过 13.0%（通则 0832 第四法）。

酸不溶性灰分 不得过 3.0%（通则 2302）。

【浸出物】 照醇溶性浸出物测定法（通则 2201）项下的热浸法测定，用稀乙醇作溶剂，不得少于 20.0%。

【含量测定】 照高效液相色谱法（通则 0512）测定。

色谱条件与系统适用性试验 以十八烷基硅烷键合硅胶为填充剂；以乙腈 – 0.1% 磷酸溶液（49：51）为流动相；检测波长为 257 nm。理论板数按 α – 细辛脑峰计算应不低于 5 000。

对照品溶液的制备 取 α – 细辛脑对照品适量，精密称定，加甲醇制成每 1 ml 含 10 μg 的溶液，即得。

供试品溶液的制备 取本品粉末（过三号筛）约 0.3 g，精密称定，置具塞锥形瓶中，精密加入 50% 甲醇溶液 20 ml，称定重量，加热回流 1 小时，放冷，再称定重量，用 50% 甲醇溶液补足减失的重量，摇匀，滤过，取续滤液，即得。

测定法 分别精密吸取对照品溶液与供试品溶液各 10 μl，注入液相色谱仪，测定，即得。

本品按干燥品计算，含 α – 细辛脑（$C_{12}H_{16}O_3$）不得少于 0.050%。

饮　片

【炮制】 除去杂质。

【性味与归经】 味辛、苦，性寒。

【功能与主治】 祛风除湿，舒筋活络，清热解毒，清肺止咳。用于风湿骨痛，痢疾，咳喘，跌打损伤等。

【ꆈꌠꇬꅔꄉ】 ꀕꃅꈐ，ꀕꎹꉻꇬ，ꎹꆹꎹꄸ，ꆈꌠꈐꇬꂷꉜ。ꀕꃅꈐꑞꉻꃢꒉ，ꆹꀁꅉ，ꃴꇬꃪꄉꆀꈜꐜ。

【用法与用量】 10 ～ 15 g。外用适量（可鲜用）。

【贮藏】 置阴凉干燥处。

豆瓣绿质量标准起草说明

豆瓣绿为胡椒科植物豆瓣绿 *Peperomia tetraphylla* (Forst. f.) Hook. et Arn. 的干燥全草，是彝医民间习用药材，在《植物名实图考》《中国民族药辞典》《中华本草》等文献中均有记载。《植物名实图考》记载："豆瓣绿生云南山石间。小草高数寸，茎叶绿脆。每四叶攒生一层，大如豆瓣，厚泽类佛指甲；梢端发小穗长数分，亦脆。土医云，性寒，治跌打。顺宁有制为膏服之，或有验。"《中国民族药辞典》记载：豆瓣绿，彝药名为苟焦驴，"全株治风湿骨痛，痢疾，中暑，劳伤咳嗽，哮喘，乳腺炎，跌打损伤"。《中华本草》记载：豆瓣绿"味辛，性凉"，具有"清热解毒，散瘀止痛，止血"的功效，主治"痈肿疮毒，烧烫伤，跌打损伤，外伤出血"。

经对四川省彝医医疗机构及民间医生使用情况的调研，豆瓣绿在彝族聚居地称为"ꑌꃅꇐ"，音译为"果久鲁"（与"苟焦驴"谐音），多以全株入药，常水煎服用于治疗劳伤咳嗽；泡酒服用于治疗风湿筋骨痛；鲜品用于止血及跌打损伤。

供标准起草的 10 批样品分别采集于四川省凉山州会理县、木里县等地。

【名称】 依据《植物名实图考》《中华本草》等文献记载，药材中文名称确定为"豆瓣绿"。彝文名依据《云南民族药志·第五卷》，确定为"ꑌꃅꇐ"，音译为"果久鲁"。

【来源】 经成都中医药大学尹鸿翔副教授对"豆瓣绿"药材进行鉴定，基原为胡椒科植

物豆瓣绿 *Peperomia tetraphylla* (Forst. f.) Hook. et Arn。

【**植物形态**】 多年生丛生草本；茎直立或匍匐，多分枝，长 5 ～ 25 cm，下部节上有不定根，节间有粗纵棱。叶密集，大小近相等，3 ～ 4 片轮生，肉质，有透明腺点，阔椭圆形或近圆形，似豆瓣，表面绿色或黄绿色；叶脉 3，纤细，通常不明显；叶柄短，长 0.1 ～ 0.3 cm，无毛或被短柔毛。穗状花序单生，顶生和腋生，长 1.5 ～ 4 cm；总花梗被疏毛或近无毛，花序轴密被毛；浆果近卵圆形，长近 0.1 cm，顶端尖。花期 2—4 月及 9—12 月。

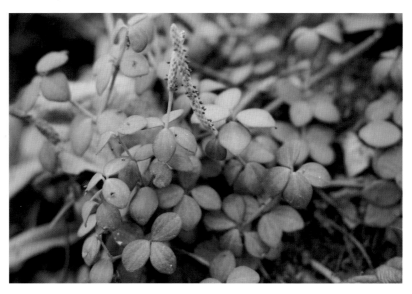

豆瓣绿植物图

【**分布及生态环境**】 分布于四川、云南、贵州等地。生于海拔 900 ～ 2 000 m 的潮湿的岩石或树干上。

【**性状**】 根据药材样品据实描述。

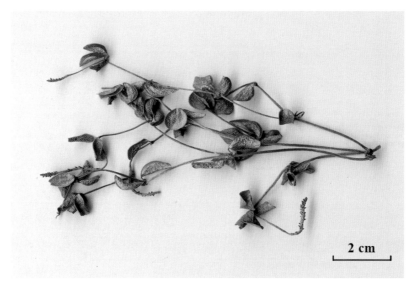

豆瓣绿药材图

【鉴别】（1）显微鉴别　经对本品粉末显微特征的观察，其叶表皮细胞及气孔、非腺毛、油细胞等特征明显，收入标准正文。

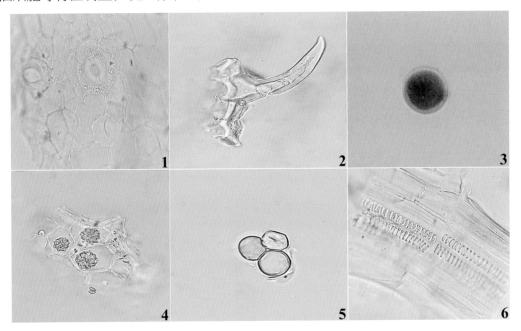

豆瓣绿粉末显微特征图

1—叶表皮细胞及气孔　2—非腺毛　3—油细胞　4—草酸钙簇晶　5—淀粉粒　6—导管

（2）薄层鉴别　建立了以豆瓣绿对照药材为对照的薄层色谱鉴别方法，其分离度及重现性均较好。

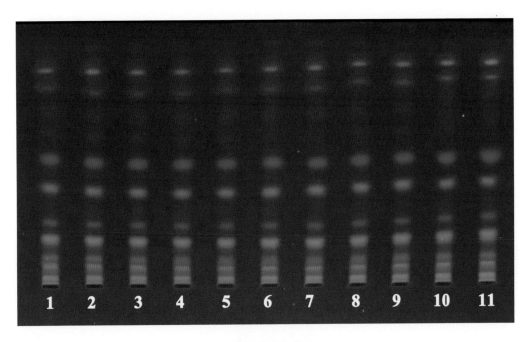

豆瓣绿薄层色谱图

1—豆瓣绿对照药材　2～11—药材样品

【检查】 水分 10 批样品水分测定结果为 4.8% ～ 13.2%，平均值为 8.0%，结合 "药材和饮片检定通则（通则 0212）" 相关要求，规定限度不得过 13.0%。

酸不溶性灰分 10 批样品酸不溶性灰分测定结果为 0.5% ～ 2.7%，平均值为 1.5%，规定限度不得过 3.0%。

【浸出物】 10 批样品浸出物测定结果为 21.1% ～ 29.0%，平均值为 25.9%，规定限度不得少于 20.0%。

【含量测定】 采用 HPLC 法，建立了豆瓣绿药材中 α-细辛脑含量测定方法。经方法验证，α-细辛脑在 0.046 ～ 4.660 μg 范围内线性关系良好（$r=0.999\,9$），加样回收率为 93.6% ～ 95.2%，RSD 为 0.6%。10 批样品 α-细辛脑测定结果为 0.065% ～ 0.592%，平均值为 0.331%。根据测定结果，规定 "本品按干燥品计算，含 α-细辛脑（$C_{12}H_{16}O_3$）不得少于 0.050%"。

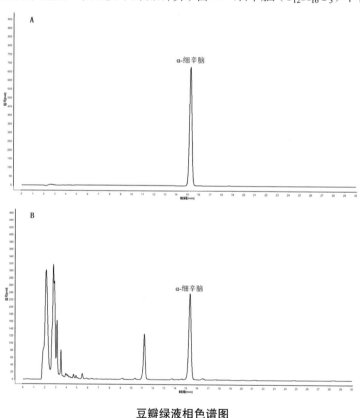

豆瓣绿液相色谱图

A—α-细辛脑对照品　B—药材样品

【性味与归经】【功能与主治】【用法与用量】 在《植物名实图考》《中国民族药辞典》《中华本草》等文献记载内容基础上，经中彝医专家审定并规范术语而确定。

起草单位：成都中医药大学

起草人：尹鸿翔　王晓燕　官仕玉

复核单位：四川省药品检验研究院

金钱蒲 ꂷꀉ

Jinqianpu　　木吉

ACORI GRAMINEI HERBA

本品为天南星科植物金钱蒲 *Acorus gramineus* Soland. 的干燥全草。全年可采，除去杂质，洗净，阴干。

【性状】　本品长 10 ～ 55 cm。根茎呈扁圆柱形，直径 0.2 ～ 0.7 cm，多分枝；表面暗绿色至淡黄色，粗糙，有疏密不均的环节，残存纤维状叶鞘；质坚韧，断面类白色或微红色。叶基生，线形，无中脉，长 10 ～ 50 cm，宽 0.2 ～ 0.6 cm，表面灰绿色或黄褐色；叶基对折。有时可见肉穗花序，黄绿色，圆柱形；叶状佛焰苞狭，宽 1 ～ 2 mm。气芳香浓烈，味微辛，久嚼苦而回甜。

【鉴别】　（1）本品粉末黄绿色。纤维多成束，长梭形，直径 8 ～ 20 μm，木化，无色或淡黄棕色；有的纤维束周围细胞含草酸钙方晶，形成晶纤维。草酸钙簇晶棱角钝，多见于薄壁细胞中。叶表皮细胞类长方形，排列紧致，垂周壁平直或呈浅波状，可见平轴式气孔。淀粉粒甚多，单粒呈卵圆形或类圆形，复粒由 2 ～ 8 分粒组成。可见螺纹导管或网纹导管。

（2）取本品粉末 1 g，加石油醚（60 ～ 90℃）25 ml，加热回流 1 小时，滤过，滤液挥干，残渣加石油醚（60 ～ 90℃）1 ml 使溶解，作为供试品溶液。另取金钱蒲对照药材 1 g，同法制成对照药材溶液。照薄层色谱法（通则 0502）试验，吸取上述两种溶液各 10 μl，分别点于同一硅胶 G 薄层板上，以环己烷 - 乙酸乙酯（2∶1）为展开剂，展开，取出，晾干，喷以 10% 硫酸乙醇溶液，在 105℃加热至斑点显色清晰。供试品色谱中，在与对照药材色谱相应的位置上，显相同颜色的斑点。

【检查】　水分　不得过 13.0%（通则 0832 第四法）。

总灰分　不得过 14.0%（通则 2302）。

酸不溶性灰分　不得过 3.0%（通则 2302）。

【浸出物】　照水溶性浸出物测定法（通则 2201）项下的热浸法测定，不得少于 17.0%。

【含量测定】　照挥发油测定法（通则 2204）测定。

本品含挥发油不得少于 0.70%（ml/g）。

饮　片

【炮制】　除去杂质，切段。

【**性状**】 本品为不规则的段，其余主要特征同药材。

【**鉴别**】【**检查**】【**浸出物**】【**含量测定**】同药材。

【**性味与归经**】 味辛、苦，性温。归心、胃经。

【**功能与主治**】 化湿止痛，健胃，祛痰开窍。用于湿气骨节痛，跌打损伤，脘腹胀痛，痰浊蒙蔽。

【ꈊꆈꉬꄷꆏ】 ꃴꈺꄷꉬꆈꑘꆏ，ꈚꂕꆏ，ꋍꈩ，ꀕꈚꈪꄷꆏꆈꑘꆏ，ꈩꀕꑌꆈꑘꆏꁦꇬꂷꌠꆏ，ꇴꏸꄷꆏꆈꑘꌧꎵꈪꊪꌠ。

【**用法与用量**】 3～15 g。外用适量（可鲜用）。

【**贮藏**】 置阴凉干燥处，防霉。

金钱蒲质量标准起草说明

金钱蒲为民间习用药材，使用历史悠久，又名“钱蒲”，始载于《本草纲目》："甚则根长二三分，叶长寸许，谓之钱菖是矣"；清代《植物名实图考》记载："今人以小盆莳之，愈减愈矮，故有钱蒲诸名。"四川彝医自古以来有使用金钱蒲的习惯，近代《彝医植物志》中记载的彝文名为"ꃲ"，音译名为"木吉"，木吉有两个植物来源："菖蒲 Acorus calamus L. 和金钱蒲 A. gramineus Soland."，并记述其具有"消腹胀，治腹痛，止突然腹痛，避虫蛇疫气，外伤出血，止牙痛，消水肿，止关节疼痛，跌打损伤，止耳痛……止心痛（胃痛）"等功能。菖蒲 A. calamus L. 以"藏菖蒲"之名已收载于《中国药典》（2020 年版），金钱蒲 A. gramineus Soland. 以"金钱蒲"之名在《上海市中药饮片炮制规范》（2018 年版）中有收载，其功能与主治与石菖蒲相似。

经对四川省的彝医医疗机构及民间医生使用情况调研，发现菖蒲 A. calamus L. 和金钱蒲 A. gramineus Soland 均做彝药"木吉"使用，习惯于全草入药，且常使用鲜品。菖蒲 A. calamus L. 和金钱蒲 A. gramineus Soland 的外观性状和药效功能均有一定差异，金钱蒲根茎细小，植株全体芳香，也叫"随手香"，更偏重于"化湿止痛"。为了避免金钱蒲与菖蒲的混用，特此制定彝药金钱蒲的质量标准，其控制项目在《上海市中药饮片炮制规范》（2018 年版）的基础上，增加了显微鉴别、薄层色谱鉴别、检查（水分、总灰分、酸不溶性灰分）、浸出物、含量测定（挥发油）等控制项目。

金钱蒲在四川野生资源分布较多，近年来在四川省成都市大邑县和彭州市已形成一定规模的人工栽培。

供标准起草的 16 批样品分别采集于四川省凉山州、雅安市、都江堰市、眉山市等地。

【**名称**】 依据《彝医植物药》的记载，药材中文名确定为"金钱蒲"；彝文名确定为"ꃲ"，音译为"木吉"。

【**来源**】 经成都中医药大学蒋桂华教授对彝医临床使用的"木吉"药材进行鉴定，基原为天南星科植物金钱蒲 *Acorus gramineus* Soland.。

【植物形态】多年生草本，高 20 ～ 30 cm。根茎较短，长 5 ～ 10 cm。叶基对折，叶片质地较厚，线形，绿色，长 20 ～ 30 cm，极狭，宽不足 6 mm，先端长渐尖，无中肋，平行脉多数。花序柄长 2.5 ～ 9（～ 15）cm。叶状佛焰苞短，长 3 ～ 9（～ 14）cm，为肉穗花序长的 1 ～ 2 倍，稀比肉穗花序短，狭，宽 1 ～ 2 mm。肉穗花序黄绿色，圆柱形，长 3 ～ 9.5 cm，果序粗达 1 cm，果黄绿色。花期 5—6 月，果 7—8 月成熟。

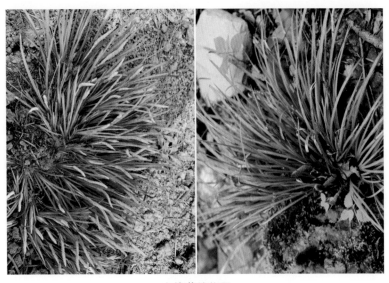

金钱蒲植物图

【分布及生态环境】分布于全国大部分地区，主产于西南及南部各省，生于海拔 1 800 m 以下的水旁湿地或石上。

【性状】根据药材样品据实描述。

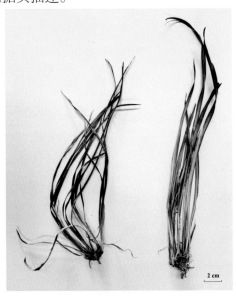

金钱蒲药材图

【鉴别】（1）显微鉴别　经对本品粉末显微特征观察，其晶纤维、草酸钙簇晶、叶表皮细胞及气孔等特征明显，收入标准正文。

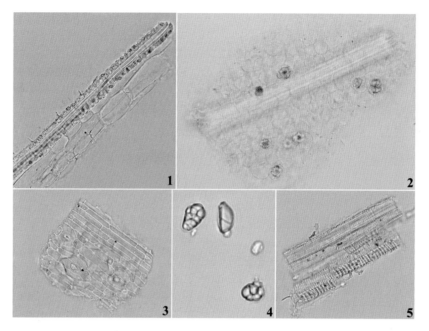

金钱蒲粉末显微特征图

1—晶纤维　2—草酸钙簇晶　3—叶表皮细胞及气孔　4—淀粉粒　5—导管

（2）薄层鉴别　建立了以金钱蒲对照药材为对照的薄层色谱鉴别方法，方法的分离度及重现性均较好。

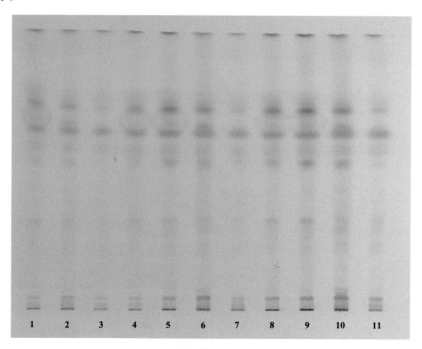

金钱蒲薄层色谱图

1、11—金钱蒲对照药材　2～10—药材样品

【检查】 **水分** 16 批样品水分测定结果为 4.9% ～ 14.9%，平均值为 11.4%，结合 "药材和饮片检定通则（通则 0212）" 相关要求，规定限度不得过 13.0%。

总灰分 16 批样品总灰分测定结果为 6.9% ～ 13.5%，平均值为 11.4%，规定限度不得过 14.0%。

酸不溶性灰分 16 批样品酸不溶性灰分测定结果为 0.7% ～ 3.1%，平均值为 2.1%，规定限度不得过 3.0%。

【浸出物】 16 批样品浸出物测定结果为 16.1% ～ 25.8%，平均值为 22.0%，规定限度不得少于 17.0%。

【含量测定】 测定金钱蒲药材的挥发油含量（通则 2204 甲法），16 批金钱蒲样品测定结果为 0.75% ～ 1.64%（ml/g），平均值为 1.01%（ml/g），规定限度不得低于 0.70%（ml/g）。

【性味与归经】【功能与主治】【用法与用量】 在《彝医植物药》、《上海市中药饮片炮制规范》（2018 年版）、《云南民族药大辞典》等文献记载内容的基础上，经中彝医专家审定并规范术语而确定。

起草单位：成都中医药大学

起草人：蒋桂华　李　蕊　陈文莉

袁茂华　尹显梅　陈瑞鑫

复核单位：四川省药品检验研究院

肺经草 ᦘᦵᦟᦲᧈ

Feijingcao　　措嘎补此

SANICULAE LAMELLIGERAE HERBA

本品为伞形科植物薄片变豆菜 Sanicula lamelligera Hance 和天蓝变豆菜 Sanicula coerulescens Franch. 的干燥全草。夏、秋二季采收，洗净，干燥。

【性状】 本品多皱缩成团，根茎短，须根多呈黑褐色。基生叶叶柄长至 20 cm，叶片常破碎，完整者展平后呈心状卵形或近五角形，掌状 3 裂，边缘具锯齿；上表面灰绿色至黄褐色，下表面黄褐色或紫褐色，叶脉明显。可见伞形花序或假总状花序，花细小。可见双悬果，表面具短而直的皮刺。气微香，味淡，微苦。

【鉴别】 （1）本品粉末灰黄绿色至灰褐色。叶表皮细胞垂周壁波状弯曲，气孔不定式或不等式。草酸钙簇晶棱角多锐尖，直径 10 ～ 40 μm。纤维成束，微木化或木化。螺纹导管多见。

（2）取本品粉末 1 g，加 80% 甲醇 25 ml，加热回流 30 分钟，放冷，滤过，滤液蒸干，残渣加水 20 ml 使溶解，用乙醚振摇提取 2 次，每次 20 ml，弃去乙醚液，水液用乙酸乙酯振摇提取 2 次，每次 20 ml，合并乙酸乙酯液，蒸干，残渣加甲醇 1 ml 使溶解，作为供试品溶液。另取肺经草对照药材 1 g，同法制成对照药材溶液。照薄层色谱法（通则 0502）试验，吸取上述两种溶液各 5 μl，分别点于同一硅胶 G 薄层板上，以甲苯 – 乙酸乙酯 – 甲酸（5：4：1）为展开剂，展开，取出，晾干，喷以 3% 三氯化铝乙醇溶液，在 105℃ 加热 3 ～ 5 分钟，置紫外光灯（365 nm）下检视。供试品色谱中，在与对照药材色谱相应的位置上，显相同颜色荧光斑点。

【检查】 水分　不得过 13.0%（通则 0832 第二法）。

酸不溶性灰分　不得过 5.0%（通则 2302）。

【浸出物】 照水溶性浸出物测定法（通则 2201）项下的热浸法测定，不得少于 15.0%。

【含量测定】 对照品溶液的制备　取芦丁对照品 50 mg，精密称定，置 25 ml 量瓶中，加稀乙醇适量，置水浴上微热使溶解，放冷，加稀乙醇至刻度，摇匀。精密量取 10 ml，置 100 ml 量瓶中，加稀乙醇至刻度，摇匀，即得（每 1 ml 中含芦丁 0.2 mg）。

标准曲线的制备　精密量取对照品溶液 1 ml、2 ml、3 ml、4 ml、5 ml 与 6 ml，分别置 25 ml 量瓶中，各加水至 6.0 ml，加 5% 亚硝酸钠溶液 1 ml，混匀，放置 6 分钟，再加 10% 硝酸铝溶液 1 ml，摇匀，放置 6 分钟。加氢氧化钠试液 10 ml，再加水至刻度，摇匀，放置 15

分钟，以相应的试剂为空白，照紫外 – 可见分光光度法（通则 0401），在 500 nm 波长处测定吸光度，以吸光度为纵坐标，浓度为横坐标，绘制标准曲线。

测定法　取本品粉末（过三号筛）0.5 g，精密称定，置具塞锥形瓶中，精密加入稀乙醇 10 ml，称定重量，超声处理（功率 250 W，频率 40 kHz）30 分钟，放冷，再称定重量，用稀乙醇补足减失的重量，摇匀，滤过，精密量取续滤液 0.5 ml，置 25 ml 量瓶中，照标准曲线的制备项下的方法，自"加水至 6.0 ml"起，依法测定吸光度，从标准曲线上读出供试品溶液中含芦丁的重量（μg），计算，即得。

本品按干燥品计算，含总黄酮以芦丁（$C_{27}H_{30}O_{16}$）计，不得少于 2.0%。

饮　片

【炮制】　除去杂质，切段。

【性状】　本品呈不规则的段，其余主要特征同药材。

【鉴别】【检查】【浸出物】【含量测定】同药材。

【性味与归经】　味辛、甘，性平。归肺、肝经。

【功能与主治】　祛风解表，化痰止咳，活血调经。用于感冒，咳喘，月经不调，闭经，痛经，跌打肿痛。

【ꊉꇬꀕꉬ】　ꑳꆏꃀ，ꃅꃀꀈꄷꐰꇬ，ꑌꑘꃀꌩꌦ。ꄌꂯ，ꄂꆈꊨ，ꉷꄉꂶꎂꈎꐱ，ꄡꅗꄌ，ꉜꂿ，ꁦꃔ。

【用法与用量】　6 ~ 15 g。外用适量（可鲜用）。

【贮藏】　置阴凉干燥处。

肺经草质量标准起草说明

肺经草始载于《天宝本草》："肺经草即半边钱，专包脐风又化痰哮吼咳嗽称第一，四时感冒，散风寒。"《全国中草药汇编》《中国民族药志》《中华本草》《中国民族药辞典》《四川省中药资源志要》等文献分别以"肺筋草""肺经草""大肺筋草""大肺经草""脘肝逋比（彝文音译名）"的名称收载，均来源于伞形科变豆菜属植物。《中华本草》记载：大肺筋草（肺经草）为"伞形科变豆菜属薄片变豆菜和天蓝变豆菜……味辛、甘，性微温。归肺、肝经。祛风发表，化痰止咳，活血调经。主治感冒，咳嗽，哮喘，月经不调，经闭，痛经，疮肿，跌打肿痛，外伤出血"。《中国民族药辞典》记载："全草治风湿疼痛；全草（炖肉）治瘦弱；全草（泡酒）治跌打损伤 。"

据文献记载，民间习用的肺筋（经）草，主要有两个基原："薄片变豆菜 *Sanicula lamelligera* Hance、天蓝变豆菜 *S. coerulescens* Franch."的干燥全草。《四川中药饮片炮制规范》（1977 年版）收载的"肺筋草"、《四川省中药饮片炮制规范》（1984 年版）与《重庆市中药饮片炮制规范及标准》（2006 年版）收载的"大肺筋草"均为薄片变豆菜 *S. lamelligera* Hance 的干燥全草。《贵州省中药材、民族药材质量标准》（2003 年版）与《湖北省中药材质量标准》（2009 年版）地方标准已收载"肺筋草"，均为百合科植物 *Aletris spicata* (Thunb.) Franch.，为避免混淆，此次彝药材的中文名依据《天宝本草》确定为"肺经草"。

经对四川省彝医医疗机构及民间医生使用情况的调研，发现薄片变豆菜与天蓝变豆菜在我省彝族地区均作为肺经草广泛应用于感冒、咳喘、月经不调、闭经、痛经、跌打肿痛等的治疗。

供标准起草的 11 批样品，分别采集于四川省西昌市、峨眉山市、彭州市、都江堰市、广元市、雅安市等地及购于成都市荷花池中药材专业市场。

【名称】 依据《天宝本草》《全国中草药汇编》的记载，药材中文名确定为"肺经草"。依据《中国民族药辞典》的记载，药材彝文名确定为"ꉻꂷꀘꋌ"，音译为"措嘎补此"。

【来源】 经成都中医药大学裴瑾教授对"肺经草"药材进行鉴定，基原为伞形科变豆菜属薄片变豆菜 *Sanicula lamelligera* Hance 和天蓝变豆菜 *S. coerulescens* Franch.。

【植物形态】 **薄片变豆菜** 多年生草本，高达 30 cm。根茎短，有结节。茎 2～7，上部分枝。基生叶圆心形或近五角形，长 2～6 cm，掌状 3 裂，小叶有缺刻和锯齿；叶柄长 4～18 cm。花序通常 2～4 回二歧分枝或 2～3 叉，分叉间的小伞形花序短缩；伞辐 3～7；小伞形花序有花 5～6；雄花 4～5，两性花 1，无柄；萼齿线形或呈刺毛状；花瓣白色、粉红色或淡蓝紫色，倒卵形。幼果表面有啮蚀状或微波状的薄片，成熟后成短而直的皮刺，基部连成薄片；油管 5。花果期 4—11 月。

天蓝变豆菜 与薄片变豆菜的主要区别为侧生的伞形花序无柄，通常成假总状花序。

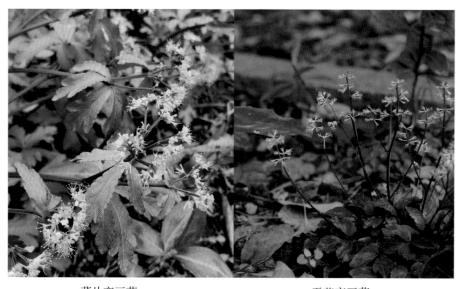

薄片变豆菜　　　　　　　　　　天蓝变豆菜

肺经草植物图

【分布及生态环境】 **薄片变豆菜**　分布于四川（凉山州、纳溪市）、贵州等地。生于海拔 500 ～ 2 000 m 的阴湿的山坡、沟边、路旁及林下的湿润砂质土壤中。

　　天蓝变豆菜　分布于四川、重庆、云南等地。生于海拔 800 ～ 1 500 m 的溪边湿地、路旁竹林或阴湿杂木林下。

【性状】 根据药材样品据实描述。

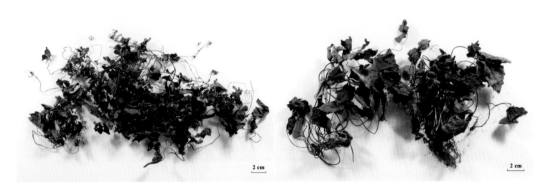

薄片变豆菜　　　　　　　　　　　　　天蓝变豆菜

肺经草药材图

【鉴别】 （1）显微鉴别　经对本品粉末显微特征的观察，其叶表皮细胞及气孔、草酸钙簇晶、纤维等特征明显，收入标准正文。

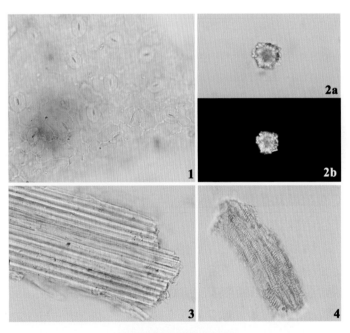

肺经草粉末显微特征图

1—叶表皮细胞及气孔　2a，2b—草酸钙簇晶　3—纤维　4—导管

　　（2）薄层鉴别　建立了以肺经草对照药材为对照的薄层色谱鉴别方法，方法的分离度及重现性均较好。

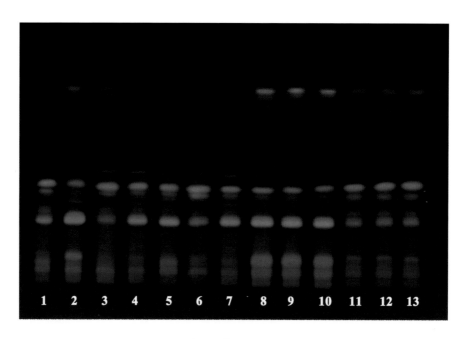

肺经草薄层色谱图
1～6—薄片变豆菜　8～12—天蓝变豆菜　7、13—肺经草对照药材

【检查】**水分**　11 批样品水分测定结果为 11.2%～13.2%，平均值为 12.1%，结合"药材和饮片检定通则（通则 0212）"相关要求，规定限度不得过 13.0%。

酸不溶性灰分　11 批样品酸不溶性灰分测定结果为 1.1%～6.6%，平均值为 2.6%，规定限度不得过 5.0%。

【浸出物】　11 批样品浸出物测定结果为 15.7%～22.8%，平均值为 19.0%，规定限度不得少于 15.0%。

【含量测定】采用紫外分光光度法，建立了肺经草药材中总黄酮含量测定方法。经方法验证，芦丁在 0.008 3～0.049 5 mg/ml 范围内线性关系良好（r=0.9991），加样回收率为 91.8%～96.0%，RSD 为 1.7%。11 批样品总黄酮测定结果为 1.7%～6.6%，平均值为 2.1%。根据测定结果，规定"本品按干燥品计算，含总黄酮以芦丁（$C_{27}H_{30}O_{16}$）计，不得少于 2.0%"。

【性味与归经】【功能与主治】【用法与用量】在《天宝本草》《中国民族药辞典》《中国民族药志》《中药大辞典》《中华本草》《四川省中药资源志要》等文献记载内容的基础上，经中彝医专家审定并规范术语而确定。

起草单位：成都中医药大学

起草人：裴　瑾　陈思羽　文飞燕　刘力嘉

复核单位：四川省药品检验研究院

细火草　ᶄ⹊⹊

Xihuocao　巩工薇曲惹

LEONTOPODII WILSONII HERBA

本品为菊科植物川西火绒草 *Leontopodium wilsonii* Beauv. 或松毛火绒草 *Leontopodium andersonii* C. B. Clarke 等同属多种植物的干燥地上部分。夏、秋二季采收，除去泥沙，干燥。

【性状】　川西火绒草　本品长 10～30 cm。全体密被白色绒毛。茎圆柱形，质脆，易折断。叶无柄，狭披针形，尖端渐尖，全缘；叶背面脉突起；叶上表面灰绿色，下表面灰白色。头状花序与苞叶基部合生。苞叶多数，密集。气清香，味苦。

松毛火绒草　本品长 5～15 cm。叶线形。花茎下部木化，被蛛丝状毛。

【鉴别】　（1）本品粉末棕褐色。非腺毛多见，多弯曲缠绕。花粉粒圆球形，萌发孔 3 个，表面具短刺状雕纹，直径 25～45 μm。叶表皮细胞表观面多角形或不规则状，垂周壁波状弯曲，气孔不定式。淀粉粒单粒，类圆形，脐点孔状或裂缝状，直径 10～45 μm。

（2）取【含量测定】项下供试品溶液 10 ml，蒸干，残渣加稀乙醇 1 ml 使溶解，作为供试品溶液。另取绿原酸对照品、3，5 – O – 二咖啡酰基奎宁酸对照品，加稀乙醇制成每 1 ml 各含 0.5 mg 的溶液，作为对照品溶液。照薄层色谱法（通则 0502）试验，吸取上述三种溶液各 2～5 μl，分别点于同一硅胶 G 薄层板上，以乙酸丁酯 – 甲酸 – 水（7：2.5：2.5）的上层溶液为展开剂，展开，取出，晾干，置紫外光灯（365 nm）下检视。供试品色谱中，在与对照品色谱相应的位置上，显相同颜色的荧光斑点。

【检查】　水分　不得过 13.0%（通则 0832 第二法）。

酸不溶性灰分　不得过 5.0%（通则 2302）。

【浸出物】　照醇溶性浸出物测定法（通则 2201）项下的热浸法测定，用稀乙醇作溶剂，不得少于 10.0%。

【含量测定】　照高效液相色谱法（通则 0512）测定。

色谱条件与系统适用性试验　以十八烷基硅烷键合硅胶为填充剂；以乙腈为流动相 A，以 0.2% 磷酸溶液为流动相 B，按下表中的规定进行梯度洗脱；检测波长为 327 nm。理论板数按 3，5 – O – 二咖啡酰基奎宁酸峰计算应不低于 5 000。

时间（分钟）	流动相 A（%）	流动相 B（%）
0~5	10 → 15	90 → 85
5~10	15 → 20	85 → 80
10~35	20	80
35~40	20 → 30	80 → 70
40~50	30	70

对照品溶液的制备　取 3，5 - O - 二咖啡酰基奎宁酸对照品适量，精密称定，加稀乙醇制成每 1 ml 含 25 μg 的溶液，即得。

供试品溶液的制备　取本品粉末（过四号筛）约 1 g，精密称定，置具塞锥形瓶中，精密加入稀乙醇 50 ml，称定重量，超声处理（功率 250 W，频率 40 kHz）45 分钟，放冷，称定重量，用稀乙醇补足减失的重量，摇匀，滤过，取续滤液，即得。

测定法　分别精密吸取对照品和供试品溶液各 10 μl，注入液相色谱仪，测定，即得。

本品按干燥品计算，含 3，5 - O - 二咖啡酰基奎宁酸（$C_{25}H_{24}O_{12}$）川西火绒草不得少于 0.10%；松毛火绒草不得少于 0.50%。

饮　片

【**炮制**】**细火草**　除去杂质，切段。

【**性状**】本品呈不规则的段，其余主要特征同药材。

【**鉴别**】【**检查**】【**浸出物**】【**含量测定**】同药材。

细火草绒　取细火草，捣或碾成绒团状，筛去灰屑。

【**性状**】本品呈棕褐色的绒团，质柔软。

【**鉴别**】【**检查**】【**浸出物**】【**含量测定**】同药材。

【**性味与归经**】味甘、淡，性平。归肺、大肠路。

【**功能与主治**】止咳平喘，驱虫止泻。用于感冒，咳喘，蛔虫病，小儿腹泻等。作灸外用可温经散寒。

【ꖊꆧꄮꇬꅉꀕꌠꃅꐔꈜꀕ】ꀕꊿꑴꁨꏆꈚꌠ，ꈌꉜꅉ，ꄮꇬꑟꒆꈜ。ꈌꃅꄉꄙꐚꌠ，ꏃꀻꂷꈚꅉ，ꅉꅉꀕꌠ，ꃅꄙꌧꌠꄜꀻꆈꃅ，ꑊꃹꉬꒆꆺ。

【**用法与用量**】6 ～ 15 g。外用适量，供灸治。

【**贮藏**】置阴凉干燥处。

细火草质量标准起草说明

　　细火草为我国彝、藏等多民族民间习用药材，在《中华药海》《中华本草》《药用植物辞典》《中国民族药辞典》等文献中均有记载，名称为"细火草""绵蒿""火草"等，基原植物为菊科火草属川西火绒草 *Leontopodium wilsonii* Beauv.、松毛火绒草 *L. andersonii* C. B. Clarke 等同属多种植物。《中华本草》记载："味甘、淡，性平。止咳平喘、驱虫止泻。用于感冒咳嗽、哮喘、蛔虫症、小儿腹泻。"《药用植物辞典》记载："止咳平喘，驱虫，止泻。用于感冒、咳嗽痰喘、蛔虫病、小儿泄泻、外伤出血、高血压、癫痫、风湿关节痛。"

　　火绒草属（*Leontopodium*）植物在凉山州资源丰富，有川西火绒草 *L. wilsonii* Beauv.、松毛火绒草 *L. andersonii* C. B. Clarke、美头火绒草 *L. calocephalum* (Franch.) Beauv. 等同属多种植物。经对四川省彝医医疗机构及民间医生使用情况的调研，彝医使用细火草基原植物多为川西火绒草和松毛火绒草，以地上部分入药，用于感冒、咳喘、蛔虫病、小儿腹泻等。彝族地区常将细火草制绒作灸用于温经散寒、消肿止痛，由于其独特的疗效，应用广泛。

　　供标准起草的 33 批样品分别采集于四川省凉山州金阳县、布拖县、普格县等地。

　　【名称】　依据《中华本草》《中国民族药辞典》等文献的记载，药材中文名确定为"细火草"。依据彝医习用名称，彝文名确定为"ꎹꇩꃰꊪꀻ"，音译为"巩工薇曲惹"。

　　【来源】　经西南民族大学刘圆教授和杨正明助理研究员对彝医临床使用的"细火草"药材进行鉴定，基原为菊科植物川西火绒草 *Leontopodium wilsonii* Beauv.、松毛火绒草 *L. andersonii* C. B. Clarke 等同属多种植物。

　　【植物形态】　**川西火绒草**　多年生草本，根出条细长，有顶生的莲座状叶丛。花茎长达 25 cm，被白色茸毛，全部有密生的叶。叶开展，狭披针形，长 2～4 cm，宽 2～3.5 mm，边缘平或稍反折，上面有细伏毛，下面被白色薄层密茸毛。苞叶多数，与上部叶等长或较短，较宽，上面被白色厚密的茸毛，下面稍灰绿色，被薄茸毛，较花序长 2～3 倍，密集，开展成苞叶群或复苞叶群。头状花序直径 4～5 mm，疏散。总苞被白色长柔毛。冠毛白色，粗厚，下部有锯齿；瘦果无毛。花期 6—9 月。

　　松毛火绒草　与川西火绒草的主要区别为叶狭线形，宽 1～2.8 mm，边缘反卷，上面有蛛丝状毛或近无毛；苞叶两面被白色或干后黄色的厚茸毛。

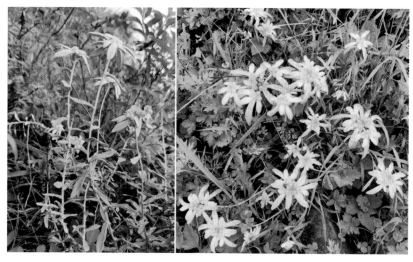

川西火绒草

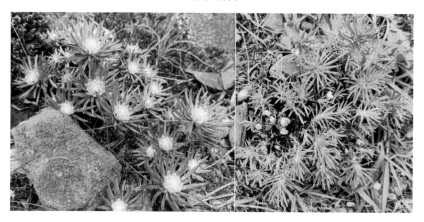

松毛火绒草

细火草植物图

【**分布及生态环境**】 分布于四川西部和西北部，云南西北部、南部至东部，贵州西部及中部各地，生于海拔 1 000 ～ 3 000 m 的干燥草坡、开旷草地、针叶林下和丘陵顶部。

【**性状**】 根据药材样品据实描述。

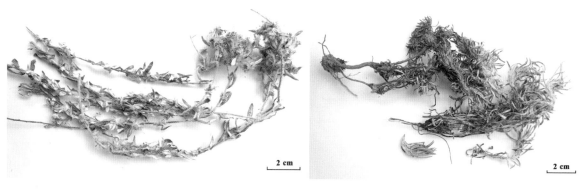

川西火绒草　　　　　　　　　　　　　　松毛火绒草

细火草药材图

【鉴别】（1）显微鉴别 经对本品粉末显微特征的观察，其非腺毛、花粉粒、淀粉粒等特征明显，收入标准正文。

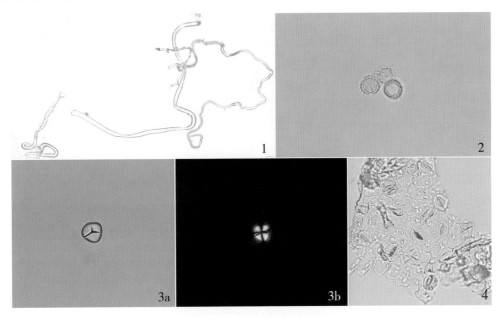

细火草粉末显微特征图

1—非腺毛 2—花粉粒 3a,3b—淀粉粒 4—叶表皮细胞及气孔

（2）薄层鉴别 建立了以绿原酸、3，5－*O*－二咖啡酰基奎宁酸对照品为对照的薄层色谱鉴别方法，方法的分离度及重现性均较好。

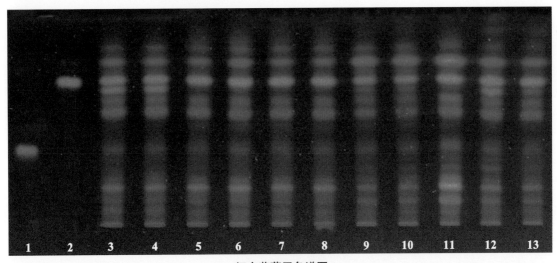

细火草薄层色谱图

1—绿原酸对照品 2—3，5－*O*－二咖啡酰基奎宁酸对照品 3～13—药材样品

【检查】 水分 33批样品水分的测定结果为6.5%～11.4%，平均值为8.2%，结合"药材和饮片检定通则（通则0212）"相关要求，规定限度不得过13.0%。

酸不溶性灰分 33批样品总灰分的测定结果为0.4%～4.9%，平均值为1.4%，规定限度不得过 5.0%。

【浸出物】 33 批样品浸出物的测定结果为 11.6% ～ 27.0%，平均值为 14.6%。根据测定结果，规定限度不得少于 10.0%。

【含量测定】 采用 HPLC 法，建立了细火草药材中 3，5 – O – 二咖啡酰基奎宁酸含量测定方法。经方法验证，3，5 – O – 二咖啡酰基奎宁酸在 0.056 5 ～ 0.452 0 mg/ ml 范围内线性关系良好（r=0.999 8），加样回收率为 98.6% ～ 101.4%，RSD 为 1.9%。27 批川西火绒草样品中的 3，5 – O – 二咖啡酰基奎宁酸测定结果为 0.12% ～ 2.39%，平均值为 1.28%；6 批松毛火绒草样品中的 3，5 – O – 二咖啡酰基奎宁酸测定结果为 0.64% ～ 1.47%，平均值为 0.99%。根据测定结果，规定"本品按干燥品计算，含 3，5 – O – 二咖啡酰基奎宁酸（$C_{25}H_{24}O_{12}$）川西火绒草不得少于 0.10%；松毛火绒草不得少于 0.50%"。

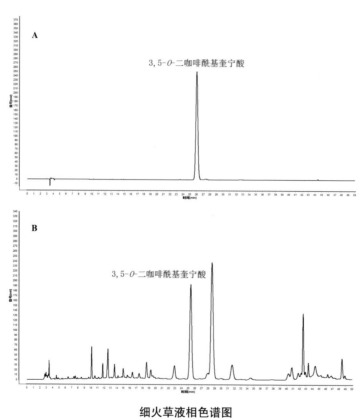

细火草液相色谱图

A—3，5 – O – 二咖啡酰基奎宁酸对照品 B—药材样品

【性味与归经】【功能与主治】【用法与用量】 在《中华本草》《楚雄彝州本草》等文献记载内容的基础上，经中彝医专家审定并规范术语而确定。

起草单位：西南民族大学

起草人：杨正明 地久此呷 刘 圆 李文兵

复核单位：四川省药品检验研究院

扁竹参

Bianzhushen 瓦补阿曲

TOFIELDIAE HERBA

本品为百合科植物叉柱岩菖蒲 *Tofieldia divergens* Bur. et Franch. 的干燥全草。夏、秋二季采收，除去杂质，洗净，干燥。

【**性状**】 本品根茎较短，密生细根，表面浅黄色至黄褐色，上端残留多数纤维状叶鞘。叶基生，2 列，叶片线形，黄绿色至绿色，宽 1～4 mm。可见总状花序或果序，蒴果 3 裂。气微，味苦。

【**鉴别**】 （1）本品粉末灰棕色。叶表皮细胞表面观多呈类方形或类长方形，气孔多见。果皮表皮细胞表面观呈类长方形或类多角形，壁厚。纤维多成束，周围薄壁细胞内含草酸钙方晶，形成晶纤维。草酸钙簇晶较多，常存在于薄壁细胞中，直径 9～19 μm。螺纹导管多见，直径 4～12 μm。

（2）取本品粉末 0.5 g，加乙醇 15 ml，超声处理 30 分钟，滤过，滤液作为供试品溶液。另取扁竹参对照药材，同法制成对照药材溶液。照薄层色谱法（通则 0502）试验，吸取上述两种溶液各 2 μl，分别点于同一聚酰胺薄膜上，以甲醇－甲酸－水（2：1：7）为展开剂，展开，取出，晾干，喷以 1% 三氯化铝乙醇溶液，晾干，置紫外光灯（365 nm）下检视。供试品色谱中，在与对照药材色谱相应位置上，显相同颜色的荧光斑点。

【**检查**】 **水分** 不得过 13.0%（通则 0832 第二法）。

酸不溶性灰分 不得过 5.0%（通则 2302）。

【**浸出物**】 照醇溶性浸出物测定法（通则 2201）项下的热浸法测定，用 70% 乙醇作溶剂，不得少于 20.0%。

饮 片

【**炮制**】 除去杂质，切段。

【**性状**】 本品呈不规则的段，其余主要特征同药材。

【**鉴别**】【**检查**】【**浸出物**】 同药材。

【**性味与归经**】 味甘、淡，性平。

【**功能与主治**】 健脾和胃，利湿消肿，活血。用于食积胃痛，腹泻，水肿，小便不利，头晕耳鸣，月经不调，跌打损伤。

【彝文药名】ꃴꊂꀻꁯ，ꄉꇁꇬ，ꀱꈌꑌ，ꁯꂱꌠ，ꋪꐞ，ꄜꄮꐯꄉꆈꌠꀋꊌꌠ，ꀉꇬꃀꃅꎭ。

【用法与用量】 10 ～ 20 g。外用适量。

【贮藏】 置通风干燥处。

扁竹参质量标准起草说明

扁竹参为多民族民间习用药材，在《中华本草》、《全国中草药汇编》、《彝医植物药》（续集）、《彝药志》、《四川中药资源志要》、《贵州中草药名录》等文献中均有记载。《中华本草》记载：扁竹参"为百合科植物叉柱岩菖蒲 *Tofieldia divergens* Bur. et Franch. 的干燥全草"，具有"健脾利湿和胃，活血消肿"的功效，主治"湿盛脾虚，腹泻，水肿，小便不利，食积胃痛，头晕耳鸣，跌打损伤，风疹，小儿肺炎"。叉柱岩菖蒲在《彝医植物药》（续集）记载的彝族药名为："ꃴꁯꀉꈜ"，音译为"瓦补阿曲"，意为岩石上生长的、开白花的草药。

经对四川省彝医医疗机构及民间医生使用情况的调研，彝医使用扁竹参多以全草入药，常用于治疗跌打损伤、伤食气滞、胃肠绞痛、风疹、筋骨痛、小腿肌肉痉挛等。

供标准起草的 10 批样品，分别采集于四川省凉山州的冕宁县、喜德县、盐源县等地。

【名称】 依据《中华本草》及四川彝医临床习用名称，药材中文名确定为"扁竹参"。彝文名依据《彝医植物药》（续集）确定为"ꃴꁯꀉꈜ"，音译为"瓦补阿曲"。

【来源】 经四川省中医药科学院周毅研究员对彝医使用的"扁竹参"药材进行鉴定，基原为百合科植物叉柱岩菖蒲 *Tofieldia divergens* Bur. et Franch.。

【植物形态】 叶基生，二列，两侧压扁，如菖蒲叶。叶长 3 ～ 22 cm，宽 2 ～ 4 mm。总状花序长 2 ～ 10 cm；花梗长 1.5 ～ 3（～ 7）mm；花白色，有时稍下垂；子房矩圆状狭卵形；花柱 3，分离，明显超过花药长度。蒴果常多少下垂或平展，倒卵状三棱形或近椭圆形，上端 3 深裂约达中部或中部以下。种子不具白色纵带。花期 6—8 月，果期

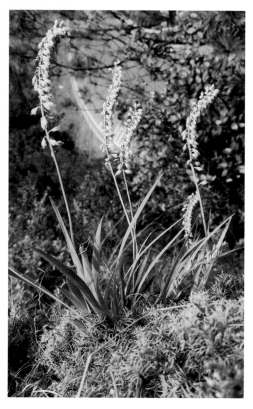

扁竹参植物图

7—9 月。

【分布及生态环境】 分布于四川、云南、贵州等省。生于海拔 1 000 ～ 4 300 m 草坡、溪边或林下的岩缝中或岩石上。

【性状】 根据药材样品据实描述。

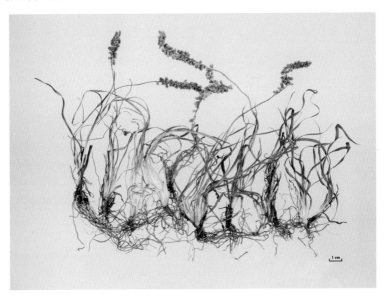

扁竹参药材图

【鉴别】 （1）显微鉴别 经对本品粉末显微特征的观察，其叶表皮细胞及气孔、果皮表皮细胞、晶纤维等特征明显，收入标准正文。

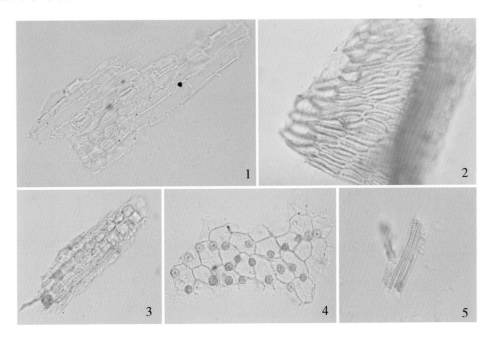

扁竹参粉末显微特征图

1—叶表皮细胞及气孔 2—果皮表皮细胞 3—晶纤维 4—草酸钙簇晶 5—导管

（2）薄层鉴别　　建立了以扁竹参对照药材为对照的薄层色谱鉴别方法，方法的分离度及重现性均较好。

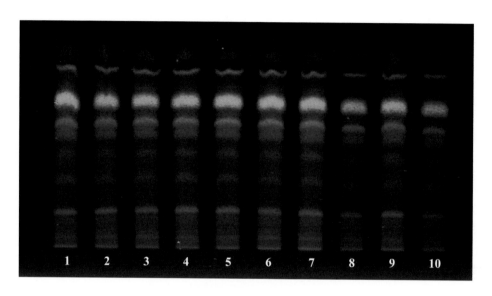

扁竹参薄层色谱图

1—扁竹参对照药材　2～10—药材样品

【检查】**水分**　10 批样品水分测定结果为 7.1%～9.0%，平均值为 8.1%，结合"药材和饮片检定通则（通则 0212）"相关要求，规定限度不得过 13.0%。

酸不溶性灰分　10 批样品酸不溶性灰分测定结果为 2.2%～5.8%，平均值为 3.7%，规定限度不得过 5.0%。

【浸出物】　10 批样品浸出物测定结果为 23.4%～28.1%，平均值为 26.1%，规定限度不得少于 20.0%。

【性味与归经】【功能与主治】【用法与用量】　在《中华本草》《全国中草药汇编》《彝药志》《彝医植物药》（续集）等文献记载内容的基础上，经中彝医专家审定并规范术语而确定。

起草单位：四川省中医药科学院

起草人：周　毅　陈　雏　王红兰　杨　萍

　　　　吴　燕　李　彬　朱文涛　杜玖珍

复核单位：四川省药品检验研究院

铁 蒿 ꆈꅇ

Tiehao　　黑可阿曲

ARTEMISIAEJAPONICAE HERBA

本品为菊科植物牡蒿 *Artemisia japonica* Thunb. 的干燥全草。夏、秋二季茎叶茂盛时采收，除去杂质，洗净，干燥。

【性状】 本品主根长圆柱形，多弯曲，有少数须根；质坚硬，不易折断。茎圆柱形，具纵棱，直径 0.1～0.5 cm，表面黄棕色至棕褐色；质坚硬，折断面纤维状，黄白色，中央具白色疏松的髓或中空。叶互生，黄绿色至棕黄色，卷缩易脱落，完整者展平后，呈倒卵形或匙形。头状花序近球形，黄绿色，易脱落。气清香，味微苦。

【鉴别】 （1）本品粉末灰黄色至黄褐色。叶表皮细胞呈类多角形，气孔不定式或不等式，副卫细胞 3～5 个。可见 T 形非腺毛，柄多脱落。石细胞成对或单个散在，多呈类长方形。纤维成束或散在。具缘纹孔导管和螺纹导管多见。

（2）取本品粉末 1.0 g，加 70% 乙醇 20 ml，超声处理 30 分钟，滤过，滤液蒸干，残渣加 70% 乙醇 1 ml 使溶解，作为供试品溶液。另取绿原酸对照品，加乙醇制成 1 ml 含 0.2 mg 的溶液，作为对照品溶液。照薄层色谱法（通则 0502）试验，吸取上述两种溶液各 2 µl，分别点于同一硅胶 G 薄层板上，以乙酸丁酯 – 甲酸 – 水（7：2.5：2.5）的上层溶液为展开剂，展开，取出，晾干，置紫外光灯（365 nm）下检视。供试品色谱中，在与对照品色谱相应的位置上，显相同颜色的荧光斑点。

【检查】 **水分** 不得过 13.0%（通则 0832 第二法）。

总灰分 不得过 12.0%（通则 2302）。

酸不溶性灰分 不得过 2.0%（通则 0832 第二法）。

【浸出物】 照醇溶性浸出物测定法（通则 2201）项下的热浸法测定，用 35% 乙醇作溶剂，不得少于 20.0%。

【含量测定】 **对照品溶液的制备** 取芦丁对照品 25 mg，精密称定，置 50 ml 量瓶中，加 70% 乙醇适量，超声处理使溶解，放冷，加 70% 乙醇至刻度，摇匀。精密量取 20 ml，置 50 ml 量瓶中，加 70% 乙醇至刻度，摇匀，即得（每 1 ml 中含芦丁 0.2 mg）。

标准曲线的制备 精密量取对照品溶液 1 ml、2 ml、3 ml、4 ml、5 ml、6 ml 与 7 ml，分别置 25 ml 量瓶中，各加 70% 乙醇至 7.0 ml，加 5% 亚硝酸钠溶液 1 ml，混匀，放置 6 分钟，加 10% 硝酸铝溶液 1 ml，摇匀，放置 6 分钟，加氢氧化钠试液 10 ml，再加 70% 乙醇至

119

刻度，摇匀，放置 15 分钟，以相应的试剂为空白，照紫外－可见分光光度法（通则 0401），在 506 nm 波长处测定吸光度，以吸光度 A 为纵坐标，浓度为横坐标，绘制标准曲线。

测定法 取本品粗粉 1 g，精密称定，置具塞锥形瓶中，精密加入 70% 乙醇 50 ml，称定重量，加热回流提取 30 分钟，放冷，再称定重量，用 70% 乙醇补足减失的重量，摇匀，滤过。精密量取续滤液 0.5 ml，置 25 ml 量瓶中，照标准曲线制备项下的方法，自 "加 70% 乙醇至 7.0 ml" 起，依法测定吸光度，从标准曲线上读出供试品溶液中芦丁的重量（μg），计算，即得。

本品按干燥品计算，含总黄酮以芦丁（$C_{27}H_{30}O_{16}$）计，不得少于 3.0%。

饮 片

【炮制】除去杂质，切段。

【性状】本品呈不规则的段，其余主要特征同药材。

【鉴别】【检查】同药材。

【性味与归经】味苦、微甘，性凉。归肺、肝经。

【功能与主治】清热解毒, 利胆退黄, 除湿止痛。用于感冒发热, 中暑, 肝胆湿热, 疟疾, 潮热。

【ꆈꌠꉙꄷꌠ】ꀆꆀꆈ，ꆈꊉꊪꆈꄮꀕ，ꆈꈚꑴꄻꈎꑭ。ꄮꆸꌺꆀꑽ，ꄀꉆꀋꇬꋪꈌꑳ，ꇖꌺꀗꑽꈬꆈꑸꆹ，ꋅꄿꌠꀄꅉꑌ。

【用法与用量】10 ～ 15 g。外用适量（可鲜用）。

【贮藏】置阴凉干燥处。

铁蒿质量标准起草说明

铁蒿又称牡蒿、齐头蒿、甜蒿枝等，基原为菊科植物牡蒿 *Artemisia japonica* Thunb.，是我国多地区的民间习用药材，使用历史悠久，在《名医别录》《新修本草》《救荒本草》《本草纲目》《哀牢本草》《中华本草》《全国中草药汇编》《彝药志》《中国彝族药学》《彝医植物药》（续集）等文献中均有记载。《本草纲目》记载："齐头蒿三四月生苗，其叶扁而本狭，末参有秃枝，嫩时可菇，鹿食九草，此其一也。秋开细黄花，结实大如车前实，而内子微细不可尖，故人以为无子也。"《哀牢本草》记载："甜蒿枝"具有"清热解毒，截疟杀虫"之功效，用于治疗"风寒身热，痨伤咳嗽"。《彝医植物志》（续集）记载：铁蒿的彝文名为"ꀀꒉꁱ"，音译为"黑可阿曲"，具有"止肝腹痛、行气、化食积、祛风湿、散风疹、止痒、通利咽喉、补肺止血"之功，多用于治疗"山岚瘴气、肝痛、疫疠、小儿腹痛、风湿、风疹搔痒、咽喉肿痛、肺痨咯血、小儿食积等"。《中国彝族药学》记载：铁蒿"味苦，性寒。归肺、肝路"，具有"清火解毒，利胆退黄，除湿止痛，止血"之功效。

　　经对四川省的彝医医医疗机构及民间医生使用情况的调研，铁蒿在四川彝族聚居地的使用非常广泛，习惯以全草入药，多用于治疗感冒发热、中暑、肝胆湿热、疟疾等，鲜用多用于疗疮肿毒等。

　　牡蒿在《云南省中药材标准（第六册·彝族药）》（2005 年版）以"铁蒿"之名收载"全草"；在《上海市中药材标准》（1994 年版）、《浙江省中药炮制规范》（2015 年版）中均以"牡蒿"之名收载"地上部分"；《上海市中药饮片炮制规范》（2018 年版）以"牡蒿子"之名收载"头状花序"。此次制定的标准在《云南省中药材标准（第六册·彝族药）》（2005 年版）的基础上，增加了薄层鉴别、含量测定等项目。

　　供标准起草的 10 批样品分别采集于四川省凉山州普格县、美姑县及宜宾市、广元市、内江市等地。

　　【名称】　依据《云南省中药材标准（第六册·彝族药）》（2005 年版）的记载，药材中文名确定为"铁蒿"；依据《彝医植物志》（续集）彝文名确定为"ꀀꆈꀉꐎ"，音译为"黑可阿曲"。

　　【来源】　经成都中医药大学兰志琼副教授对彝医临床使用的"铁蒿"药材进行鉴定，基原为菊科植物牡蒿 *Artemisia japonica* Thunb.。

　　【植物形态】　多年生草本。茎单生或少数，高达 1.3 m，被微柔毛。叶两面无毛或初微被柔毛；基生叶与茎下部叶倒卵形或宽匙形，长 4 ～ 7 cm，羽状深裂或半裂，具短柄；中部叶匙形，长 2.5 ～ 4.5 cm，上端有 3 ～ 5 斜向浅裂片或深裂片，每裂片上端有 2 ～ 3 小齿或无齿，无柄。头状花序卵圆形或近球形，直径 1.5 ～ 2.5 mm，排成穗状或穗状总状花序，在茎上组成窄或中等开展圆锥花序；总苞片无毛。瘦果倒卵圆形。花果期 7—10 月。

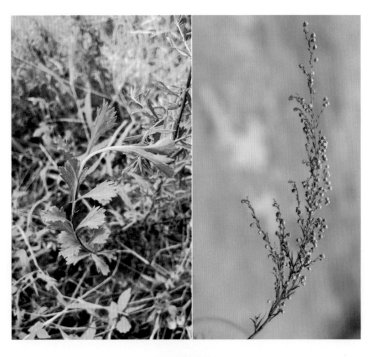

铁蒿植物图

【分布及生态环境】 分布于四川、贵州、云南及西藏（南部）等全国大部分地区，常生于林缘、灌丛、丘陵、山坡。

【性状】 根据药材样品据实描述。

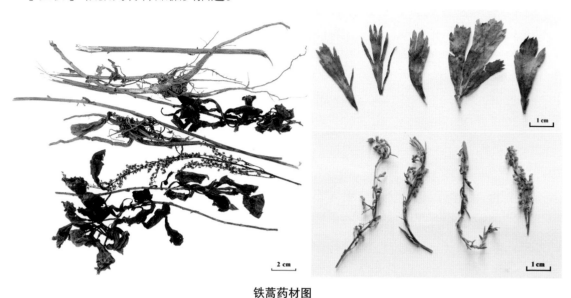

铁蒿药材图

【鉴别】 （1）显微鉴别 经对本品粉末显微特征的观察，其非腺毛、叶表皮细胞及气孔、石细胞等特征明显，收入标准正文。

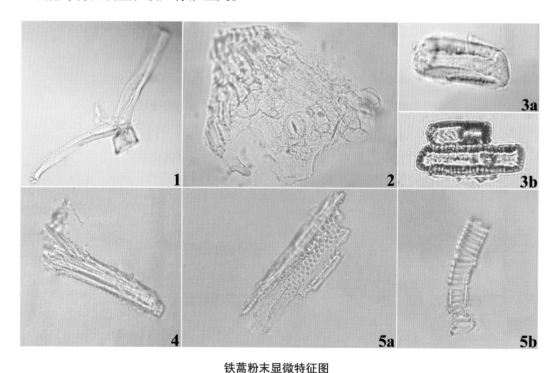

铁蒿粉末显微特征图

1—非腺毛 2—叶表皮细胞及气孔 3a，3b—石细胞 4—纤维 5a，5b—导管

（2）薄层鉴别 建立了以绿原酸对照品为对照的薄层色谱鉴别方法，方法的分离度及重

现性均较好。

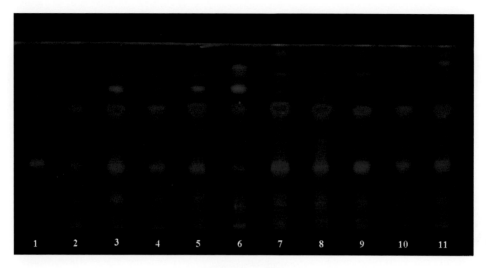

铁蒿薄层色谱图

1—绿原酸对照品　2～11—药材样品

【检查】 **水分**　10 批样品水分测定结果为 2.5% ～ 11.6%，平均值为 7.3%，结合"药材和饮片检定通则（通则 0212）"相关要求，规定限度不得过 13.0%。

总灰分　10 批样品总灰分测定结果为 5.8% ～ 13.7%，平均值为 10.0%，规定限度不得过 12.0%。

酸不溶性灰分　10 批样品酸不溶性灰分测定结果为 0.2% ～ 3.7%，平均值为 1.6%，规定限度不得过 2.0%。

【浸出物】 10 批样品浸出物测定结果为 20.2% ～ 28.8%，平均值为 24.3%，规定限度不得少于 20.0%。

【含量测定】 采用紫外 – 可见分光光度法，建立了铁蒿药材中总黄酮含量测定方法。经方法验证，芦丁在 0.2 ～ 1.4 mg/ml 范围内线性关系良好（r=0.997 0），加样回收率为 96.6% ～ 103.5%，RSD 为 2.5%。10 批铁蒿样品总黄酮测定结果为 3.66% ～ 12.35%，平均值为 7.89%。根据测定结果，规定"本品按干燥品计算，含总黄酮以芦丁（$C_{27}H_{30}O_{16}$）计，不得少于 3.0%"。

【性味与归经】【功能与主治】【用法与用量】 在《中国彝族药学》《云南省中药材标准（第六册·彝族药）》（2005 年版）等文献记载内容的基础上，经中彝医专家审定并规范术语而确定。

起草单位：成都中医药大学

起草人：兰志琼　王艺媛

复核单位：四川省药品检验研究院

透骨草 ⦿⫶⫶

Tougucao 楚切

GAULTHERIAE LEUCOCARPAE HERBA

本品为杜鹃花科植物滇白珠 *Gaultheria leucocarpa* var. *creaulata* (Kurz) T. Z. Hsu 的干燥全株。夏、秋二季采收，除去泥沙，洗净，干燥。

【性状】 本品根弯曲有分枝，表面灰褐色至棕褐色，栓皮易脱落，质坚硬，断面黄白色。茎圆柱形，表面黄棕色至红棕色，质坚硬，外皮易脱落。叶革质，完整者椭圆形或狭卵状，上表面灰绿色，下表面主脉凸起，先端渐尖，叶缘锯齿状。气微香，味甘、辛。

【鉴别】 （1）本品粉末棕黄色。木栓细胞类多边形，淡黄色或无色，壁厚。纤维成束，直径 65 ～ 190 μm。石细胞类方形，壁稍厚，孔沟明显，直径 17 ～ 51 μm。木薄壁细胞类长方形，内含草酸钙晶体。叶表皮细胞多边形或不规则形，气孔平轴式或不定式。

（2）取本品粉末 1 g，加 50% 甲醇 50 ml，超声处理 40 分钟，滤过，滤液蒸干，残渣加水 10 ml 使溶解，用石油醚（30 ～ 60℃）振摇提取 2 次，每次 10 ml，弃去石油醚液，水层加乙酸乙酯振摇提取 2 次，每次 10 ml，合并乙酸乙酯液，蒸干，残渣加甲醇 2 ml 使溶解，作为供试品溶液。另取槲皮苷对照品，加甲醇制成每 1 ml 含 0.5 mg 的溶液，作为对照品溶液。照薄层色谱法（通则 0502）试验，吸取上述两种溶液各 2 ～ 5 μl，分别点于同一硅胶 G 薄层板上，以乙酸乙酯 - 甲醇 - 甲酸 - 水（16∶0.5∶1∶3）为展开剂，展开，取出，晾干，喷以 10% 硫酸乙醇溶液，在 105℃加热至斑点显色清晰，置紫外光灯（365 nm）下检视。供试品色谱中，在与对照品色谱相应的位置上，显相同颜色的荧光斑点。

【检查】 **水分** 不得过 13.0%（通则 0832 第二法）。

总灰分 不得过 6.0%（通则 2302）。

酸不溶性灰分 不得过 1.5%（通则 2302）。

【浸出物】 照醇溶性浸出物测定法（通则 2201）项下的冷浸法测定，用 70% 乙醇为溶剂，不得少于 12.0%。

【含量测定】照高效液相色谱法（通则 0512）测定。

色谱条件与系统适用性试验 以十八烷基硅烷键合硅胶为填充剂；以乙腈 - 0.1% 磷酸溶液（22∶78）为流动相；检测波长为 254 nm。理论板数按槲皮苷峰计算应不低于 5 000。

对照品溶液的制备 取槲皮苷对照品适量，精密称定，加 60% 甲醇制成每 1 ml 含 20 μg 的溶液，即得。

供试品溶液的制备 取本品粉末（过三号筛）约 0.5 g，精密称定，置具塞锥形瓶中，精密加入 60% 甲醇 50 ml，称定重量，超声处理（功率 250 W，频率 40 kHz）40 分钟，放冷，再称定重量，用 60% 甲醇补足减失的重量，摇匀，滤过，取续滤液，即得。

测定法 分别精密吸取对照品溶液与供试品溶液各 5 μl，注入液相色谱仪，测定，即得。

本品按干燥品计算，含槲皮苷（$C_{21}H_{20}O_{11}$）不得少于 0.20%。

饮 片

【**炮制**】 除去杂质，润透，切段，干燥。

【**性状**】 本品呈不规则的段，其余主要特征同药材。

【**鉴别**】【**检查**】 同药材。

【**性味与归经**】 味辛，性温。归肺、胃、肾、肝经。

【**功能与主治**】 祛风除湿，散寒止痛，活血通络，祛痰平喘。用于风寒湿痹，手足麻木，痛经，闭经，跌打损伤，瘀血肿痛，风寒咳喘。

【ꃅꈌꊱꂷ】 ꛮꇗꄉ，ꎭꈲꀱ，ꇿꄻꇑꑸꑌ，ꈀꑿꎆꂷꃀꂷ。ꛮꇗꄉꀀꄀꑷꀱ，ꑍꉬꃅꐎꀕ，ꑂꃅꂷꂷꇯ，ꑭꇓꈌꊱꃅꄿꇯ。

【**用法与用量**】 9 ~ 15 g。外用适量。

【**贮藏**】 置阴凉干燥处。

透骨草质量标准起草说明

透骨草是彝医民间习用药材，在《滇南本草》《哀牢本草》《彝药志》《彝药本草》《彝药植物学续集》等文献中均有记载。《滇南本草》记载：透骨草"味辛、辣，性温。治痰火筋骨疼痛，泡酒用之良。其根、梗，洗风寒湿痹，筋骨疼，暖筋透骨"。《彝药志》记载：透骨草为"杜鹃花科白珠树属滇白珠 *Gaultheria yunnanensis* (Fr.) Rehd. 的干燥全株，性平，味苦涩。祛风除湿，活血散瘀，通络止痛。治风寒感冒，一身疼痛、劳伤腰痛、风湿关节痛"。

《云南省中药材标准（第二册·彝族药）》（2005 年版）以"透骨草"之名，收载滇白珠 *G. leucocarpa* var. *yunnanensis* (Franchet) T. Z. Hsu & R. C. Fang 的干燥地上部分。《贵州省中药材民族药材质量标准》（2019 年版）、《广东省中药材标准 第三册》（2019 年版）分别以"透骨香（滇白珠）""钻骨风（滇白珠）"之名，收载滇白珠 *G. leucocarpa* Bl. var. *creaulata* (Kurz) T. Z. Hsu 干燥全株。经查证《中国植物志》，滇白珠的拉丁名为 *G. leucocarpa* var. *creaulata* (Kurz) T. Z. Hsu。

经对四川省彝医医疗机构及民间医生使用情况的调研，透骨草在临床上多以全株入药，常用于治疗风湿性关节炎、麻痹、偏瘫、咳嗽、头痛及产妇瘀血疼痛等，同时透骨草也是上市品种克痒敏醑、滇白珠糖浆及四川彝医医疗机构制剂痛风颗粒的主要原料。

供标准起草的 10 批样品分别采集于四川省凉山州甘洛县、会理县、西昌市等。

【名称】 依据《滇南本草》《哀牢本草》的记载，药材中文名确定为"透骨草"。彝文名依据《彝药植物学续集》确定为"ꀐꄀꇬ"，音译名为"楚切"。

【来源】 经西南民族大学刘圆教授对彝医临床使用的"透骨草"药材进行鉴定，基原为杜鹃花科植物滇白珠 *Gaultheria leucocarpa* var. *creaulata* (Kurz) T. Z.Hsu。

【植物形态】 灌木，高达 2 m，全株无毛。叶卵形、椭圆形或长圆状披针形，长 4 ～ 14.5 cm，先端渐尖或尾尖，基部钝圆或近心形，有锯齿。总状花序腋生，有（1 ～）4 ～ 12 花，疏生。花梗长 3 ～ 9 mm；小苞片宽卵形，贴生花萼，密被纤毛；花萼裂片宽三角形；花冠白色，钟状，长 6 ～ 7 mm，裂片三角形，短小；花丝纺缍形，有小乳突，无毛，药室具 2 芒。蒴果球形或扁球形，直径 4 ～ 7 mm，被柔毛，包于紫黑色宿萼内。花期 5—9 月，果期 6—12 月。

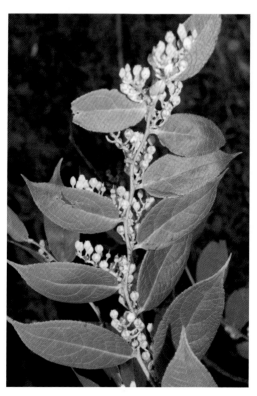

透骨草植物图

【分布及生态环境】 分布于长江流域以南各地，如四川、云南等。生于海拔 2 600 ～ 3 300 m 的山野草坡及丛林边。

【**性状**】根据药材样品据实描述。

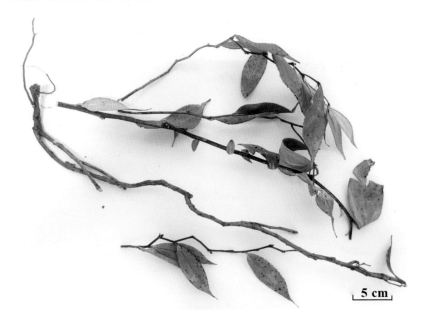

透骨草药材图

【**鉴别**】（1）显微鉴别　经对本品粉末显微特征的观察，其木栓细胞、纤维束、石细胞等特征明显，收入标准正文。

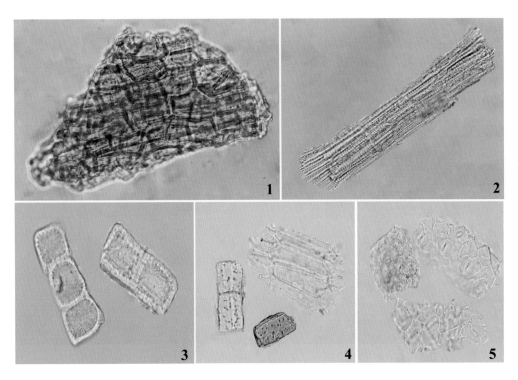

透骨草粉末显微特征图

1—木栓细胞　2—纤维束　3—石细胞　4—木薄壁细胞　5—叶表皮细胞及气孔

（2）薄层鉴别　建立了以槲皮苷对照品为对照的薄层色谱鉴别方法，方法的分离度及重现性均较好。

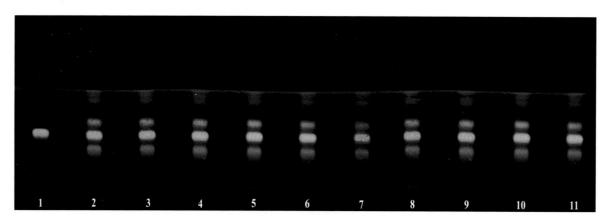

透骨草薄层色谱图

1—槲皮苷对照品　2～11—药材样品

【检查】水分　10 批样品水分测定结果为 5.1%～5.9%，平均值为 5.4%，结合"药材和饮片检定通则（通则 0212）"相关要求，规定限度不得过 13.0%。

总灰分　10 批样品总灰分测定结果为 3.6%～5.5%，平均值为 4.3%，规定限度不得过 6.0%。

酸不溶性灰分　10 批样品酸不溶性灰分测定结果为 0.4%～1.1%，平均值为 0.8%，规定限度不得过 1.5%。

【浸出物】　10 批样品浸出物测定结果为 12.2%～17.7%，平均值为 15.8%，规定限度不得少于 12.0%。

【含量测定】　采用 HPLC 法，建立了透骨草药材中槲皮苷含量测定方法。经方法验证，槲皮苷在 15.40～231.00 μg/ml 范围内线性关系良好（$r=0.9997$），加样回收率为 94.4%～96.9%，RSD 为 1.1%。10 批样品中槲皮苷测定结果为 0.13%～1.14%，平均值为 0.74%。根据测定结果，规定"本品按干燥品计算，含槲皮苷（$C_{21}H_{20}O_{11}$）不得少于 0.20%"。

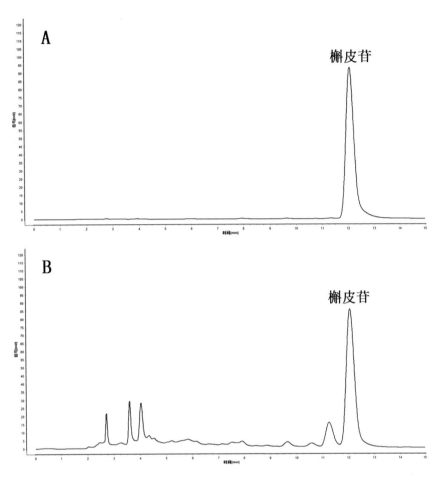

透骨草液相色谱图

A—槲皮苷对照品　B—药材样品

【性味与归经】【功能与主治】【用法与用量】 在《滇南本草》《云南省中药材标准（第二册·彝族药）》（2005 年版）药等文献记载内容基础上，经中彝医专家审定并规范术语而确定。

起草单位：西南民族大学

起草人：刘　圆　威则日沙　田一凡　李　莹　李文兵

复核单位：四川省药品检验研究院

象牙参　ﾓﾆﾐ

Xiangyashen　瓦洛补

ROSCOEAE HERBA

　　本品为姜科植物藏象牙参 *Roscoea tibetica* Bat. 或高山象牙参 *Roscoea alpina* Royle 的干燥全草。夏、秋二季采挖，除去杂质，洗净，干燥。

　　【性状】　**藏象牙参**　本品根纺锤形、棒状或类球形，长 0.5 ～ 2.5 cm，直径 0.2 ～ 0.8 cm，多簇生，表面皱缩，浅棕色或黄褐色；质坚，断面黄白色，粉性，中柱小。茎被膜质叶鞘，长 1.5 ～ 4 cm。叶 1 ～ 2（～ 4）枚，多皱缩，浅绿色或黄褐色；完整者展开呈椭圆形、长圆状披针形，长 2 ～ 15 cm，宽 1 ～ 2.5 cm。花皱缩，褐色或深棕色，1 ～ 3 朵顶生。蒴果小，生茎顶端，圆柱形，果皮膜质。种子多数，类圆球形或扁球形，深棕色。气微，味淡。

　　高山象牙参　根以棒状为主，长 1 ～ 5 cm；茎长至 15 cm，叶片长至 30 cm。

　　【鉴别】　（1）本品粉末灰黄色。叶表皮细胞呈类方形或类多角形，垂周壁略增厚；气孔平轴式。淀粉粒极多，单粒类圆形或广卵形。木栓细胞棕黄色或无色，表面观类方形，胞壁略增厚。可见螺纹导管和网纹导管，直径 14 ～ 49 μm。

　　（2）取本品粉末 1 g，加 70% 乙醇 25 ml，超声处理 1 小时，滤过，取续滤液 15 ml，加入盐酸 3 ml，置 80 ℃水浴中加热回流 4 小时，取出，蒸至近干，残渣加水 20 ml 使溶解，用乙酸乙酯振摇提取 2 次，每次 20 ml，合并乙酸乙酯液，蒸干，残渣加甲醇 2 ml 使溶解，作为供试品溶液。另取槲皮素对照品、山柰酚对照品，加乙醇制成每 1 ml 各含 0.5 mg 的混合溶液，作为对照品溶液。照薄层色谱法（通则 0502）试验，吸取供试品溶液 8 ～ 10 μl、对照品溶液 3 μl，分别点于同一硅胶 G 薄层板上，以环己烷 – 乙酸乙酯 – 甲酸（6 : 5 : 1）为展开剂，展开，取出，晾干，喷以 1% 三氯化铝乙醇溶液，晾干，置紫外光灯（365 nm）下检视。供试品色谱中，在与对照品色谱相应位置上，显相同颜色的荧光斑点。

　　【检查】　**水分**　不得过 13.0%（通则 0832 第二法）。

　　总灰分　不得过 13.0%（通则 2302）。

　　酸不溶性灰分　不得过 2.0%（通则 2302）。

　　【浸出物】　照醇溶性浸出物测定法（通则 2201）项下的热浸法测定，用稀乙醇作溶剂，不得少于 16.0%。

【含量测定】 照高效液相色谱法（通则 0512）测定。

色谱条件与系统适用性试验　以十八烷基硅烷键合硅胶为填充剂；以甲醇 – 0.4% 磷酸溶液（42∶58）为流动相；检测波长为 360 nm。理论板数按槲皮素峰计算应不低于 5 000。

对照品溶液的制备　取槲皮素对照品适量，精密称定，加 50% 甲醇制成每 1 ml 含 10 μg 的溶液，即得。

供试品溶液的制备　取本品粉末（过三号筛）约 0.5 g，精密称定，置具塞锥形瓶中，精密加入甲醇 – 盐酸（4∶1）的混合溶液 25 ml，称定重量，置 90℃ 水浴中加热回流 1 小时，放冷，再称定重量，用甲醇补足减失的重量，摇匀，滤过，取续滤液，即得。

测定法　分别精密吸取对照品溶液与供试品溶液各 10 μl，注入液相色谱仪，测定，即得。

本品按干燥品计算，含槲皮素（$C_{15}H_{10}O_7$）不得少于 0.020%。

饮　片

【炮制】 除去杂质，切段。

【性状】 本品为不规则的段，其余主要特征同药材。

【鉴别】【检查】【浸出物】【含量测定】 同药材。

【性味与归经】 味甘、苦，性凉。

【功能与主治】 润肺，补虚，止咳。用于咳喘，病后体虚。

【ꀊꆈꌠꑊꇬ】 ꀊꆈ，ꊿꋋꄮ，ꃀꎭ。ꀊꆈꌠꑊꇬꐕꃀꑌ。

【用法与用量】 9 ～ 15 g。外用适量。

【贮藏】 置通风干燥处。

象牙参质量标准起草说明

象牙参是我国多民族民间习用药材，在《中华本草》、《中国民族药辞典》、《彝医植物药》（续集）、《迪庆藏药》、《四川中药资源志要》等文献中记载的基原植物有：滇象牙参 *Roscoea yunnanensis* Loes.、藏象牙参 *R. tibetica* Bat.、高山象牙参 *R. alpina* Royle 等。《中华本草》记载：象牙参"味苦，性凉"，具有"润肺止咳，补虚"之功效，主治"咳嗽，哮喘，病后体虚，虚性水肿"。《彝医植物药》（续集）记载：高山象牙参彝族药名为"ꃮꇬꀘ"，音译为"瓦洛补"，具"壮阳补肾，滋补虚弱，敛疮拔毒，接骨生肌，活血散瘀，消肿定痛"之功效，主治"头目昏花，身弱无力，疮伤，骨折，肿毒，跌打出血"。《四川中药资源志要》记载：藏象牙参具有"补肾，活血，消肿"之功效。

经对四川省彝医医疗机构及民间医生使用情况的调研，彝医使用象牙参类药材的主流品

种为藏象牙参 *R. tibetica* Bat. 和高山象牙参 *R. alpina* Royle，多以全草入药，常用于治疗头目昏花、身弱无力、疮伤、骨折、无名肿毒等。

供标准起草的 10 批样品分别采集于四川省凉山州会理县、西昌市、冕宁县等地。

【名称】 依据《中华本草》及四川彝医临床习用名称，药材中文名确定为"象牙参"。彝文名依据《彝药植物学》（续集）确定为"ꃺꇜꁱ"，音译为"瓦洛补"。

【来源】 经四川省中医药科学院周毅研究员对彝医临床使用的"象牙参"药材进行鉴定，基原为姜科植物藏象牙参 *Roscoea tibetica* Bat. 或高山象牙参 *Roscoea alpina* Royle。

【植物形态】 **藏象牙参** 多年生草本，株高 5 ～ 15 cm。根粗厚，丛生。茎基部有 3 ～ 4 枚膜质的鞘，密被腺点。叶通常 1 ～ 2 片，叶片椭圆形，长 2 ～ 6 cm，宽 1 ～ 2.5 cm。花单生或 2 ～ 3 朵顶生，紫红色或蓝紫色；萼管顶部具 3 齿；花冠管稍较萼为长，后方的 1 枚裂片长圆形，具短尖头，内凹，侧生的裂片披针形；侧生退化雄蕊长圆形，长 1 ～ 1.3 cm；唇瓣倒卵形，2 裂达 3/4 处，裂片顶端有小尖头。花期 6—7 月。

高山象牙参 较藏象牙参植株较高大，叶片长圆状披针形或线状披针形，花常单生，花冠裂片中后方一枚圆形，唇瓣顶端 2 裂至 1/3 处。

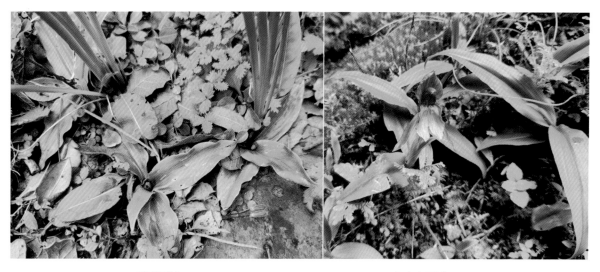

藏象牙参　　　　　　　　　　　　　　高山象牙参

象牙参植物图

【分布及生态环境】 分布于四川、云南、西藏等省（区）。藏象牙参生于山坡、草地或松林下；高山象牙参生于海拔 3 000 m 的松林或杂木林下。

【性状】 根据药材样品据实描述。

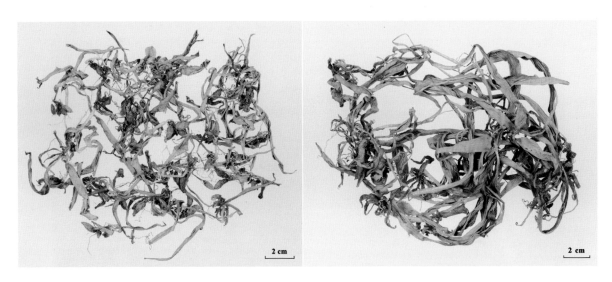

藏象牙参　　　　　　　　　　　　　　高山象牙参

象牙参药材图

【鉴别】（1）显微鉴别　经对本品粉末显微特征的观察，其叶表皮细胞、气孔、淀粉粒等特征明显，收入标准正文。

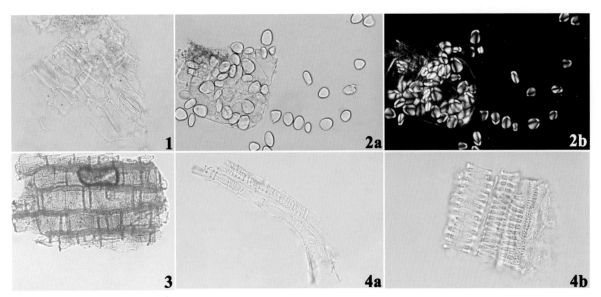

象牙参粉末显微特征图

1—叶表皮细胞及气孔　2a，2b—淀粉粒　3—木栓细胞　4a，4b—导管

（2）薄层鉴别　建立了以山柰酚对照品和槲皮素对照品对照的薄层色谱鉴别方法，方法的分离度及重现性均较好。

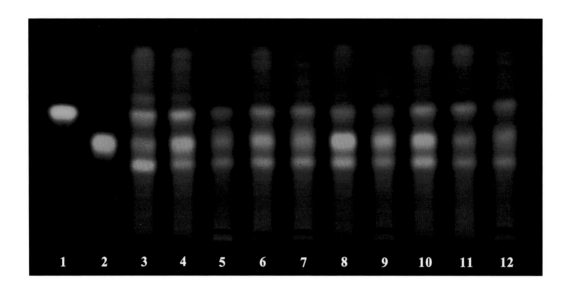

象牙参薄层色谱图

1—山柰酚对照品　2—槲皮素对照品　3～12—药材样品

【检查】**水分**　10 批样品水分测定结果为 6.3%～9.8%，平均值为 8.1%，结合"药材和饮片检定通则（通则 0212）"相关要求，规定限度不得过 13.0%。

总灰分　10 批样品总灰分测定结果为 7.9%～12.0%，平均值为 10.4%，规定限度不得过 13.0%。

酸不溶性灰分　10 批样品酸不溶性灰分测定结果为 0.9%～3.0%，平均值为 1.62%，规定限度不得过 2.0%。

【浸出物】　10 批样品浸出物测定结果为 18.1%～22.7%，平均值为 19.9%，规定限度不得少于 16.0%。

【含量测定】　采用 HPLC 法，建立了象牙参药材中槲皮素含量测定方法。经方法验证，槲皮素在 12.94～517.50 ng 范围内线性关系良好（r=0.999 9），加样回收率为 97.4%～102.4%，RSD 为 1.9%。10 批样品槲皮素测定结果为 0.019%～0.076%，平均值为 0.041%。根据测定结果，规定"本品按干燥品计算，含槲皮素（$C_{15}H_{10}O_7$）不得少于 0.020 %"。

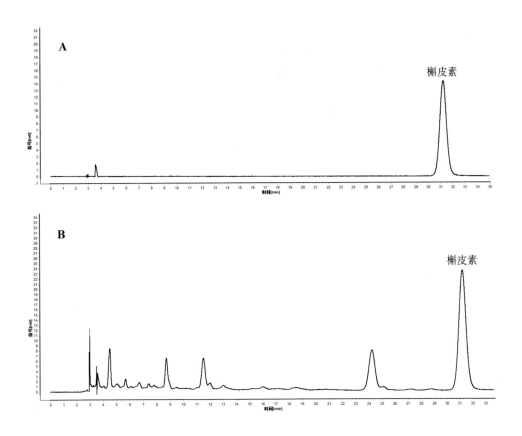

象牙参液相色谱图
A—槲皮素对照品 B—药材样品

【性味与归经】【功能与主治】【用法与用量】 在《中华本草》、《中国民族药辞典》、《彝医植物药》（续集）、《四川中药资源志要》等文献的基础上，经中彝医专家审定并规范术语而确定。

起草单位：四川省中医药科学院

起草人：周　毅　陈　雏　吴　燕　王红兰

　　　　杨　萍　李　彬　朱文涛　杜玖珍

复核单位：四川省药品检验研究院

麻牛膝　 ᤲᤱᤣ

Maniuxi　　乃斯补尼

CYATHULAE CAPITATAE RADIX

本品为苋科植物头花杯苋 *Cyathula capitata* Moq. 的干燥根。秋、冬二季采收，除去芦头、须根及泥沙，洗净，干燥。

【性状】 本品呈圆锥形，扭曲，根头稍膨大，分支较多，长 15 ～ 70 cm，直径 0.6 ～ 2.0 cm。表面棕黄色至红棕色，具纵皱纹、支根痕和多数圆形凸起的皮孔。质硬，不易折断，断面纤维性强，棕褐色或棕黄色，异型维管束点状，排列成数轮同心环。气微，味苦麻。

【鉴别】 （1）本品横切面：木栓层为数列细胞组成，细胞扁长方形或长圆形。栓内层窄。三生维管束外韧型，断续排列呈 3 ～ 8 层同心环，束中形成层明显。木质部主要由导管及木纤维组成；导管多为单个散列，亦有 2 ～ 3 个成群，径向排列，木化；木纤维发达，常与导管交互伴生。中央次生构造维管系统常分成 2 ～ 6 股。薄壁细胞含草酸钙砂晶或方晶。

粉末棕黄色或棕红色。纤维长条形，直径 8 ～ 25 μm，可见纹孔。薄壁细胞多含有草酸钙砂晶或方晶。木栓细胞淡棕色，多角形。具缘纹孔导管多见，直径 10 ～ 60 μm，纹孔圆形或长圆形。

（2）取【含量测定】项下的供试品溶液 20 ml，蒸干，残渣加甲醇 1 ml 使溶解，作为供试品溶液。另取竹节参皂苷Ⅳa 对照品，加甲醇制成每 1 ml 含 0.1 mg 的溶液，作为对照品溶液。照薄层色谱法（通则 0502）试验，吸取上述两种溶液各 5 ～ 10 μl，分别点于同一硅胶 G 薄层板上，以乙酸乙酯 – 甲醇 – 水 – 甲酸（15：3：1：1）为展开剂，展开，取出，晾干，置紫外光灯（365 nm）下检视。供试品色谱中，在与对照品色谱相应的位置上，显相同颜色的荧光斑点。

（3）取杯苋甾酮对照品，加甲醇制成每 1 ml 含 0.1 mg 的溶液，作为对照品溶液。照薄层色谱法（通则 0502）试验，吸取【鉴别】（2）项下的供试品溶液与对照品溶液各 5 ～ 10 μl，分别点于同一硅胶 G 薄层板上，以环己烷 – 乙酸乙酯 – 甲醇 – 冰醋酸（3：4：1.5：0.2）为展开剂，展开，取出，晾干，置紫外光灯（365 nm）下检视。供试品色谱中，在与对照品色谱相应的位置上，显相同颜色的荧光斑点。

【检查】 水分　不得过 13.0%（通则 0832 第二法）。

酸不溶性灰分 不得过 6.0%（通则 2302）。

【浸出物】 照水溶性浸出物测定法（通则 2201）项下的冷浸法测定，不得少于 45.0%。

【含量测定】 照高效液相色谱法（通则 0512）测定。

色谱条件与系统适用性试验 以十八烷基硅烷键合硅胶为填充剂；以乙腈 – 0.2% 磷酸溶液（37∶63）为流动相；检测波长为 203 nm。理论板数按竹节参皂苷 IV a 峰计算应不低于 4 000。

对照品溶液的制备 取竹节参皂苷 IV a 对照品适量，精密称定，加甲醇制成每 1 ml 含 40 μg 的溶液，即得。

供试品溶液的制备 取本品粉末（过三号筛）约 0.2 g，精密称定，置具塞锥形瓶中，精密加入 80% 甲醇 25 ml，称定重量，加热回流 30 分钟，放冷，再称定重量，用 80% 甲醇补足减失的重量，摇匀，滤过，取续滤液，即得。

测定法 分别精密吸取对照品溶液与供试品溶液各 10 μl，注入液相色谱仪，测定，即得。

本品按干燥品计算，含竹节参皂苷 IV a（$C_{42}H_{66}O_{14}$）不得少于 0.25%。

饮 片

【炮制】 除去杂质，洗净，润透，切厚片，干燥。

【性状】 本品呈不规则的厚片，其余主要特征同药材。

【鉴别】 同药材。

【性味与归经】 味微苦，性平。归肝、肾经。

【功能与主治】 祛风除湿，祛瘀通经。用于风湿痹证，腰膝疼痛，血瘀经闭，产后恶露不尽。

【ꀀꄷꈎ꒒ꑭ꒳ꋭ】 ꑴꑴꑭꑴ，ꑴꑴꂰ꒰꒳。꒒ꑴꌠꑭꑴꑭꑴꑴꑴꋭꑴ，ꑴꑴꑴꑴ，ꑴꑴꂰꑴꑴ꒳ꑴ。

【用法与用量】 9 ～ 15 g。

【贮藏】 置通风干燥处。

麻牛膝质量标准起草说明

麻牛膝又名红牛膝，为彝医民间习用药材，《彝族医药》记载的彝文名为"ꀀꄷꈎ꒒"，音译为"乃死补你（乃斯补尼）"。《中华本草》、《红河中草药》、《中药材品种论述》、《中药志》等文献均有记载，其基原为头花杯苋 *Cyathula capitata* Moq.。《中华本草》记载：麻牛膝"味微苦，性平。祛风湿，逐瘀血。主治风寒湿痹，腰膝疼痛，血瘀经闭，产后恶露不尽"。

《中国药典》（1963 年版）川牛膝项下收载了两个基原：头序杯苋 *C. capitata* Moq.、毛杯苋 *C. tomentosa* Moq.。《中国药典》（1977 年版）将川牛膝基原更正为 *C. officinalis* Kuan，不再收载 *C. capitata* Moq.。

经对四川省彝医医疗机构及民间医生使用情况的调研，确认彝医使用的麻牛膝基原为头花杯苋 *C. capitata* Moq.，常配伍其他药物用于治疗跌打损伤、风湿、类风湿等。

供标准起草的 13 批样品分别采集于四川省凉山州、乐山市、雅安市，云南省丽江市等地或购于四川省成都市荷花池药材市场等地。

【名称】 依据《彝族医药》《中华本草》的记载，药材中文名确定为"麻牛膝"。依据《彝族医药》，彝文名确定为"ꆈꑳꁮꆀ"，音译为"乃斯补尼"。

【来源】 经四川省药品检验研究院黎跃成主任药师及高必兴博士对彝医临床使用的"麻牛膝"药材进行鉴定，基原为苋科植物头花杯苋 *Cyathula capitata* Moq.。

【植物形态】 多年生草本，高达 1 m。根粗壮，灰褐色或棕红色，根条圆锥状，少扭曲，味苦、涩而略麻。茎疏被灰色长柔毛。叶纸质，宽卵形或倒卵状长圆形，长 5 ~ 14 cm，先端尾尖或渐尖，基部楔形，两面疏被长柔毛，具缘毛。花球团球形或椭圆形，直径 2 ~ 4 cm，近单生或成短穗状花序。两性花花被片披针形，暗紫色，基部被长柔毛；不育花花被片披针状钻形，坚硬，顶端钩状；退化雄蕊长 0.6 ~ 1 mm，顶端深裂或流苏状；子房基部被长柔毛。胞果长圆状卵形。花期 8 月，果期 10 月。

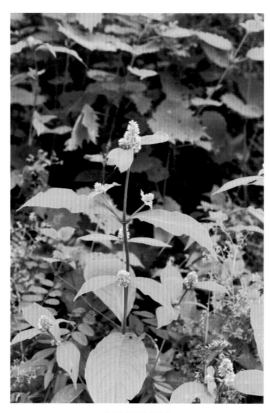

麻牛膝植物图

【分布及生态环境】 分布于四川、云南、西藏等省（区），生于海拔 1 700 ～ 2 300 m 的山坡杂木林下。

【性状】 根据药材样品据实描述。

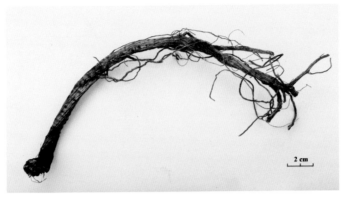

麻牛膝药材图

【鉴别】 （1）横切面显微鉴别　经对本品根横切面观察，其横切面异型维管束、草酸钙晶体等显微特征明显，收入标准正文。

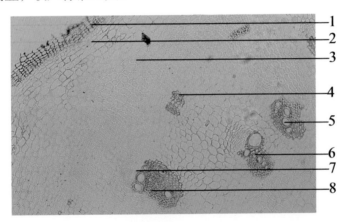

1—木栓层　2—栓内层　3—皮层　4—草酸钙晶体　5—导管　6—异型维管束　7—韧皮部　8—纤维

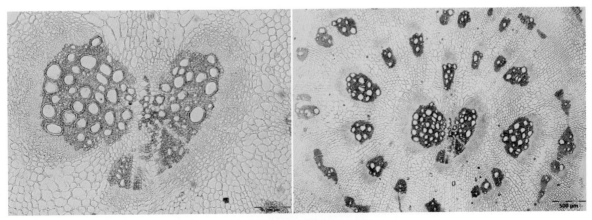

异型维管束

麻牛膝横切面显微特征图

（2）粉末显微鉴别 经对本品粉末显微特征的观察，其纤维、草酸钙方晶或砂晶、木栓细胞等特征明显，收入标准正文。

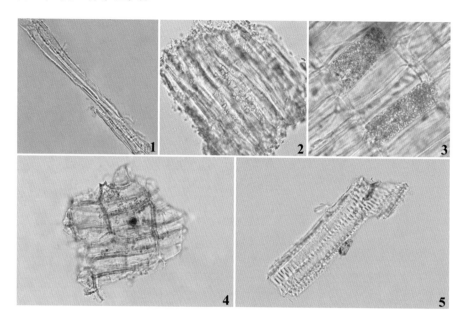

麻牛膝粉末显微特征图

1—纤维 2—草酸钙方晶 3—草酸钙砂晶 4—木栓细胞 5—导管

（3）薄层鉴别 分别建立了以竹节参皂苷IVa对照品、杯苋甾酮对照品为对照的薄层色谱鉴别方法，方法的分离度及重现性均较好。

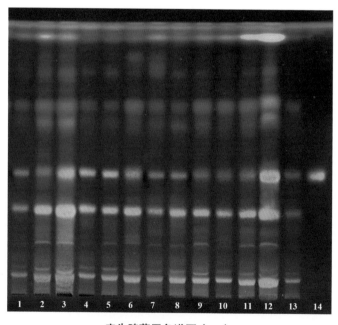

麻牛膝薄层色谱图（一）

1～13—药材样品 14—竹节参皂苷IVa对照品

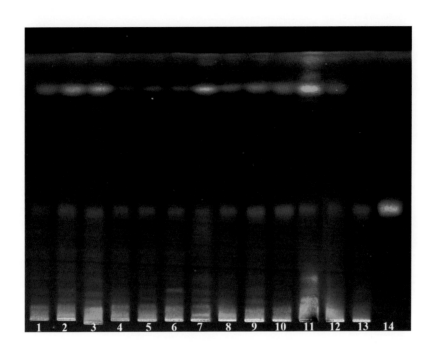

麻牛膝薄层色谱图（二）

1～13—药材样品　14—杯苋甾酮对照品

【检查】　**水分**　13 批样品水分测定结果为 6.9%～11.6%，平均值为 9.6%，结合"药材和饮片检定通则（通则 0212）"相关要求，规定限度不得过 13.0%。

酸不溶性灰分　13 批样品酸不溶性灰分测定结果为 0.2%～5.9%，平均值为 2.0%，规定限度不得过 6.0%。

【浸出物】　13 批样品浸出物测定结果为 44.4%～70.3%，平均值为 55.0%，规定限度不得少于 45.0%。

【含量测定】　采用 HPLC 法，建立了麻牛膝药材中竹节参皂苷Ⅳa 含量测定方法。经方法验证，竹节参皂苷Ⅳa 在 3.96～79.20 μg/ml 范围内线性关系良好（r=0.999 9），加样回收率为 96.7%～107.7%，RSD 为 4.5%。13 批麻牛膝样品中的竹节参皂苷Ⅳa 含量测定结果为 0.18%～1.39%，平均值为 0.67%。根据测定结果，规定"本品按干燥品计算，含竹节参皂苷Ⅳa（$C_{42}H_{66}O_{14}$）不得少于 0.25%"。

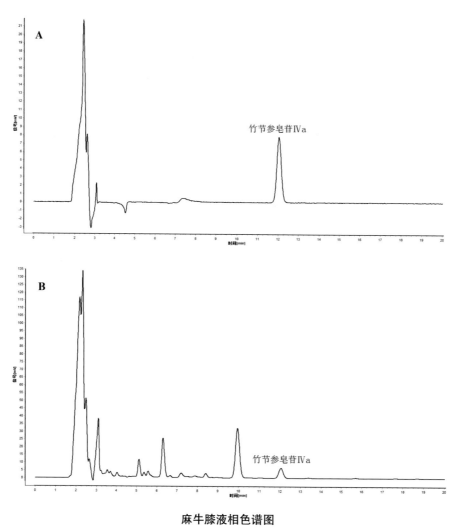

麻牛膝液相色谱图
A—竹节参皂苷Ⅳa 对照品　　B—药材样品

【性味与归经】【功能与主治】【用法与用量】　在《彝族医药》《中药材品种论述》《中华本草》等文献记载内容基础上，经中彝医专家审定并规范术语而确定。

起草单位：四川省药品检验研究院
起草人：高必兴　齐景梁　李　倩　汤　敏　马彦红
复核单位：成都市药品检验研究院

斑鸠窝 ꊝꇬꌐꊰ

Banjiuwo 居戈补此

DESMODII MICROPHYLLI HERBA

本品为豆科植物小叶三点金 *Desmodium microphyllum* (Thunb.) DC. 的干燥全草。夏、秋二季采收，除去泥沙，洗净，干燥。

【性状】 本品长 20～100 cm。根呈长圆锥形，分枝多，弯曲，外表棕黄色至褐色，断面淡黄白色。茎分枝多，全体被柔毛。叶多脱落，完整者为三出复叶，小叶片椭圆形或矩圆形，长 2～12 mm。可见总状花序或荚果（荚节 2～4）。气微，味淡甘，嚼之有豆腥味。

【鉴别】 （1）本品粉末灰黄棕色。纤维成束，周围的细胞中含草酸钙方晶，形成晶纤维。草酸钙方晶直径 5～26 μm。非腺毛细长略弯曲。分泌道碎片可见，含棕色分泌物。淀粉粒单粒类圆形，直径 6～20 μm，脐点裂缝状或孔状；复粒多由 2～3 分粒组成。

（2）取本品粉末 1 g，加 70% 甲醇 25 ml，超声处理 30 分钟，滤过，滤液蒸干，残渣加甲醇 1 ml 使溶解，作为供试品溶液。另取异荭草苷对照品、荭草苷对照品，加甲醇分别制成每 1 ml 含 0.25 mg 的溶液，作为对照品溶液。照薄层色谱法（通则 0502）试验，吸取上述三种溶液各 10 μl，分别点于同一硅胶 G 薄层板上，以乙酸乙酯－甲酸－水（6∶1∶1）为展开剂，展开，取出，晾干，喷以三氯化铝试液，在 105℃加热至斑点显色清晰，置紫外光灯（365 nm）下检视。供试品色谱中，在与对照品色谱相应的位置上，显相同颜色的荧光斑点。

【检查】 **水分** 不得过 13.0%（通则 0832 第二法）。

总灰分 不得过 14.0%（通则 2302）。

酸不溶性灰分 不得过 8.0%（通则 2302）。

【浸出物】 照醇溶性浸出物测定法（通则 2201）项下的热浸法，用 70% 乙醇作溶剂，不得少于 15.0%。

【含量测定】 照高效液相色谱法（通则 0512）测定。

色谱条件与系统适用性试验 以十八烷基硅烷键合硅胶为填充剂；以乙腈－0.2% 磷酸溶液（16∶84）为流动相；检测波长为 349 nm。理论板数按荭草苷峰计算应不低于 3 000。

对照品溶液的制备 取异荭草苷对照品、荭草苷对照品适量，精密称定，置棕色量瓶中，加甲醇分别制成每 1 ml 含异荭草苷 50 μg、荭草苷 25 μg 的混合溶液，摇匀，即得。

供试品溶液的制备 取本品粉末（过三号筛）约 0.5 g，精密称定，置具塞锥形瓶中，精

密加入 70% 甲醇 25 ml，称定重量，超声处理（功率 250 W，频率 40 kHz）45 分钟，放冷，再称定重量，用 70% 甲醇补足减失的重量，摇匀，滤过，取续滤液，即得。

测定法 分别精密吸取对照品溶液与供试品溶液各 10 μl，注入液相色谱仪，测定，即得。

本品按干燥品计算，含异荭草苷（$C_{21}H_{20}O_{11}$）和荭草苷（$C_{21}H_{20}O_{11}$）的总量不得少于 0.020%。

饮　片

【炮制】除去杂质，切段。

【性状】本品呈不规则的段，其余主要特征同药材。

【鉴别】【检查】【浸出物】【含量测定】同药材。

【性味与归经】味苦，性寒。

【功能与主治】清热利湿，消肿止痛。用于湿热痹证，黄疸，痢疾等。

【ꀒꈐꆈꎐ】ꀒꈐꑲ，ꀊꄸꈟꅉꀕ。ꆏꆈꊪꏸꃅꒉ，ꈌꉌꁦꆈꑭ。

【用法与用量】10 ～ 15 g。外用适量。

【贮藏】置阴凉干燥处。

斑鸠窝质量标准起草说明

斑鸠窝为豆科植物小叶三点金 *Desmodium microphyllum* (Thunb.) DC. 的干燥全草，是彝医民间习用药材，在《哀牢本草》《彝药志》《彝药本草》等均有记载。《哀牢本草》记载：斑鸠窝"温中散寒，理气止痛。用于胃寒疼痛，小儿疳积"。《彝药志》记载：斑鸠窝"性寒，味苦。健脾利湿，清凉解毒，活血通络。治小儿疳积，妇女红崩白带，痢疾，黄疸，咳嗽，哮喘，痔疮，淋病"。

《四川省中草药标准（试行稿）第二批》（1979 年版）和《云南省中药材标准（第四册·彝族药Ⅱ）》（2005 年版）分别以"小叶三点金"和"斑鸠窝"药材名收载，均为豆科植物小叶三点金 *D. microphyllum* (Thunb.) DC. 的干燥全草，记载的功效分别为"健脾，利湿，止咳平喘，解毒消肿"；"清热解毒，活血调经，除湿止带"。

经对四川省彝医医疗机构及民间医生使用情况的调研，斑鸠窝多用于肝胆湿热证，在治疗黄疸、痢疾、小儿疳积等方面应用较为广泛。此次标准起草，在已有省级标准的基础上，增加了显微鉴别、含量测定等项目。

供标准起草的 8 批样品分别采集于四川省凉山州会东县、普格县等地，2 批样品收集于云南省民间诊所。

【名称】 依据《哀牢本草》的记载，药材中文名确定为"斑鸠窝"。彝文名依据彝医临床用药名确定为"ꀕꑽꑿꑾ"，音译为"居戈补此"。

【来源】 经西南民族大学刘圆教授对彝医临床使用的"斑鸠窝"药材进行鉴定，基原为豆科植物小叶三点金 *Desmodium microphyllum* (Thunb.) DC.。

【植物形态】 多年生草本。茎纤细，近无毛。叶为羽状三出复叶，或有时仅为单小叶；小叶薄纸质，较大的为倒卵状长椭圆形或长椭圆形，长 10 ～ 12 mm，宽 4 ～ 6 mm；较小的为倒卵形或椭圆形，长 2 ～ 6 mm，宽 1.5 ～ 4 mm，先端圆形。总状花序有花 6 ～ 10 朵，被黄褐色开展柔毛；花萼 5 深裂，密被黄褐色长柔毛，裂片线状披针形；花冠粉红色，与花萼近等长；子房线形，被毛。荚果长 12 mm，有荚节 3 ～ 4。花期 5—9 月，果期 9—11 月。

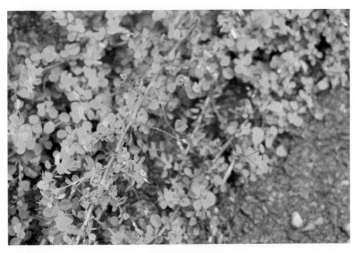

斑鸠窝植物图

【分布及生态环境】 分布于四川、云南、西藏等省（区），生于海拔 150 ～ 2 500 m 的荒地草丛中或灌木林中。

【性状】 根据药材样品据实描述。

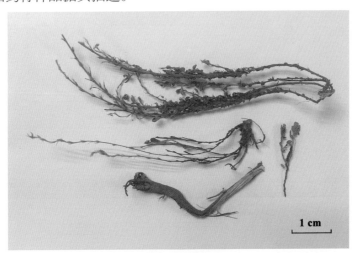

1 cm

斑鸠窝药材图

【鉴别】（1）显微鉴别　经对本品粉末显微特征的观察，其晶纤维、草酸钙方晶、淀粉粒等特征明显，收入标准正文。

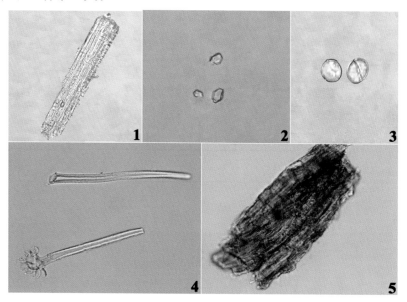

斑鸠窝粉末显微特征图

1—晶纤维　2—草酸钙方晶　3—淀粉粒　4—非腺毛　5—分泌道碎片

（2）薄层鉴别　建立了以荭草苷对照品、异荭草苷对照品为对照的薄层色谱鉴别方法，方法的分离度及重现性均较好。

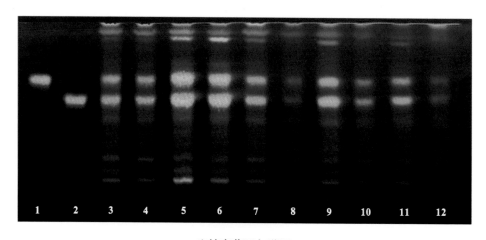

斑鸠窝薄层色谱图

1—荭草苷对照品　2—异荭草苷对照品　3～12—药材样品

【检查】水分　10 批样品水分测定结果为 6.9%～8.7%，平均值为 7.8%，结合"药材和饮片检定通则（通则 0212）"相关要求，规定限度不得过 13.0%。

总灰分　10 批样品总灰分测定结果为 7.0%～12.4%，平均值为 10.1%，规定限度不得过 14.0%。

酸不溶性灰分　10 批样品酸不溶性灰分测定结果为 5.4%～7.8%，平均值为 6.8%，规定限度不得过 8.0%。

【浸出物】 10 批样品浸出物测定结果为 18.6% ～ 30.4%，平均值为 24.4%，规定限度不得少于 15.0%。

【含量测定】 采用 HPLC 法，建立了斑鸠窝药材中荭草苷、异荭草苷含量测定方法。经方法验证，荭草苷在 0.20 ～ 201.00 μg/ml 范围内线性关系良好（r=0.999 6），异荭草苷在 1.30 ～ 201.00 μg/ml 范围内线性良好（r=0.999 5）。荭草苷加样回收率为 99.7% ～ 105.6%，RSD 为 2.4%，异荭草苷加样回收率为 96.4% ～ 101.7%，RSD 为 2.0%。10 批样品荭草苷和异荭草苷总量测定结果为 0.02% ～ 0.51%，平均值为 0.23%。根据测定结果，规定"本品按干燥品计算，含荭草苷（$C_{21}H_{20}O_{11}$）和异荭草苷（$C_{21}H_{20}O_{11}$）的总量不得少于 0.020%"。

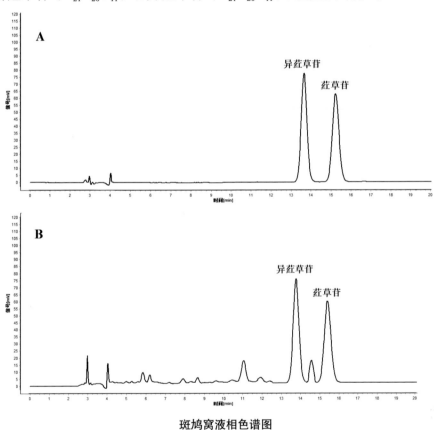

斑鸠窝液相色谱图

A—荭草苷、异荭草苷对照品　B—药材样品

【性味与归经】【功能与主治】【用法与用量】 在《哀牢本草》《四川省中草药标准（试行稿）第二批》（1979 年版）等文献记载内容的基础上，经中彝医专家审定并规范术语而确定。

起草单位：西南民族大学

起草人：刘　圆　李奕松　李　莹　李文兵

杨正明　罗　江　额其小里

复核单位：四川省药品检验研究院

紫金标 ᨃᨋᨁ

Zijinbiao 静诺齐

CERATOSTIGMAE MINI RADIX

本品为白花丹科植物小蓝雪花 *Ceratostigma minus* Stapf ex Prain 的干燥根。全年可采收，除去杂质，洗净，干燥。

【性状】 本品呈长圆柱形，稍弯曲，长 15 ～ 40 cm，直径 0.5 ～ 1.5 cm。表面棕红色或者暗红色，粗糙，具有纵皱纹，老根表皮疏松，质硬，断面白色，中间红褐色。气微香，味甘、淡。

【鉴别】 （1）本品粉末呈黄棕色。淀粉粒多，单粒类球形，脐点星状、点状、裂缝状，复粒由 2 ～ 3 分粒组成。纤维单个散在或成束。石细胞类圆形，类长方形，壁厚，纹孔明显。可见网纹导管、具缘纹孔导管。

（2）取本品粉末 0.5 g，加乙醇 20 ml，超声处理 30 分钟，滤过，滤液蒸干，残渣加乙醇 1 ml 使溶解，作为供试品溶液。另取紫金标对照药材 0.5 g，同法制成对照药材溶液。照薄层色谱法（通则 0502）试验，吸取上述两种溶液各 5 μl，分别点于同一硅胶 GF$_{254}$ 薄层板上，以石油醚（60 ～ 90℃）– 乙酸乙酯 – 冰醋酸（7：1：0.5）为展开剂，展开，取出，晾干，分别置日光和紫外光灯（254 nm）下检视。供试品色谱中，在与对照药材色谱相应的位置上，显相同颜色的斑点。

【检查】 **水分** 不得过 13.0%（通则 0832 第二法）。

总灰分 不得过 6.0%（通则 2302）。

酸不溶性灰分 不得过 3.0%（通则 2302）。

【浸出物】 照醇溶性浸出物测定法（通则 2201）项下的热浸法测定，用 30% 乙醇作溶剂，不得少于 12.0%。

【含量测定】 照高效液相色谱法（通则 0512）测定。

色谱条件与系统适用性试验 以十八烷基硅烷键合硅胶为填充剂；以甲醇 – 水（70：30）为流动相；检测波长为 265 nm。理论板数按白花丹素峰计算应不低于 5 000。

对照品溶液的制备 取白花丹素对照品适量，精密称定，加甲醇制成每 1 ml 含 20 μg 的溶液，即得。

供试品溶液的制备 取本品粉末（过三号筛）约 0.5 g，精密称定，置具塞锥形瓶中，精密加入稀乙醇 25 ml，称定重量，超声处理（功率 250 W，频率 40 kHz）30 分钟，放冷，再称定重量，用稀乙醇补足减失的重量，摇匀，滤过，取续滤液，即得。

测定法　分别精密吸取对照品溶液与供试品溶液各 10 μl，注入液相色谱仪，测定，即得。

本品按干燥品计算，含白花丹素（$C_{11}H_8O_3$）应为 0.15% ～ 1.5%。

饮　片

【**炮制**】除去杂质，切段。

【**性状**】本品呈不规则的段，其余主要特征同药材。

【**鉴别**】【**检查**】【**浸出物**】【**含量测定**】同药材。

【**性味与归经**】味辛、苦，性温。

【**功能与主治**】祛风除湿，通络止痛。用于风湿关节疼痛，脘腹冷痛，跌打损伤。

【ꋖꊪꂷꀕꆈꁩ】ꎠꀕꑭ，ꆏꆀ。ꀕꑬꌦꋌꃀ，ꈜꈭ，ꎆꁱꅪꏥ，ꄸꊛꄉꂶꌠ。

【**用法与用量**】1.5 ～ 6 g。外用适量。

【**贮藏**】置通风干燥处。

紫金标质量标准起草说明

白花丹科植物岷江蓝雪花 *Ceratostigma willmottianum* Stapf、蓝雪花 *C.plumbaginoides* Bunge、小蓝雪花 *C. minus* Stapf ex Prain 等同属植物，在我国西南地区应用较为广泛，多以根入药。《中华本草》《中药大辞典》以"紫金莲"为正名、"紫金标"为异名之一收载了岷江蓝雪花 *C. willmottianum* Stapf 或蓝雪花 *C. plumbaginoides* Bunge；《云南中药志》《云南民族药志》《彝医植物药》以"紫金标"之名收载了岷江蓝雪花 *C. willmottianum* Stapf，可见药材名称相对于基原存在混淆。《中华本草》《中药大辞典》《彝药本草（下卷）》《中国彝族药学》《中国民族药辞典》《云南中草药》《中药药名辞典》等文献中均以"紫金标"之名收载了小蓝雪花 *C. minus* Stapf ex Prain。《中华本草》紫金莲项下记载："味辛、甘，性温，有毒。归肝经。行气活血止痛。主治脘腹胁痛，跌打损伤，骨折。"紫金标项下记载："味辛、苦，性温，有毒。祛风湿，通经络，止痛。主治风湿麻木，脉管炎。"《彝医植物药》记载：岷江蓝雪花的彝文名为"ꑭꁱ"，音译为"果衣此"，用于"治妇女诸证及堕胎，跌打损伤，风湿疼痛"。《中国彝族药学》记载：紫金标具有"活血通络，祛风湿，止痛"之功效，用于治疗"妇女诸证及堕胎，跌打损伤，风湿疼痛"。以上文献记载表明，岷江蓝雪花或蓝雪花宜称为"紫金莲"，小蓝雪花宜称为"紫金标"，二者"药性"与"功效"大同小异。

经对四川省彝医医疗机构及民间医生使用情况的调研，彝医习用的紫金莲或紫金标，具有行气、活血、通瘀、定痛之功效，多用于治疗跌打损伤、风湿疼痛，也可用于治疗妇女产后血瘀证，其主流品种为白花丹科植物岷江蓝雪花或小蓝雪花的根，为避免药材名称交叉使用造成的混淆，此次标准起草，将岷江蓝雪花、小蓝雪花分开收载，参考《贵州省中药材民族药材质量标准·第二册》（2019 年版）（以"紫金莲"之名收载岷江蓝雪花 *C. willmottianum* Stapf 的干燥根），将小蓝雪花以"紫金标"的名称收入标准。

供标准起草的 15 批样品分别采集于四川省阿坝州汶川县、茂县，绵阳市北川县等地。

【名称】 依据《中华本草》《中国彝族药学》《中国民族药词典》《彝药本草》（下卷）等文献记载名称，药材中文名确定为"紫金标"；依据《中国彝族药学》，彝文名确定为"ꑴꑦꋟ"，音译为"静诺齐"。

【来源】 经西南民族大学刘圆教授对彝医临床使用的"紫金标"药材进行鉴定，基原为白花丹科植物小蓝雪花 *Ceratostigma minus* Stapf ex Prain。

【植物形态】 落叶灌木，老枝红褐色至暗褐色，有毛至无毛，较坚硬，髓小，新枝密被白色或黄白色长硬毛。叶互生，具有短柄；叶倒卵形、匙形或近菱形，先端钝或圆，偶急尖或具短尖，下部渐狭或略骤狭而后渐狭成柄；上面无毛或有分布不均匀的稀疏长硬毛，也可全面被伏生毛，下面通常被较密的长硬毛，罕仅中脉上有毛，两面均被钙质颗粒，边缘具有刺毛状睫毛。叶柄基部不形成抱茎的鞘。花密集成小的头状花序，腋生或顶生；苞片不脱落，长圆状卵状；小苞片卵形至长圆状卵形；花萼筒状，5 裂；花冠高脚蝶状，筒部紫色，花冠裂片蓝色，5 裂；雄蕊着生于花冠管的下部，花药蓝色至紫色。蒴果卵形。花期 7—10 月，果期 8—11 月。

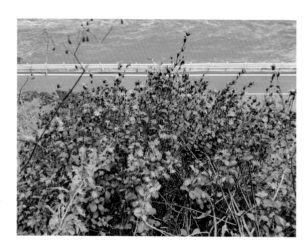 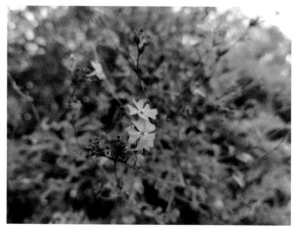

紫金标植物图

【分布及生态环境】 分布于四川西部和西藏东部，南至云南中部，北达甘肃文县。生于干热河谷的岩壁和砾石或砂质基地上，多见于山麓、路边、河边向阳处。

【性状】 根据药材样品据实描述。

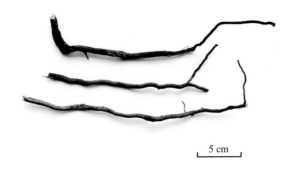

5 cm

紫金标药材图

【**鉴别**】（1）显微鉴别　经对本品粉末显微特征的观察，其淀粉粒、纤维、石细胞等显微特征明显，收入标准正文。

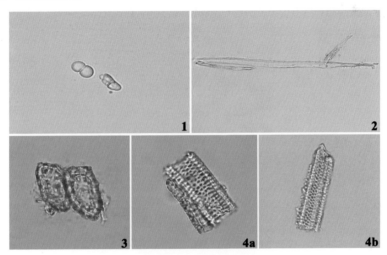

紫金标粉末显微特征图

1—淀粉粒　2—纤维　3—石细胞　4a，4b—导管

（2）薄层鉴别　建立了以紫金标对照药材为对照的薄层色谱鉴别方法，方法的分离度及重现性均较好。

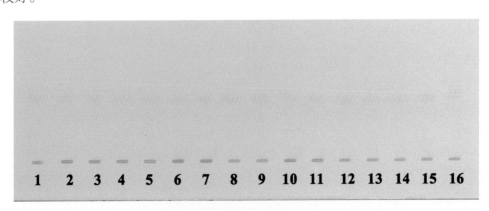

紫金标薄层色谱图（日光）

1—紫金标对照药材　2～16—药材样品

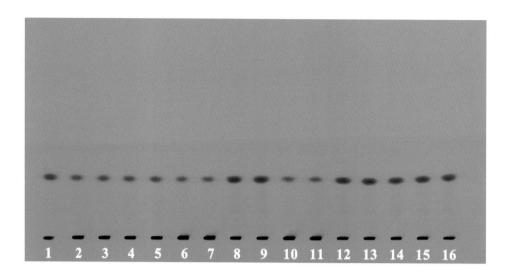

紫金标薄层色谱图（紫外光灯 254 nm）

1—紫金标对照药材　2～16—药材样品

【检查】　**水分**　15 批样品水分的测定结果为 10.7%～11.8%，平均值为 11.3%，结合"药材和饮片检定通则（通则 0212）"相关要求，规定限度不得过 13.0%。

总灰分　15 批样品总灰分的测定结果为 2.4%～5.1%，平均值为 3.9%，规定限度不得过 6.0%。

酸不溶性灰分　15 批样品酸不溶性灰分的测定结果为 0.6%～2.5%，平均值为 1.6%，规定不得过 3.0%。

【浸出物】　15 批样品浸出物的测定结果为 12.8%～20.5%，平均值为 20.4%，规定限度不得少于 12.0%。

【含量测定】　采用 HPLC 法，建立了紫金标药材中白花丹素含量测定方法。经方法验证，白花丹素在 0.01～0.53 mg/ml 范围内线性关系良好（r=0.999 7），加样回收率为 97.2%～100.1%，RSD 为 1.0%。15 批样品白花丹素测定结果为 0.17%～0.89%，平均值为 0.49%。根据样品的测定结果，规定"按干燥品计算，含白花丹素（$C_{11}H_8O_3$）为 0.2%～1.5%"。

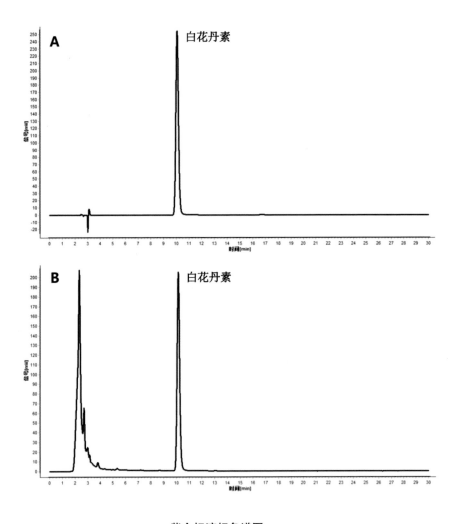

紫金标液相色谱图

A—白花丹素对照品　B—药材样品

【性味与归经】【功能与主治】【用法与用量】 在《彝药本草（下卷）》《中国彝族药学》《中华本草》《中国民族药词典》等文献记载内容的基础上，经中彝医专家审定并规范术语而确定。

备注：紫金标在《中华本草》《中国彝族药学》等文献中记载"有毒"，按《药物单次给药毒性研究技术指导原则》相关要求，将紫金标水煎液（1.005 g/ml）小鼠灌胃最大给药量为40.2 g/kg，未测出 LD_{50}。按日服量（1.5～6.0 g）的上限计算，相当于人体服药量的45倍。故此标准未对"毒性"进行描述。

起草单位：西南民族大学

起草人：杨正明　兰建龙　何晓勇　刘　圆　李文兵

复核单位：四川省药品检验研究院

紫金莲 ꓮ꒼ꓲ

Zijinlian 果衣此

CERATOSTIGMAE RADIX

本品为白花丹科植物岷江蓝雪花 *Ceratostigma willmottianum* Stapf 的干燥根。全年可采收，除去杂质，洗净，干燥。

【性状】 本品呈圆柱形，弯曲，多分枝，长 10～50 cm，直径 0.4～1.0 cm。表面淡褐色至深褐色。上部具有侧枝茎痕，并有小圆点状细根痕散在。断面纤维状，中心髓部约占直径 1/3，浅褐色。气微香。味甘、淡。

【鉴别】 （1）本品粉末呈黄棕色。淀粉粒多，单粒类球形，脐点星状、点状、裂缝状，复粒由 2～5 分粒组成。纤维单个散在或成束。石细胞类圆形，类方形或长方形，壁厚，纹孔明显。草酸钙针晶束散在或存在于黏液细胞中，长 50～90 μm。可见网纹导管、具缘纹孔导管。

（2）取本品粉末 0.5 g，加乙醇 20 ml，超声处理 30 分钟，滤过，滤液蒸干，残渣加乙醇 1 ml 使溶解，作为供试品溶液。另取紫金莲对照药材 0.5 g，同法制成对照药材溶液。照薄层色谱法（通则 0502）试验，吸取上述两种溶液各 5 μl，分别点于同一硅胶 GF$_{254}$ 薄层板上，以石油醚（60～90℃）- 乙酸乙酯 - 冰醋酸（7：1：0.5）为展开剂，展开，取出，晾干，分别置日光和紫外光灯（254 nm）下检视。供试品色谱中，在与对照药材色谱相应的位置上，显相同颜色的斑点。

【检查】 **水分** 不得过 13.0%（通则 0832 第二法）。

总灰分 不得过 7.0%（通则 2302）。

酸不溶性灰分 不得过 4.0%（通则 2302）。

【浸出物】 照醇溶性浸出物测定法（通则 2201）项下的热浸法测定，用 30% 乙醇作溶剂，不得少于 11.0%。

【含量测定】 照高效液相色谱法（通则 0512）测定。

色谱条件与系统适用性试验 以十八烷基硅烷键合硅胶为填充剂；以甲醇 - 水（70：30）为流动相；检测波长为 265 nm。理论板数按白花丹素峰计算应不低于 5 000。

对照品溶液的制备 取白花丹素对照品适量，精密称定，加甲醇制成每 1 ml 含 20 μg 的溶液，即得。

供试品溶液的制备 取本品粉末（过三号筛）约 0.5 g，精密称定，置具塞锥形瓶中，精

密加入稀乙醇 25 ml，称定重量，超声处理（功率 250 W，频率 40 kHz）30 分钟，放冷，再称定重量，用稀乙醇补足减失的重量，摇匀，滤过，取续滤液，即得。

测定法　分别精密吸取对照品溶液与供试品溶液各 10 μl，注入液相色谱仪，测定，即得。

本品按干燥品计算，含白花丹素（$C_{11}H_8O_3$）应为 0.50% ～ 2.0%。

饮　片

【炮制】　除去杂质，切段。

【性状】　本品呈不规则的段，其余主要特征同药材。

【鉴别】【检查】【浸出物】【含量测定】同药材。

【性味与归经】　味辛、苦、微甘，性温。

【功能与主治】　祛风除湿，通络止痛。用于风湿关节疼痛，脘腹冷痛，跌打损伤。

【ꆈꌠꉙꈬꍯ】　ꑸꀋꐚꆅ，ꑸꇬꁍꆅꌠꀻꂷꌦ。ꀉꑸꉜꂻꑸꇬꎆ，ꀉꑸꇬꁍꆅꂮ，ꑸꅪꄉꌦ。

【用法与用量】　1.5 ～ 6 g。外用适量。

【贮藏】　置通风干燥处。

紫金莲质量标准起草说明

白花丹科植物岷江蓝雪花 *Ceratostigma willmottianum* Stapf、蓝雪花 *C. plumbaginoides* Bunge、小蓝雪花 *C. minus* Stapf ex Prain 等同属植物，在我国西南地区应用较为广泛，多以根入药。《中华本草》《中药大辞典》以"紫金莲"为正名、"紫金标"为异名之一，收载了岷江蓝雪花 *C. willmottianum* Stapf 或蓝雪花 *C. plumbaginoides* Bunge；《云南中药志》《云南民族药志》《彝医植物药》以"紫金标"之名收载了岷江蓝雪花 *C. willmottianum* Stapf，可见药材名称相对于基原存在混淆。《中华本草》《中药大辞典》《彝药本草（下卷）》《中国彝族药学》《中国民族药辞典》《云南中草药》《中药药名辞典》等文献中均以"紫金标"之名收载了小蓝雪花 *C. minus* Stapf ex Prain。《中华本草》紫金莲项下记载："味辛、甘，性温，有毒。归肝经。行气活血止痛。主治脘腹胁痛，跌打损伤，骨折。"紫金标项下记载："味辛、苦，性温，有毒。祛风湿，通经络，止痛。主治风湿麻木，脉管炎。"《彝医植物药》记载：岷江蓝雪花的彝文名为"ꑸꄉꆈ"，音译为"果衣此"，用于"治妇女诸证及堕胎，跌打损伤，风湿疼痛"。《中国彝族药学》记载：紫金标具有"活血通络，祛风湿，止痛"之功效，用于治疗"妇女诸证及堕胎，跌打损伤，风湿疼痛"。以上文献记载表明，岷江蓝雪花或蓝雪花宜称为"紫金莲"，小蓝雪花宜称为"紫金标"，二者"药性"与"功效"大同小异。

经对四川省彝医医疗机构及民间医生使用情况的调研，彝医习用的紫金莲或紫金标，具有行气、活血、通瘀、定痛之功效，多用于治疗跌打损伤、风湿疼痛，也可用于治疗妇女产后血瘀证，其主流品种为白花丹科植物岷江蓝雪花或小蓝雪花的根，为避免药材名称交叉使用造成的混淆，此次标准起草，将岷江蓝雪花、小蓝雪花分开收载，参照《贵州省中药材民族药材质量标准·第二册》（2019 年版）（以"紫金莲"之名收载岷江蓝雪花 *C. willmottianum* Stapf 的干燥根），将岷江蓝雪花以"紫金莲"的名称收入标准。

供标准起草的 15 批样品分别采集于阿坝州汶川、茂县，绵阳市北川县等地。

【名称】 依据《黔本草·第一卷》《中华本草》《贵州省中药材民族药材质量标准》（2003 年版）等文献记载，药材中文名确定为"紫金莲"；依据《彝医植物药》《中国民族药词典》彝药名确定为"ꑊꅉꑙ"，音译为"果衣此"。

【来源】 经西南民族大学刘圆教授对彝医临床使用的"紫金莲"药材进行鉴定，基原为白花丹科植物岷江蓝雪花 *Ceratostigma willmottianum* Stapf。

【植物形态】 落叶亚灌木，高达 2 m。茎红褐色，有宽阔的髓，枝节具环状叶痕，幼枝疏被长硬毛，基部具鳞片状芽鳞。叶倒卵状菱形、卵状菱形，或倒卵形，长 1.5 ～ 5 cm，基部楔形，渐窄成柄，两面被有糙毛状长硬毛和细小的钙质颗粒，叶柄基部抱茎。花序顶生及腋生，具 3 ～ 7 花，有时花序簇生成头状。萼沿脉两侧疏被硬毛；花冠长 2 ～ 2.6 cm，筒部红紫色，花冠裂片蓝色，倒三角形，长 0.9 ～ 1.1 cm，先端微缺，具小短尖。蒴果长约 6 mm。花期 6—10 月，果期 7—11 月。

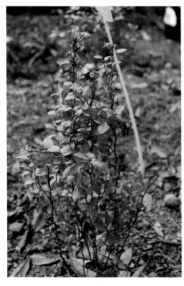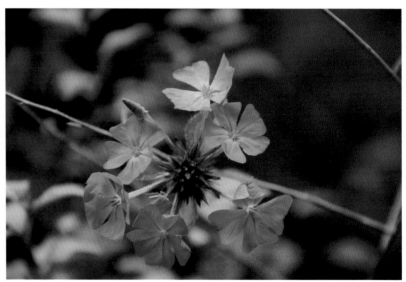

紫金莲植物图

【分布及生态环境】 分布于四川西部、云南中部、西藏东部等地。生于干热河谷的岩壁和砾石或砂质基地上，多见于山麓、路边、河边向阳处。

【性状】 根据药材样品据实描述。

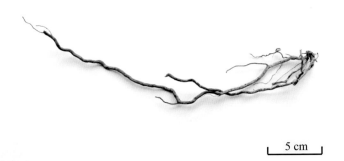

5 cm

紫金莲药材图

【鉴别】 （1）显微鉴别　经对本品粉末显微特征的观察，其淀粉粒、纤维、石细胞等显微特征明显，收入标准正文。

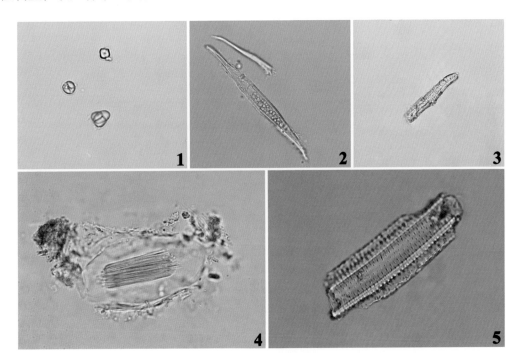

紫金莲粉末显微特征图

1—淀粉粒　2—纤维　3—石细胞　4—针晶束　5—导管

（2）薄层鉴别　建立了以紫金莲药材为对照的薄层色谱鉴别方法，方法的分离度及重现性均较好。

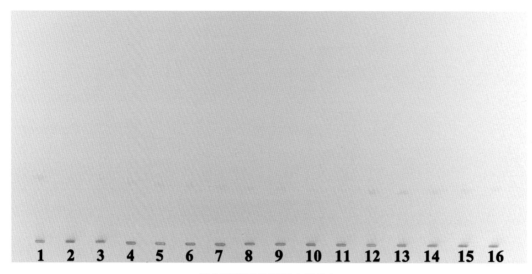

紫金莲薄层色谱图（日光）

1—紫金莲对照药材　2～16—药材样品

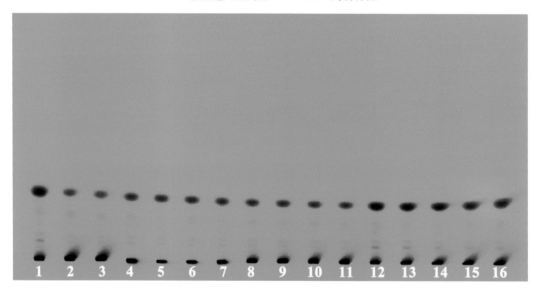

紫金莲薄层色谱图（紫外光灯 254 nm）

1—紫金莲对照药材　2～16—药材样品

【检查】**水分**　15 批样品水分的测定结果为 7.5%～8.9%，平均值为 8.1%，结合"药材和饮片检定通则（通则 0212）"相关要求，规定限度不得过 13.0%。

总灰分　15 批样品总灰分的测定结果为 3.6%～5.8%，平均值为 4.4%，规定限度不得过 7.0%。

酸不溶性灰分　15 批样品酸不溶性灰分的测定结果为 1.0%～3.2%，平均值为 2.9%，规定不得过 4.0%。

【浸出物】　15 批样品浸出物的测定结果为 12.6%～17.7%，平均值为 15.1%，规定限度不得少于 11.0%。

【含量测定】　采用 HPLC 法，建立了紫金莲药材中白花丹素含量测定方法。经方法验证，白花丹素在 0.01 ～ 0.53 mg/ml 范围内线性关系良好（r=0.999 7），加样回收率为 97.2% ～ 100.1%，RSD 为 1.0%。15 批样品白花丹素测定结果为 0.68% ～ 2.01%，平均值为 1.40%。根据样品的实际测定结果，规定"按干燥品计算，含白花丹素（$C_{11}H_8O_3$）为 0.5% ～ 2.0%"。

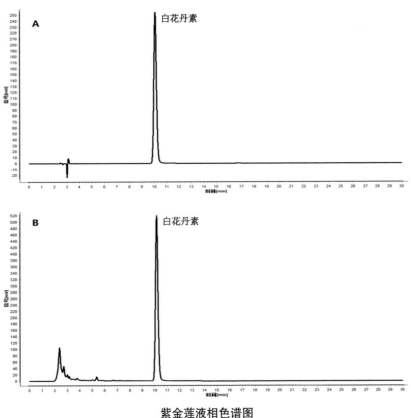

紫金莲液相色谱图

A—白花丹素对照品　B—药材样品

【性味与归经】【功能与主治】【用法与用量】 在《彝医植物药》《中国民族药词典》《黔本草·第一卷》《贵州省中药材民族药材质量标准·第二册》（2019 年版）等文献记载内容的基础上，经中彝专家审定规范术语而确定。

备注：紫金莲在《中华本草》《彝医植物药》等文献中记载"有毒"，按《药物单次给药毒性研究技术指导原则》相关要求，将紫金莲水煎液（1.005 g/ml）小鼠灌胃最大给药量为 40.2 g/kg，未测出 LD_{50}。按日服量（1.5 ～ 6 g）的上限计算，相当于人体服药量的 45 倍。《贵州省中药材民族药材质量标准·第二册》（2019 年版）紫金莲【性味与归经】项下未记载其"有毒"，故此标准未对"毒性"进行描述。

起草单位：西南民族大学、四川省植物工程研究院

起草人：杨正明　兰建龙　冯景秋

刘　圆　李文兵　李　臻

复核单位：四川省药品检验研究院

棠 梨 ཤིང་ཏོག

Tangli 斯达拉曲

PYRI PASHIAE FRUCTUS

本品为蔷薇科植物川梨 *Pyrus pashia* Buch.–Ham. ex D. Don 的干燥成熟果实。秋季果实成熟时采收，除去杂质及果梗，干燥。

【性状】 本品果实近球形，直径 1 ～ 1.5 cm。表面棕黑色至黑褐色，皱缩，散有灰白色小斑点。顶部凹陷。果肉红棕色。种室 3 ～ 5，种子扁平，卵状三角形，长 0.3 ～ 0.5 cm，红褐色。气微，味酸涩、微甜。

【鉴别】 （1）本品粉末黄棕色至红棕色。果皮表皮细胞黄棕色，表面观呈类多角形，壁稍增厚。石细胞众多，密集成群或散在，呈多角形、类圆形或不规则形，直径 9 ～ 77 μm，孔沟及层纹明显，有的胞腔内含棕黄色物。可见色素块。

（2）取本品粉末 2 g，加 50% 甲醇 5 ml，超声处理 30 分钟，离心，取上清液作为供试品溶液。另取绿原酸对照品，加甲醇制成每 1 ml 含 0.1 mg 的溶液，作为对照品溶液。照薄层色谱法（通则 0502）试验，吸取上述两种溶液各 10 μl，分别点于同一硅胶 G 薄层板上，以乙酸丁酯 – 甲酸 – 水（7∶2.5∶2.5）的上层溶液为展开剂，展开，取出，晾干，置紫外光灯（365 nm）下检视。供试品色谱中，在与对照品色谱相应的位置上，显相同颜色的荧光斑点。

【检查】 **水分** 不得过 15.0%（通则 0832 第二法）。

总灰分 不得过 5.0%（通则 2302）。

【浸出物】 照醇溶性浸出物测定法（通则 2201）项下的热浸法测定，用 30% 乙醇作溶剂，不得少于 25.0%。

【含量测定】 照高效液相色谱法（通则 0512）测定。

色谱条件与系统适用性试验 以十八烷基硅烷键合硅胶为填充剂；以乙腈 – 水（3∶97）为流动相；检测波长为 282 nm。理论板数按熊果苷峰计算应不低于 5 000。

对照品溶液的制备 取熊果苷对照品适量，精密称定，加流动相制成每 1 ml 含 40 μg 的溶液，即得。

供试品溶液的制备 取本品粉末（过三号筛）约 0.5 g，精密称定，置具塞锥形瓶中，精密加入 50% 甲醇 25 ml，称定重量，超声处理（功率 250 W，频率 40 kHz）30 分钟，放冷，再称定重量，用 50% 甲醇补足减失的重量，摇匀，滤过，取续滤液，即得。

测定法 分别精密吸取对照品溶液和供试品溶液各 10 μl，注入液相色谱仪，测定，即得。

本品按干燥品计算，含熊果苷（$C_{12}H_{16}O_7$）不得少于 0.15%。

饮 片

【炮制】除去杂质。

【性味与归经】味甘、酸，性温。归胃、肝、大肠经。

【功能与主治】消食化积，活血化瘀。用于肉食膈积，瘀血疼痛。

【ꀕꑽꆈꃀꂵꅐ】ꆈꑽꇗꀋꈍꃆ，ꀀꊪꋠꈐꂵ。ꆅꈤꁧꀋꎭꅪ，ꑟꋦꌠꑭꈌꌦ。

【用法与用量】10 ～ 20 g。

【贮藏】置通风干燥处，防蛀。

棠梨质量标准起草说明

棠梨在《本草纲目》《哀牢本草》《救荒本草》《聂苏诺期》《玉溪中草药》《彝族医药学》《中国民族药志要》《中华本草》中均有收载，基原植物均为川梨 *Pyrus pashia* Buch.–Ham. ex D. Don。《本草纲目》记载：棠梨"味酸、甘、涩、寒，无毒。烧熟食用，可治泄泻痢疾"。《哀牢本草》中记载："棠梨活血化瘀、续筋接骨，消食化积。用于四肢骨折，瘀血肿痛，经期腹痛，肉食膈积。"《救荒本草》记载："棠梨味甘酸，花叶味微苦，花炸熟食或晒干磨面做烧饼食，嫩叶炸熟，水洗淘净，用油、盐调拌可以食用，也可蒸晒后代茶饮。果经霜熟时摘食甚美。"《玉溪中草药》中记载："棠梨果鲜用可治疗小儿腹泻，角膜云翳。"《彝族医药学》中记载："用于关节生疮。"《中华本草》中记载："棠梨具有消食化积、祛瘀止痛的功效。主治肉食积滞，消化不良，泄泻，痛经，产后瘀血作痛。"《中国民族药志要》记载：棠梨作彝药使用时，"果治四肢骨折，瘀血肿痛，经期腹痛，肉食膈积"。

川梨 *P. pashia* Buch.–Ham. ex D. Don 的成熟干燥果实在《哀牢本草》《彝族医药学》和《玉溪中草药》中均以"棠梨"之名收载；在《中华本草》中以"川梨"之名收载。实地调查发现棠梨在四川及云南的野生资源非常丰富，云南地区有少量栽培。经对四川省彝医医疗机构及民间医生使用情况的调研，确认彝医使用的棠梨一般于秋季果实完全成熟后采收，常用于治疗四肢骨折、瘀血肿痛、经期腹痛、肉食膈积等。

供标准起草的 12 批样品分布采集于四川省凉山州美姑县、盐源县、普格县，云南省丽江市、楚雄州等地。

【名称】依据《聂苏诺期》记载名称，药材中文名确定为"棠梨"。彝文名依据《中国民族药材·凉山本草图鉴》确定为"ꌠꄯꆿꋭ"，音译为"斯达拉曲"。

【来源】 经四川省药品检验研究院高必兴博士对彝医临床使用的"棠梨"药材进行鉴定,基原为蔷薇科植物川梨 *Pyrus pashia* Buch.–Ham. ex D. Don。

【植物形态】 乔木,高达 12 m;常具枝刺。幼枝初时被绵毛。叶卵形至长卵形,稀椭圆形,长 4 ～ 7 cm,边缘有钝锯齿。花 7 ～ 13 组成伞形总状花序;花序梗和花梗初密被绒毛;苞片膜质,线形,被绒毛。花梗长 2 ～ 3 cm;萼筒杯状,外面密被绒毛;萼片三角形,先端急尖,两面均被绒毛;花瓣白色,倒卵形,先端圆或啮齿状;雄蕊 25 ～ 30,花柱 3 ～ 5,无毛。果近球形,径 1 ～ 1.5 cm,褐色,有斑点,萼片脱落。花期 3—4 月,果期 8—9 月。

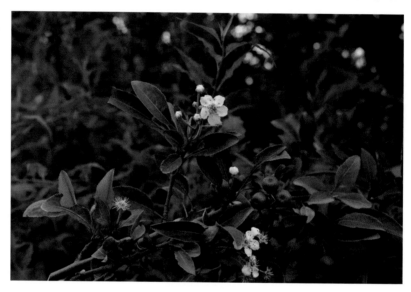

棠梨植物图

【分布及生态环境】 主产于四川、云南、贵州等地。生长于海拔 650 ～ 3 000 m 的山谷斜坡、丛林中。

【性状】 根据药材样品据实描述。

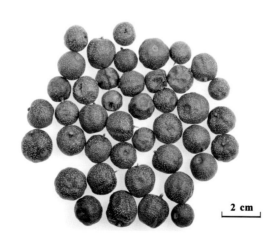

2 cm

棠梨药材图

【鉴别】（1）显微鉴别　经对本品粉末显微特征的观察，其果皮表皮细胞、石细胞、色素块特征明显、易于观察，故收入标准正文。

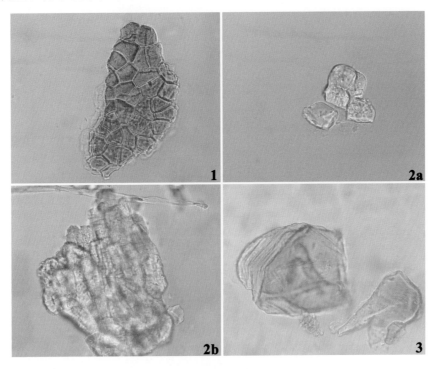

棠梨粉末显微特征图

1—果皮表皮细胞　2a、2b—石细胞　3—色素块

（2）薄层鉴别　建立了以绿原酸对照品为对照的薄层色谱鉴别方法，方法的分离度及重现性均较好。

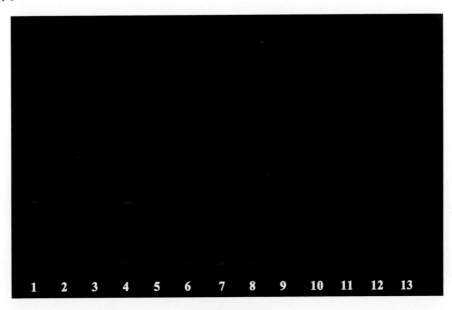

棠梨薄层色谱图

1—绿原酸对照品　2～13—药材样品

【检查】 水分 12 批样品水分测定结果为 9.1% ～ 14.6%，平均值为 10.9%，规定限度不得过 15.0%。

总灰分 12 批样品总灰分测定结果为 2.0% ～ 3.8%，平均值为 2.6%，规定限度不得过 5.0%。

【浸出物】 12 批样品浸出物测定结果为 24.2% ～ 40.5%，平均值为 35.1%，规定限度不得少于 25.0%。

【含量测定】 采用 HPLC 法，建立了棠梨药材中熊果苷含量测定方法。经方法验证，熊果苷在 5.986 ～ 119.700 μg/ml 范围内线性关系良好（r=0.999 9），加样回收率为 92.9% ～ 97.9%，RSD 为 1.7%。12 批样品熊果苷测定结果为 0.16% ～ 0.66%，平均值为 0.33%。根据测定结果，规定"本品按干燥品计算，含熊果苷（$C_{12}H_{16}O_7$）不得少于 0.15%"。

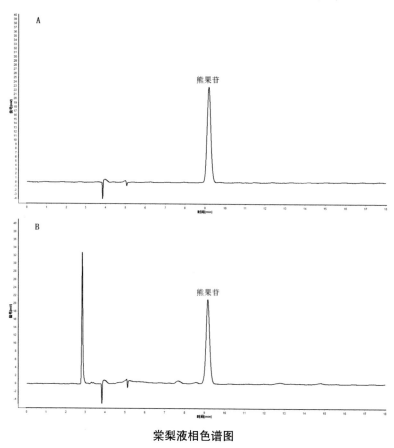

棠梨液相色谱图

A—熊果苷对照品　B—药材样品

【性味与归经】【功能与主治】【用法与用量】 在《哀牢本草》《聂苏诺期》《中华本草》等文献记载内容的基础上，经中彝医专家审定并规范术语而确定。

起草单位：四川省药品检验研究院

起草人：李　倩　高必兴　齐景梁

复核单位：成都市药品检验研究院

黑　根　ꑞꋀꐰ

Heigen　细那基

INULAE NERVOSAE RADIX ET RHIZOMA

本品为菊科植物显脉旋覆花 *Inula nervosa* Wall. 的干燥根及根茎。秋、冬二季采挖，除去泥沙，洗净，干燥。

【性状】　本品根茎呈不规则结节状，直径 0.3 ～ 1.5 cm；表面褐色至黑褐色，密被灰白色至黄棕色绒毛，上端有茎痕或残留茎基，下端着生多数细根。根呈圆柱形或四棱形，稍弯曲，直径 0.1 ～ 0.4 cm；表面褐色至黑褐色，外皮脱落处露出淡黄色木心。质硬脆，易折断。气特异，味微麻。

【鉴别】　（1）本品粉末棕褐色。非腺毛细长，多破碎，细胞壁上有疣状突起。木栓细胞类长方形，棕色，壁厚。石细胞多呈类长方形，无色或淡黄色，壁厚，长 96 ～ 240 μm，孔沟明显。油细胞散在，内含黄棕色油状物。具缘纹孔导管多见，直径 12 ～ 42 μm。

（2）取本品粉末 1 g，加乙酸乙酯 20 ml，超声处理 30 分钟，滤过，滤液蒸干，残渣加甲醇 1 ml 使溶解，作为供试品溶液。另取黑根对照药材 1 g，同法制成对照药材溶液。照薄层色谱法（通则 0502）试验，吸取上述两种溶液各 6 μl，分别点于同一硅胶 G 薄层板上，以石油醚（60 ～ 90℃）– 乙酸乙酯（9∶1）为展开剂，展开，取出，晾干，喷以 10% 硫酸乙醇溶液，在 105℃加热至斑点显色清晰，置紫外光灯（365 nm）下检视。供试品色谱中，在与对照药材色谱相应的位置上，显相同颜色的荧光斑点。

【检查】　水分　不得过 13.0%（通则 0832 第四法）。

总灰分　不得过 15.0%（通则 2302）。

酸不溶性灰分　不得过 7.0%（通则 2302）。

【浸出物】　照水溶性浸出物测定法（通则 2201）项下的热浸法测定，不得少于 12.0%。

【含量测定】　照高效液相色谱法（通则 0512）测定。

色谱条件与系统适用性试验　以十八烷基硅烷键合硅胶为填充剂；以乙腈 – 水（65∶35）为流动相；检测波长为 270 nm。理论板数按麝香草酚峰计算应不低于 3 000。

对照品溶液的制备　取麝香草酚对照品适量，精密称定，加 75% 甲醇制成每 1 ml 含 0.1 mg 的溶液，即得。

供试品溶液的制备　取本品粉末（过三号筛）约 0.5 g，精密称定，置具塞锥形瓶中，精密加入 75% 甲醇 25 ml，称定重量，超声处理（功率 250 W，频率 40 kHz）60 分钟，放冷，再称定重量，用75%甲醇补足减失的重量，摇匀，滤过，取续滤液，即得。

测定法 分别精密吸取对照品溶液与供试品溶液各 5～10 μl，注入液相色谱仪，测定，即得。

本品按干燥品计算，本品含麝香草酚（$C_{10}H_{14}O$）不得少于 0.30%。

饮 片

【**炮制**】 除去杂质，洗净，切段，干燥。

【**性状**】 本品呈不规则的段，其余主要特征同药材。

【**鉴别**】 同药材。

【**性味与归经**】 味辛、苦，性温。归胃、肝、肾经。

【**功能与主治**】 祛风除湿，通络止痛，健胃消食。用于风湿痹痛，脚气水肿，胃痛，食滞。

【ꆈꊿꏓꃀ（藏彝族民间）】 ꀉꑴꑸꋒ，ꋒꆈꊿꇬꈬ，ꈜꌠꆧꑌꅪ。ꀌꑊꑭꀕꂵꇗꌗ，ꅪꅑꆏꄀ，ꊋꌗꄀꅑ。

【**用法与用量**】 10～25 g。

【**贮藏**】 置阴凉干燥处。

黑根质量标准起草说明

黑根为彝族民间习用药材，在《滇南本草》、《彝药志》、《彝药本草》、《全国中草药汇编》、*Flora of China* 等文献中，分别以"威灵仙""黑威灵""铁脚威灵""小黑药""黑根""细那基（彝文音译名）"等名称记载。在《滇南本草》（注：云南省药物研究所整理版本）中记载："威灵仙，味辛、苦，性温。治胸膈中冷汗气痛，开胃气，能治噎膈，寒湿伤筋骨，止湿脚气。"该书考证其基原为"*Inula nervosa* Wall."。《彝药志》收载"细那基"基原为"菊科旋复花属植物显脉旋复花 *I. nervosa* Wall."，并记载："性温，味辛。祛风除湿，活络止痛，健胃消食。治风湿疼痛，腰膝疲软、食滞、胃痛"。

《湖南省中药材标准》（2009 年版）以"云威灵"为药材名收载，基原为菊科植物显脉旋覆花 *Duhaldea nervosa* (Wallich ex Candolle) A. Anderberg 的干燥根及根茎。功能与主治为祛风除湿，通络止痛，健胃消积。用于风湿痹痛，肢体麻木，腰膝酸软，屈伸不利，腹脱冷痛，食积腹胀。

显脉旋覆花的拉丁学名历史上存在争议，《中国植物志》（1979 年版）收录显脉旋覆花的拉丁学名为"*I. nervosa* Wall."，之后我国本草相关著作均沿用此植物名和拉丁学名。随着植物分类学的发展，*Flora of China* 将 *Inula* 属的 13 种植物（含显脉旋覆花）归并到 *Duhaldea*

属，显脉旋覆花的拉丁学名更改为"*D. nervosa* (Wallich ex Candolle)Anderberg"，不再采用"*I. nervosa* Wall."。《湖南省中药材标准》（2009 年版）采用的是更改后的拉丁学名。本次起草的"黑根"标准仍然沿用《中国植物志》第 75 卷（1979 年版）显脉旋覆花的拉丁学名为"*I. nervosa* Wall."。

经对四川省彝医医疗机构及民间医生使用情况的调研，"黑根"市场流通及采集地区多为彝族聚居地，当地多以药材形态及颜色特征命名，称其为"黑根"或"黑根根药"，多用于治疗风湿、头晕等病症。民间也有与肉炖煮、泡酒等食用习惯。

供标准起草的 11 批样品分别采集于四川省攀枝花市盐边县、米易县，云南省丽江市华坪县，或购于盐边县、米易县等地药材市场。

【名称】 依据《彝药志》、*Flora of China* 的记载，并结合民间习用名称，药材中文名确定为"黑根"；依据《彝药本草》的记载，彝文名确定为"ꑴꑸꐰ"，音译为"细那基"。

【来源】 经成都中医药大学古锐教授、重庆中药研究院张植玮助理研究员对彝医临床使用的"黑根"药材进行鉴定，基原为菊科植物显脉旋覆花 *Inula nervosa* Wall.。

【植物形态】 多年生草本。茎高达 70 cm，被开展的黄褐色长硬毛。叶椭圆形、披针形或倒披针形，长 5 ～ 10 cm，下部渐狭成长柄，边缘有锯齿，两面有糙毛；侧脉约 4 对，弯曲，几与下部叶缘平行。头状花序在枝端单生或少数排列成伞房状，直径 1.5 ～ 2.5 cm。总苞半球形，长 6 ～ 8 mm；总苞片 4 ～ 5 层，外层稍短，椭圆披针形，上部或顶端叶质，被长糙毛，内层线状披针形，近膜质，有柔毛和缘毛。舌状花较总苞长 2 倍，舌片白色。瘦果圆柱形，被绢毛。花期 7—10 月，果期 9—12 月。

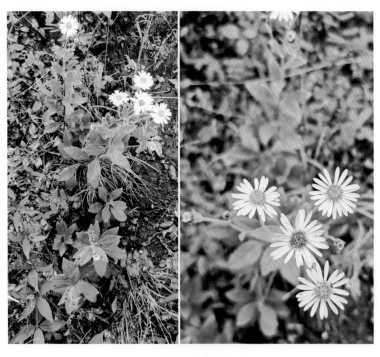

黑根植物图

【**分布及生态环境**】 分布于四川、云南、贵州等地。生于海拔 1 200 ～ 2 100 m 的低山地区杂木林下、草坡和湿润草地。

【**性状**】 根据药材样品据实描述。

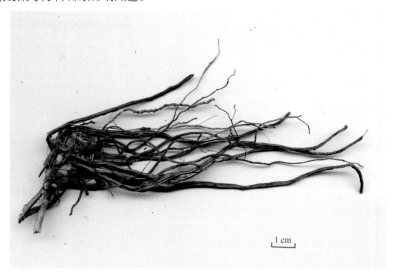

黑根药材图

【**鉴别**】 （1）显微鉴别 经对本品粉末显微特征的观察，其非腺毛、木栓细胞、石细胞等特征明显，收入标准正文。

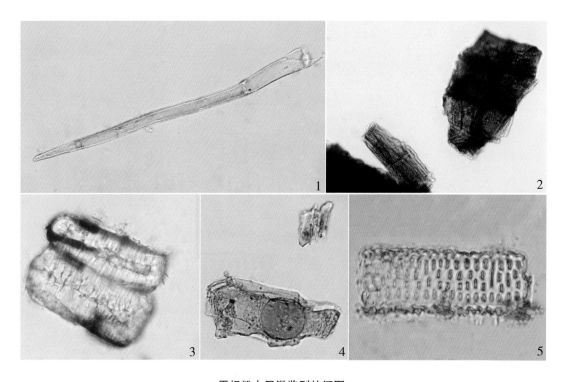

黑根粉末显微鉴别特征图

1—非腺毛 2—木栓细胞 3—石细胞 4—油细胞 5—导管

（2）薄层鉴别　建立了以黑根对照药材为对照的薄层色谱鉴别方法，方法的分离度及重现性均较好。

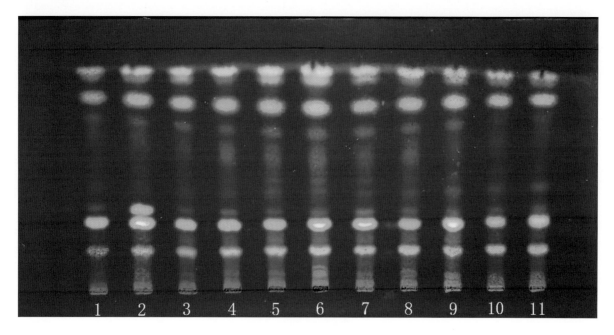

黑根薄层色谱图

1—黑根对照药材　2～11—药材样品

【检查】**水分**　11 批样品水分测定结果为 9.6%～13.3%，平均值为 11.5%，结合"药材和饮片检定通则（通则 0212）"相关要求，规定限度不得过 13.0%。

总灰分　11 批样品总灰分测定结果为 5.4%～14.9%，平均值为 12.9%，规定限度不得过 15.0%。

酸不溶性灰分　11 批样品酸不溶性灰分测定结果为 1.8%～6.7%，平均值为 5.5%，规定限度不得过 7.0%。

【浸出物】　11 批样品浸出物测定结果为 13.2%～17.7%，平均值为 15.8%，规定限度不得少于 12.0%。

【含量测定】　采用 HPLC 法，建立了黑根药材中麝香草酚含量测定方法。经方法验证，麝香草酚在 0.013 6～1.363 0 mg/ml 范围内线性关系良好（r=0.999 7），加样回收率为 98.9%～104.0%，RSD 为 1.8%。11 批黑根样品中的麝香草酚含量测定结果为 0.22%～0.87%，平均值为 0.52%。根据测定结果，规定"本品按干燥品计算，含麝香草酚（$C_{10}H_{14}O$）不得少于 0.30%"。

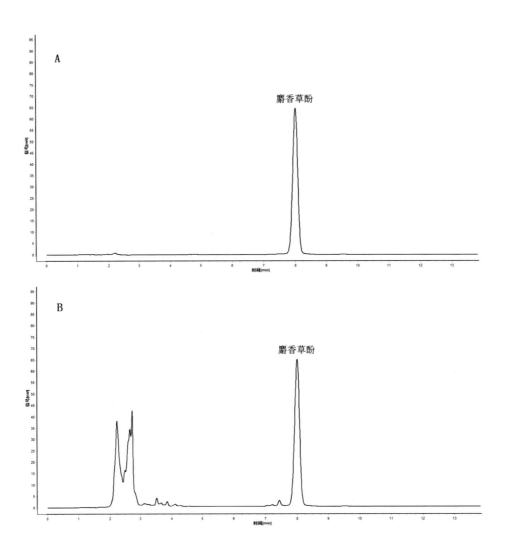

黑根液相色谱图

A—麝香草酚对照品　B—药材样品

【性味与归经】【功能与主治】【用法与用量】 在《滇南本草》《彝药志》《彝药本草》《全国中草药汇编》等文献记载内容的基础上，经中彝医专家审定并规范术语而确定。

起草单位：成都中医药大学

起草人：古　锐　赵　倩

复核单位：四川省药品检验研究院

管　仲　ꎴꉬꉻꀨ

Guanzhong　木惹胡姆吉

POTENTILLAE FULGENTIS RADIX

本品为蔷薇科植物西南委陵菜 *Potentilla fulgens* Wall. ex Hook. 的干燥根。秋、冬二季采挖，除去杂质，洗净，干燥。

【性状】　本品呈不规则圆柱形或圆锥形，弯曲或扭曲，直径 0.5 ～ 1.5 cm，有的具有分枝，根头部膨大，可见白色茸毛或叶柄残基。表面灰棕色至红棕色，粗糙，栓皮易脱落，有须根或须根痕。质硬脆，断面可见白色小点，皮部薄。气微，味微苦、涩。

【鉴别】　（1）本品粉末棕黄色。木栓细胞棕黄色，表面呈类方形或多角形，内含黄棕色物。草酸钙簇晶多见，直径 15 ～ 80 μm。草酸钙方晶长 20 ～ 70 μm。非腺毛单细胞，壁略厚，长短不一。螺纹导管多见。

（2）取本品粉末 0.5 g，加 70% 甲醇 10 ml，超声处理 30 分钟，滤过，滤液作为供试品溶液。另取表儿茶素对照品适量，加 70% 甲醇制成每 1 ml 含 1 mg 的溶液，作为对照品溶液。照薄层色谱法（通则 0502 法）试验，吸取上述两种溶液各 2 ～ 5 μl，分别点于同一硅胶 G 薄层板上，以环己烷 – 乙酸乙酯 – 甲醇 – 甲酸（1∶4∶0.15∶0.15）为展开剂，展开，取出，晾干，喷以 10% 硫酸乙醇溶液，在 105℃加热至斑点显色清晰。供试品色谱中，在与对照品色谱相应的位置上，显相同颜色的斑点。

【检查】　**水分**　不得过 13.0%（通则 0832 第二法）。

总灰分　不得过 10.0%（通则 2302）。

酸不溶性灰分　不得过 3.0%（通则 2302）。

【浸出物】　照醇溶性浸出物测定法（通则 2201）项下的热浸法测定，用 60% 乙醇作溶剂，不得少于 25.0%。

【含量测定】　照高效液相色谱法（通则 0512）测定。

色谱条件与系统适用性试验　以十八烷基硅烷键合硅胶为填充剂；以乙腈 – 0.2% 磷酸溶液（20∶80）为流动相；检测波长为 270 nm。理论板数按表儿茶素峰计算应不低于 5 000。

对照品溶液的制备　取表儿茶素对照品适量，精密称定，加 50% 甲醇制成每 1 ml 含 50 μg 溶液，即得。

供试品溶液的制备　取本品粉末（过三号筛）约 0.5 g，精密称定，置具塞锥形瓶中，精密加入 50% 甲醇 100 ml，称定重量，加热回流 1.5 小时，放冷，再称定重量，用 50% 甲醇补足减失的重量，摇匀，滤过，取续滤液，即得。

测定法 分别精密吸取对照品溶液与供试品溶液各 10 μl，注入液相色谱仪，测定，即得。

本品按干燥品计算，含表儿茶素（$C_{15}H_{14}O_6$）不得少于 0.50%。

饮　片

【炮制】除去杂质，润透，切段，干燥。

【性状】本品呈不规则的段，其余主要特征同药材。

【鉴别】同药材。

【性味与归经】味苦、涩、微辣，性凉。归胃、肺、大肠经。

【功能与主治】清热止血，收敛止泻。用于食积腹痛，胃肠绞痛，泄泻，痢疾，咯血，吐血，痔疮出血，崩漏带下。

【ꀕꈿꁦꅉ】ꑓꑌꑕꃪ，ꊰꑳꅍꃅꊋ。ꀋꊨꄮ，ꀕꈿ，ꐎꊿ，ꑸꆹ，ꑬꆈ，ꑳꆈꑴꆈ，ꑟꑭꀕ，ꎭꎭꁦ。

【用法与用量】10 ～ 15 g；外用适量（可鲜用）。

【贮藏】置阴凉干燥处。

管仲质量标准起草说明

管仲又称"翻（番）白叶""西南委陵菜"，为蔷薇科植物西南委陵菜 *Potentilla fulgens* Wall. ex Hook. 的干燥根，是彝医民间习用药材，在《滇南本草》《聂苏诺期》《哀牢本草》《中国彝族药学》等均有记载。《滇南本草》记载："管仲，一名番白叶。味苦、涩，性寒。治血崩白带、大肠下血。用新瓦焙，治面寒疼，烧酒为引。"《哀牢本草》记载：翻白叶"清热解毒，祛风除湿，凉血止血。用于五脏湿热，风湿痹痛，创伤出血，肌肉撕裂"。

经对四川省彝医医疗机构及民间医生使用情况的调研，管仲在彝医临床多以煎汤入药，并有嚼服鲜根用药习惯，常用于治疗胃肠绞痛（衣莫果）、食积腹痛等。管仲在《云南省中药材标准（第四册·彝族药Ⅱ）》（2005 年版）中有收载，此次标准起草，增加了显微鉴别、含量测定等项目。

供标准起草的 27 批样品分别采集于四川省凉山州普格县、会理县、西昌市安哈镇等地。

【名称】依据《滇南本草》《聂苏诺期》《云南省中药材标准（第四册·彝族药Ⅱ）》（2005 年版）等的记载，药材中文名确定为"管仲"；彝文名依据四川省凉山州彝族地区使用的彝药名确定为"ꂰꌬꉙꃭ"，音译为"木惹胡姆吉"。

【来源】经西南民族大学刘圆教授对彝医临床使用的"管仲"进行鉴定，基原为蔷薇科植物西南委陵菜 *Potentilla fulgens* Wall. ex Hook.。

【植物形态】 多年生草本。花茎直立或上升，高达 60 cm，密被开展长柔毛及短柔毛。基生叶为间断羽状复叶，有 6 ～ 13（～ 15）对小叶，小叶倒卵状长圆形或倒卵状椭圆形，长 1 ～ 6.5 cm，有多数尖锐锯齿，上面贴生疏柔毛，下面密被白色绢毛及绒毛；茎生叶与基生叶相似。伞房状聚伞花序顶生。萼片三角状卵形，外面被长柔毛，副萼片椭圆形，外面密被白色绢毛，与萼片近等长；花瓣黄色；花柱近基生，两端渐窄，中间粗，子房无毛。花果期 6 — 10 月。

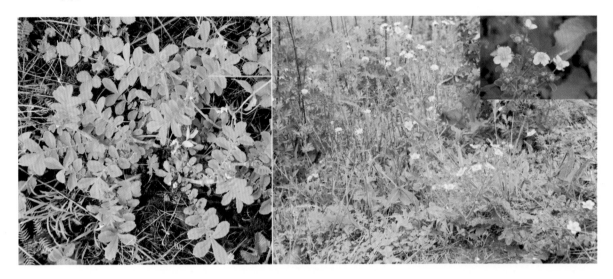

管仲植物图

【分布及生态环境】 分布于四川、云南、贵州、广西等地。生于海拔 1 100 ～ 3 600 m 的山坡草地、灌丛、林缘及林中。

【性状】 根据药材样品据实描述。

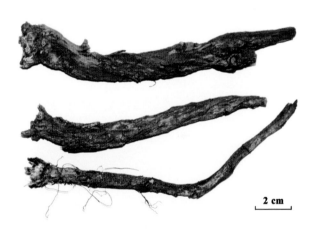

2 cm

管仲药材图

【鉴别】 （1）显微鉴别　经对本品粉末显微特征的观察，其木栓细胞、导管、草酸钙簇晶等特征明显，收入标准正文。

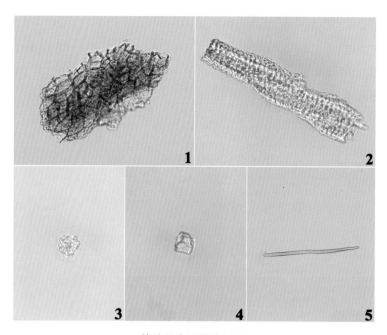

管仲粉末显微特征图

1—木栓细胞　2—导管　3—草酸钙簇晶　4—草酸钙方晶　5—非腺毛

（2）薄层鉴别　建立了以表儿茶素对照品为对照的薄层色谱鉴别方法，方法的分离度及重现性均较好。

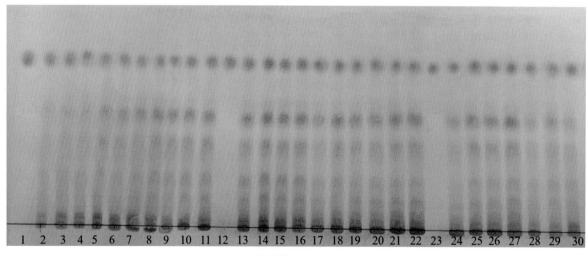

管仲薄层色谱图

1、9、21—表儿茶素对照品　2～8、10～20、22～30—药材样品

【检查】**水分**　27 批样品水分的测定结果为 6.2%～11.9%，平均值为 10.0%，结合"药材和饮片检定通则（通则 0212）"相关要求，规定限度不得过 13.0%。

总灰分　27 批样品总灰分的测定结果为 5.2%～13.7%，平均值为 7.0%，根据实测值与平均值调整限度为 10.0%。

酸不溶性灰分　27 批样品酸不溶性灰分的测定结果为 0.4%～3.4%，平均值为 1.3%，规定限度不得过 3.0%。

【浸出物】　27 批样品浸出物的测定结果为 28.7% ～ 47.7%，平均值为 42.0%，规定限度不得少于 25.0%。

【含量测定】　采用 HPLC 法，建立了管仲药材中表儿茶素含量测定方法。经方法验证，表儿茶素在 0.020 44 ～ 0.204 40 mg/ml 范围内线性关系良好（r=0.999 8），加样回收率为 92.1% ～ 95.3%，RSD 为 1.4%。27 批样品表儿茶素测定结果为 0.65% ～ 2.06%，平均值为 1.09%。根据测定结果，规定"本品按干燥品计算，含表儿茶素（$C_{15}H_{14}O_6$）不得少于 0.50%"。

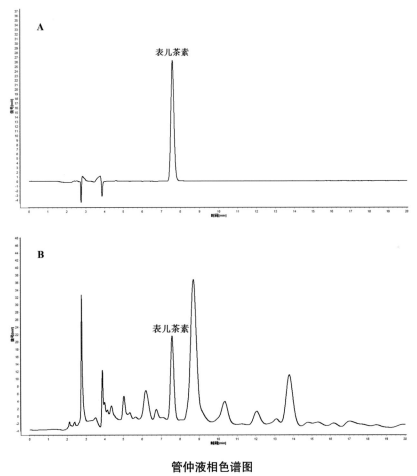

管仲液相色谱图
A—表儿茶素对照品 B—药材样品

【性味与归经】【功能与主治】【用法与用量】　在《滇南本草》《哀牢本草》《云南省中药材标准（第四册·彝族药Ⅱ）》（2005 年版）等文献记载内容的基础上，经中彝医专家审定并规范术语而确定。

起草单位：西南民族大学

起草人：刘　圆　李学学　苏宏娜　陈　晨　李文兵

复核单位：四川省药品检验研究院

藤三七　ᎤᎪᎧᎩ

Tengsanqi　牛古斯钮

ANREDERAE BULBILUS

本品为落葵科植物落葵薯 *Anredera cordifolia* (Tenore) Steenis 藤上的干燥瘤块状珠芽。采摘珠芽，除去杂质，洗净，干燥。

【性状】 本品呈不规则块状，长 2～8 cm，直径 1～3 cm。表面灰褐色，有瘤状突起及圆形疤痕，或具弯曲的纵皱纹。质坚，断面类白色或黄棕色，呈角质或颗粒状。气微，味微甜。

【鉴别】 （1）本品粉末黄棕色或灰褐色。淀粉粒甚多，单粒，广卵形、长圆形或不规则形。草酸钙簇晶多见，直径 17～72 μm。木栓细胞多角形，细胞壁淡黄色微木质化。网纹导管直径 20～80 μm。

（2）取本品粉末 1 g，加乙醇 20 ml，超声处理 30 分钟，滤过，滤液蒸干，残渣加乙醇 1 ml 使溶解，作为供试品溶液。另取藤三七对照药材 1 g，同法制成对照药材溶液。照薄层色谱法（通则 0502）试验，吸取上述两种溶液各 5～10 μl，分别点于同一硅胶 G 薄层板上，以石油醚（60～90℃）–乙酸乙酯–丙酮–甲酸（4：2：1：0.5）为展开剂，展开，取出，晾干，喷以 10% 硫酸乙醇溶液，在 105℃ 下加热至斑点显色清晰。供试品色谱中，在与对照药材色谱相应的位置上，显相同颜色的斑点。

【检查】 **水分** 不得过 13.0%（通则 0832 第二法）。

总灰分 不得过 10.0%（通则 2302）。

酸不溶性灰分 不得过 4.0%（通则 2302）。

【浸出物】 照醇溶性浸出物测定法（通则 2201）项下的热浸法测定，用 70% 乙醇作溶剂，不得少于 10.0%。

【含量测定】 **对照品溶液的制备** 取经 105℃ 干燥至恒重的无水葡萄糖对照品 20 mg，精密称定，置 100 ml 量瓶中，加水溶解并稀释至刻度，摇匀，即得（每 1 ml 中含无水葡萄糖 0.20 mg）。

标准曲线的制备 精密量取对照品溶液 0.1 ml、0.2 ml、0.4 ml、0.6 ml、0.8 ml，分别置具塞试管中，各加水至 2.0 ml，摇匀，各精密加入 5% 苯酚溶液 1 ml，摇匀，迅速精密加入硫酸 5 ml，摇匀，放置 10 分钟，置 40℃ 水浴中保温 15 分钟，取出，迅速冷却至室温，以相应的试剂为空白，照紫外–可见分光光度法（通则 0401），在 488 nm 波长处测定吸光度，以吸光度为纵坐标，浓度为横坐标，绘制标准曲线。

测定法 取本品粉末（三号筛）约 0.3 g，精密称定，置圆底烧瓶中，加 80% 乙醇 100 ml，至水浴中加热回流 1 小时，趁热滤过，滤渣用 80% 热乙醇洗涤 3 次，每次 10 ml，将残渣及滤纸置烧瓶中，加水 150 ml，至沸水浴中加热回流 1 小时。趁热滤过，残渣及烧瓶用热水洗涤 4 次，每次 10 ml，合并滤液与洗液，放冷，转移至 250 ml 量瓶中，加水至刻度，摇匀，精密量取 1 ml，置 10 ml 具塞干燥试管中，照标准曲线的制备项下的方法，自"加水至 2.0 ml"起，依法测定吸光度，从标准曲线上读出供试品溶液中无水葡萄糖的重量（mg），计算，即得。

本品按干燥品计算，含藤三七多糖以无水葡萄糖（$C_6H_{12}O_6$）计，不得少于 2.0%。

饮 片

【炮制】除去杂质，润透，切厚片，干燥。

【性状】本品呈不规则的片，其余主要特征同药材。

【鉴别】同药材。

【性味与归经】味微苦，性温。

【功能与主治】补肝肾，壮腰膝，消肿散瘀。用于腰膝痹痛，病后体弱。外治跌打损伤，骨折。

【ꃀꈎꌠꄜꈐꊨꏂꉻꇬꄷ】ꀕꈎꁨꃚꌠꏦ，ꄜꈐꉻꉻꄜꈐꄜꈐꊨꏂ。ꄜꈐꌠꄜꈐꄜꈐꊨꏂꄜ，ꄜꈐꈐꀕꃚꌠꈐꄜꈐꄜꈐꊨꏂꌠ。ꄜꈐꄜꈐꌠꄜꀕꀕꃚ，ꀕꈎꁨꃚ。

【用法与用量】30 ~ 60 g，外用适量（可鲜用）。

【贮藏】置阴凉干燥处。

藤三七质量标准起草说明

藤三七是彝医民间习用药材，在《滇南本草》《中华本草》《中国民族药辞典》《中国民族药志要》《全国中草药汇编》《云南民族药志》等文献中以"小年药""藤三七"等名称记载。《滇南本草》记载："小年药，又名拔毒散。治一切疮毒肿痛，为末，醋调敷。"《中华本草》记载：藤三七 [落葵薯 *Anredera cordifolia* (Tenore) van Steen.] "干燥瘤块状珠芽。味微苦，性温。补肾强腰，散瘀消肿。主治腰膝痹痛，病后体弱，跌打损伤，骨折。内服，煎汤，30~60 g；或用鸡或瘦肉炖服。外用，适量，捣敷"。

经对四川省彝医医疗机构及民间医生使用情况的调研，彝医常用藤三七治疗腰膝痹痛等症，捣烂敷于患处治疗跌打损伤、骨折等，鲜品效果尤佳；民间也有与鸡或肉炖煮食用的习惯，用于病后促进机体恢复。

供标准起草的 10 批样品分别采集于四川省凉山州德昌县，乐山市峨边县、马边县，云南省保山市等地。

【名称】 依据《中华本草》《中国民族药志要》《全国中草药汇编》等文献的记载，药材中文名确定为"藤三七"。彝文名依据彝医临床用药名确定为"ꀎꇆꀉꑴ"，音译为"牛古斯钮"。

【来源】 经西南民族大学刘圆教授对彝医临床使用的"藤三七"药材进行鉴定，基原为落葵科植物落葵薯 *Anredera cordifolia* (Tenore) Steenis。

【植物形态】 缠绕草质藤本。根茎粗壮。叶卵形或近圆形，长 2～6 cm，先端尖，基部圆或心形，稍肉质，腋生珠芽。总状花序具多花，花序轴纤细，下垂，长 7～25 cm。花梗长 2～3 mm，花托杯状，下面 1 对宽三角形小苞片，透明，宿存，上面 1 对小苞片淡绿色，宽椭圆形或近圆形；花被片白色，渐变黑，卵形、长圆形或椭圆形。花期 6—10 月。

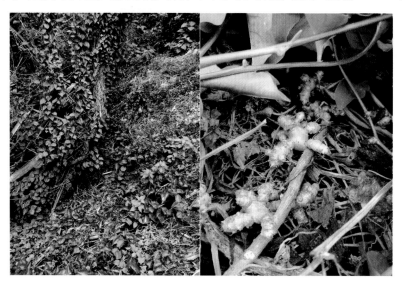

藤三七植物图

【分布及生态环境】 四川、云南等省均有分布或栽培。生于海拔 400～3000 m 的河谷附近。

【性状】 根据药材样品据实描述。

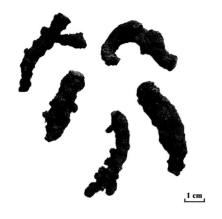

藤三七药材图

【鉴别】（1）显微鉴别　经对本品粉末显微特征的观察，其淀粉粒、草酸钙簇晶、木栓细胞等特征明显，收入标准正文。

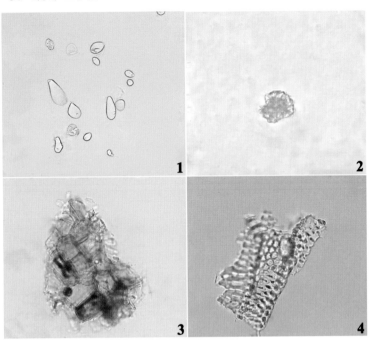

藤三七粉末显微特征图

1—淀粉粒　2—草酸钙簇晶　3—木栓细胞　4—导管

（2）薄层鉴别　建立了以藤三七对照药材为对照的薄层色谱鉴别方法，方法的分离度及重现性均较好。

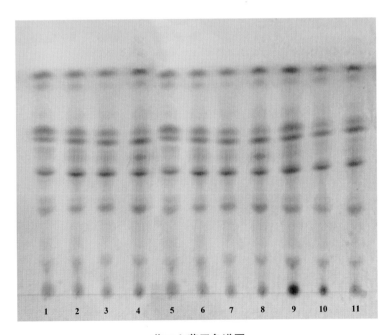

藤三七薄层色谱图

1—藤三七对照药材　2～11—药材样品

【检查】 **水分** 10 批样品水分测定结果为 6.7% ～ 13.7%，平均值为 8.7%，结合"药材和饮片检定通则（通则 0212）"相关要求，规定限度不得过 13.0%。

总灰分 10 批样品总灰分测定结果为 5.4% ～ 9.3%，平均值为 6.8%，规定限度不得过 10.0%。

酸不溶性灰分 10 批样品酸不溶性灰分测定结果为 1.2% ～ 3.0%，平均值为 1.7%，规定限度不得过 4.0%。

【浸出物】 10 批样品浸出物测定结果为 12.4% ～ 22.5%，平均值为 14.4%，规定限度不得少于 10.0%。

【含量测定】 采用紫外 – 可见分光光度法，建立了藤三七药材中藤三七多糖含量测定方法。经方法验证，藤三七多糖在 0.01 ～ 0.08 mg/ml 范围内线性良好（r=0.999 4），加样回收率为 95.1% ～ 104.0%，RSD 为 3.2%。10 批样品藤三七多糖测定结果为 2.6% ～ 5.4%，平均值为 4.1%。根据测定结果，规定"本品按干燥品计算，含藤三七多糖以无水葡萄糖（$C_6H_{12}O_6$）计，不得少于 2.0%"。

【性味与归经】【功能与主治】【用法与用量】 在《中华本草》《中国民族药志要》《全国中草药汇编》等文献记载内容的基础上，经中彝医专家审定并规范术语而确定。

起草单位：西南民族大学

起草人：张绍山　俸明康　曲别军长

　　　　何　斌　刘　圆　李文兵

复核单位：四川省药品检验研究院

露水草根

Lushuicaogen   珍则补

CYANOTIDIS ARACHNOIDEAE RADIX

本品为鸭跖草科植物蛛丝毛蓝耳草 *Cyanotis arachnoidea* C. B. Clarke 的干燥根。夏、秋二季采挖，洗净，干燥。

【性状】 本品常皱缩成团，根茎极短小，上部残留被绒毛的叶鞘。须状根丛生，表面灰黄色或黄褐色，有纵皱纹或纵沟，被细疏毛。质脆，断面整齐。气微，味淡。

【鉴别】 （1）本品粉末棕黄色。淀粉粒多单粒，卵圆形、圆形或不规则形，脐点人字状、点状或短缝状。非腺毛 1 ～ 3 个细胞，基部直径 15 ～ 30 μm。油细胞类圆形或长圆形，含棕色分泌物。可见螺纹导管、网纹导管及孔纹导管。

（2）取本品粉末 0.5 g，加甲醇 15 ml，超声处理 15 分钟，滤过，取滤液作为供试品溶液。另取 β－蜕皮甾酮对照品，加甲醇制成每 1 ml 含 0.5 mg 的溶液，作为对照品溶液。照薄层色谱法（通则 0502）试验，吸取上述两种溶液各 5 μl，分别点于同一硅胶 G 薄层板上，以三氯甲烷－甲醇－甲酸－水（7：3：0.05：0.5）为展开剂，展开，取出，晾干，喷以 10% 硫酸乙醇溶液，在 105℃ 加热至斑点显色清晰，置紫外光灯（365 nm）下检视。供试品色谱中，在与对照品色谱相应的位置上，显相同颜色的荧光斑点。

【检查】 **水分** 不得过 13.0%（通则 0832 第二法）。

总灰分 不得过 12.0%（通则 2302）。

酸不溶性灰分 不得过 5.0%（通则 2302）。

【浸出物】 照水溶性浸出物测定法（通则 2201）项下的热浸法测定，不得少于 15.0%。

【含量测定】 照高效液相色谱法（通则 0512）测定。

色谱条件与系统适用性试验 以十八烷基硅烷键合硅胶为填充剂；以乙腈为流动相 A；以水为流动相 B，按下表中的规定进行梯度洗脱；检测波长 248 nm。理论板数按 β－蜕皮甾酮峰计算应不低于 8 000。

时间（分钟）	流动相 A（%）	流动相 B（%）
0 ～ 5	15 → 20	85 → 80
5 ～ 20	20 → 26	80 → 74
20 ～ 25	26 → 35	74 → 65
25 ～ 30	35 → 38	65 → 62

对照品溶液的制备　取 β - 蜕皮甾酮对照品适量，精密称定，加甲醇制成每 1 ml 含 0.2 mg 的溶液，即得。

供试品溶液的制备　取本品粉末（过二号筛）约 0.7 g，精密称定，置具塞锥形瓶中，精密加入甲醇 50 ml，称定重量，加热回流 1 小时，放冷，再称定重量，用甲醇补足减失的重量，摇匀，滤过，取续滤液，即得。

测定法　分别精密吸取对照品溶液与供试品溶液各 10 μl，注入液相色谱仪，测定，即得。

本品按干燥品计算，含 β - 蜕皮甾酮（$C_{27}H_{44}O_7$）不得少于 1.5%。

饮　片

【炮制】除去杂质，切段。

【性状】本品呈不规则的段，其余主要特征同药材。

【鉴别】【检查】【浸出物】【含量测定】同药材。

【性味与归经】味辛、微苦，性温。归肝、肾经。

【功能与主治】温经通络，除湿止痛。用于风湿痹痛，手足麻木。外用治疗湿疹，脚癣，伤口不敛。

【ꆈꌠꉪꁱꂷ】ꑌꃀꄬꃀ，ꊨꇬ。ꀕꑊꄯꐎꌠꅊꌠ，ꂷꇬꈷ。ꌅꑊꀨꇬꂵ，ꁨꇬ，ꅉꄜ。ꂷꇬꃶꌠ，日ꊨꑍꐊꂷ日，ꀕꑌ。

【用法与用量】10 ～ 20 g。外用适量。

【贮藏】置通风干燥处，防蛀。

露水草根质量标准起草说明

露水草根的基原植物为鸭跖草科植物蛛丝毛蓝耳草 *Cyanotis arachnoidea* C. B. Clarke，在《中华本草》《中药大辞典》《云南中草药》《彝药本草》《彝族医药》《中国彝族药学》《中国彝族民间医药验方研究》等文献中以"露水草""珍珠露水草"等名称收载。《中华本草》记载：珍珠露水草"味辛、微苦，性温"，具有"通络止痛，利湿消肿"的功效，主治"风湿痹痛、腰腿痛、四肢麻木、水肿、湿疹"。《云南中草药》记载：露水草主治风湿性关节炎、四肢麻木等。

经对四川省彝医医疗机构及民间医生使用情况的调研，彝医使用露水草多以根入药，内服治疗风湿痹痛、利湿消肿、虚热不退；外用治疗湿疹、脚癣、伤口不敛等。"露水草根"在《云南省中药材标准（第六册·彝族药）》（2005 年版）已收载，此次标准增加显微鉴别和含量测定项目。

供标准起草的 15 批样品分别采集于四川省凉山州金阳县、布拖县、会东县等地。

【名称】 依据《全国中草药汇编》《云南省中药材标准（第六册·彝族药）》（2005年版）等记载，药材中文名确定为"露水草"。彝文名依据《彝药本草》确定为"ꌵꂷꍣ"，音译为"珍则补"。

【来源】 经西南交通大学宋良科副教授对彝医临床使用的"露水草根"药材进行鉴定，基原为鸭跖草科植物蛛丝毛蓝耳草 *Cyanotis arachnoidea* C. B. Clark。

【植物形态】多年生草本，全株被蛛丝状毛。基生叶莲座状，可育茎生于叶丛下部，披散或匍匐而节上生根。主茎短缩，叶丛生，禾叶状或带状，长8～35 cm；可育茎的叶长不及7 cm。蝎尾状聚伞花序常数个簇生枝顶或叶腋，无梗而呈头状，或有长达4 cm的花序梗。花无梗；萼片线状披针形；基部连合；花瓣蓝紫、蓝或白色，比萼片长；花丝被蓝色蛛丝状毛。蒴果宽长圆状三棱形，顶端密生细长硬毛。花期6—9月，果期10月。

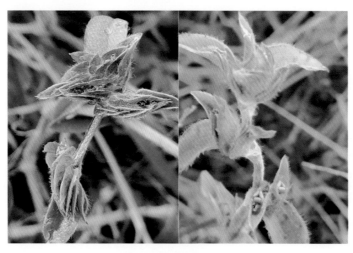

露水草根植物图

【分布及生态环境】 分布于四川、云南、贵州等省。生于海拔2 700 m以下的溪边、山谷湿地、湿润岩石及路旁向阳缓坡。

【性状】 根据药材样品据实描述。

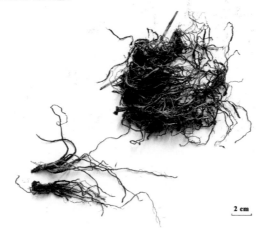

2 cm

露水草根药材图

【鉴别】 （1）显微鉴别　经对本品粉末显微特征的观察，其淀粉粒、非腺毛、油细胞等特征明显，收入标准正文。

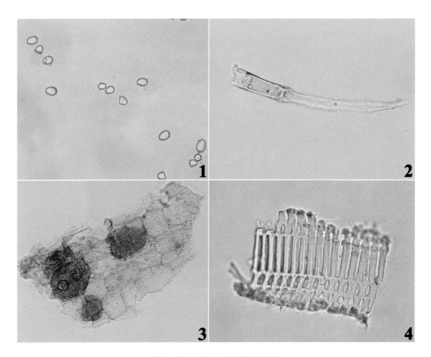

露水草根粉末显微特征图

1—淀粉粒　2—非腺毛　3—油细胞　4—导管

（2）薄层鉴别　建立了以 β-蜕皮甾酮对照品为对照的薄层色谱鉴别方法，方法的分离度及重现性均较好。

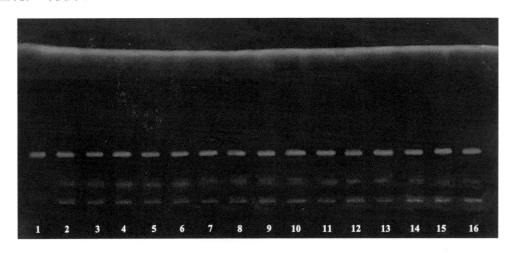

露水草根薄层色谱图

1—β-蜕皮甾酮对照品　2～16—药材样品

【检查】**水分**　15 批样品水分测定结果为 8.3% ～ 12.7%，平均值为 10.9%，结合"药材和饮片检定通则（通则 0212）"相关要求，规定限度不得过 13.0%。

总灰分 15 批样品总灰分测定结果为 8.0% ～ 11.6%，平均值为 9.5%，规定限度不得过 12.0%。

酸不溶性灰分 15 批样品酸不溶性灰分测定结果为 3.4% ～ 5.0%，平均值为 4.0%，规定限度不得过 5.0%。

【浸出物】 15 批样品浸出物测定结果为 18.5% ～ 25.8%，平均值为 22.0%，规定限度不得少于 15.0%。

【含量测定】 采用 HPLC 法，建立了露水草药材中 β– 蜕皮甾酮含量测定方法。经方法验证，β– 蜕皮甾酮在 7.3 ～ 292.0 μg/ml 范围内线性关系良好（r=0.999 9），加样回收率为 94.1% ～ 97.7%，RSD 为 1.2%。15 批样品 β– 蜕皮甾酮测定结果为 1.9% ～ 5.3%，平均值为 3.1%。根据测定结果，规定"本品按干燥品计算，含 β– 蜕皮甾酮（$C_{27}H_{44}O_7$）不得少于 1.5%"。

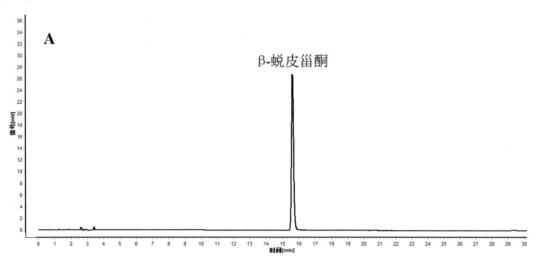

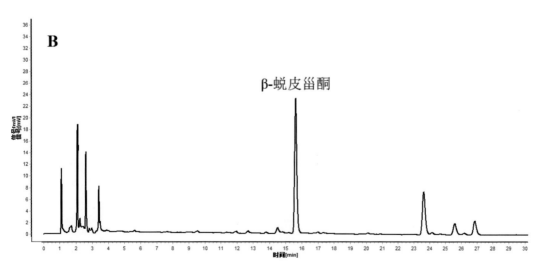

露水草根液相色谱图

1— β –蜕皮甾酮对照品　2—药材样品

【性味与归经】【功能与主治】【用法与用量】 根据《云南中草药》《云南省中药材标准（第六册·彝族药）》（2005 年版）等文献及标准记载内容的基础上，经中彝医专家审定并规范术语而确定。

起草单位：西南交通大学
起草人：谭　睿　李　洁　袁强华
　　　　张　群　任瑶瑶　宋良科
复核单位：成都市药品检验研究院

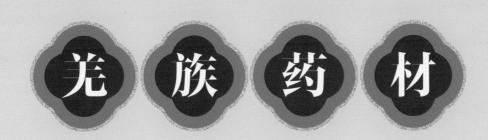

三升米

Sanshengmi

RIBIS RAMULUS ET FOLIUM

本品为虎耳草科植物细枝茶藨子 *Ribes tenue* Jancz. 的干燥枝叶。枝叶茂盛时采收，干燥。

【性状】 本品茎呈细圆柱形，直径 0.3 ~ 1 cm；表面灰褐色或灰棕色，有纵棱，多分枝；质硬脆，易折断，断面黄白色。叶多皱缩、破碎，完整叶片展平后呈长卵圆形，先端尖，边缘具深裂，掌状 3 ~ 5 裂。气微，味微苦，涩。

【鉴别】 （1）本品粉末呈灰棕色或灰绿色。叶表皮细胞不规则形，壁波状弯曲，气孔不定式或不等式，副卫细胞 3 ~ 5 个。草酸钙簇晶多见。木纤维单个散在或成束，直径 3 ~ 10 μm。淀粉粒多为单粒，类圆形；复粒多由 3 ~ 5 分粒组成。螺纹导管多见。

（2）取本品粉末 0.5 g，加 80% 甲醇 20 ml，加热回流 30 分钟，放冷，滤过，滤液加盐酸 2 ml，加热回流 1 小时，放冷，滤过，滤液浓缩至约 2 ml，加水至 5 ml，用乙酸乙酯振摇提取 2 次，每次 5 ml，合并乙酸乙酯液，蒸干，残渣加甲醇 1 ml 使溶解，作为供试品溶液。另取槲皮素对照品，加甲醇制成每 1 ml 含 1 mg 的溶液，作为对照品溶液。照薄层色谱法（通则 0502）试验，吸取上述两种溶液各 2 ~ 5 μl，分别点于同一硅胶 G 薄层板上，以甲苯 – 乙酸乙酯 – 甲酸（5：2：1）为展开剂，展开，取出，晾干，喷以三氯化铝试液，在 105℃ 加热至斑点显色清晰，置紫外光灯（365 nm）下检视。供试品色谱中，在与对照品色谱相应的位置上，显相同颜色的荧光斑点。

【检查】 水分　不得过 13.0%（通则 0832 第二法）。

总灰分　不得过 7.0%（通则 2302）。

【浸出物】 照醇溶性浸出物测定法（通则 2201）项下的热浸法测定，用 30% 乙醇作溶剂，不得少于 10.0%。

【含量测定】 照高效液相色谱法（通则 0512）测定。

色谱条件与系统适用性试验　以十八烷基硅烷键合硅胶为填充剂；以乙腈 – 0.4% 磷酸溶液（30：70）为流动相；检测波长为 360 nm。理论板数按槲皮素峰计算应不低于 5 000。

对照品溶液的制备　取槲皮素对照品适量，精密称定，加 50% 甲醇制成每 1 ml 含槲皮素 4 μg 的溶液，即得。

供试品溶液的制备　取本品细粉约 0.5 g，精密称定，置具塞锥形瓶中，精密加甲醇 –

189

盐酸（3∶1）的混合溶液 25 ml，称定重量，加热回流 30 分钟，放冷，再称定重量，用甲醇 – 盐酸（3∶1）的混合溶液补足减失的重量，摇匀，滤过，取续滤液，即得。

测定法 分别精密吸取对照品和供试品溶液各 10 μl，注入液相色谱仪，测定，即得。

本品按干燥品计算，含槲皮素（$C_{15}H_{10}O_7$）不得少于 0.020%。

饮　片

【**炮制**】除去杂质。

【**性味与归经**】味甘，性寒；白药。归肝、肾经。

【**功能与主治**】调经止痛，退虚热。用于月经不调，痛经，烦热（阔勒思勒）。

【**用法与用量**】6 ～ 9 g。

【**贮藏**】置阴凉干燥处。

三升米质量标准起草说明

三升米是羌医民间习用药材，在《羌族医药》《中华药海》《湖北恩施药用植物志》记载的药材名为"细枝茶藨子""细枝茶藨"，别名"三升米"，多以根入药。《羌族医药》记载："治月经不调，经期腹痛，妇女五心烦热。"《中华药海》记载："细枝茶藨子根甘、寒，可用于清虚热、调经止痛。"《湖北恩施药用植物志》记载："细枝茶藨根主治虚热、乏力、月经不调、痛经。"

经对四川省阿坝州茂县、汶川县，绵阳市北川县，成都市等地羌医医疗机构及民间医生使用情况进行调研，羌医常用三升米治疗月经不调、虚热等，且多以枝叶入药。三升米多分布在海拔 2 200 ～ 4 200 m 的山坡针叶林下或草地杜鹃灌丛中，资源较为稀缺，以枝叶入药既符合羌医用药习惯，也利于资源保护与持续利用。

供标准起草的 10 批样品分别采集于四川省阿坝州黑水县、汶川县等地。

【**名称**】依据《羌族医药》《湖北恩施药用植物志》的记载，药材中文名确定为"三升米"。当地习称"出达什马"。

【**来源**】经西南民族大学刘圆教授及黄艳菲博士对羌医临床使用的"三升米"药材进行鉴定，基原为虎耳草科细枝茶藨子 *Ribes tenue* Jancz.。

【**植物形态**】落叶灌木。小枝无毛，常具腺毛，无刺。叶长卵圆形，稀近圆形，长宽均 2 ～ 5.5 cm，基部平截或心形，掌状 3 ～ 5 裂，顶生裂片菱状卵圆形，先端渐尖或尾尖，比侧生裂片长 1 ～ 2 倍，具深裂或缺刻状重锯齿，或混生少数粗锐单锯齿。雌雄异株；总状花序直立；雄花序长 3 ～ 5 cm；雌花序长 1 ～ 3 cm；花序轴和花梗具柔毛和疏腺毛。花萼近辐状，萼筒碟形，萼片舌形或卵圆形，直立；花瓣暗红色。果球形，暗红色。花期5—6月，果期8—9月。

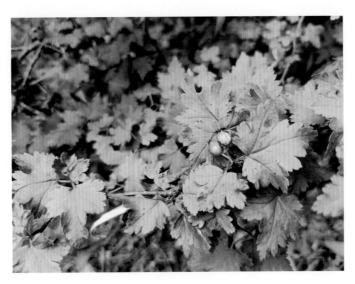

三升米植物图

【分布及生态环境】 分布于四川省阿坝州汶川县、黑水县。生于海拔2 000～3 000 m的灌丛中。

【性状】 根据药材样品据实描述。

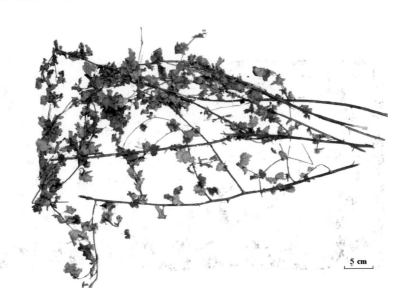

三升米药材图

【鉴别】 （1）显微鉴别 经对本品粉末显微特征的观察，其叶表皮细胞及气孔、草酸钙簇晶、木纤维等特征明显，收入标准正文。

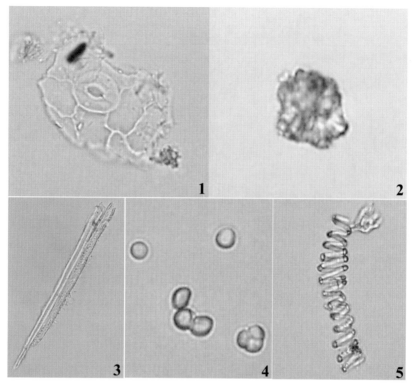

三升米粉末显微特征图

1—叶表皮细胞及气孔　2—草酸钙簇晶　3— 木纤维　4—淀粉粒　5—导管

（2）薄层鉴别　建立了以槲皮素对照品为对照的薄层色谱鉴别方法，方法的分离度及重现性均较好。

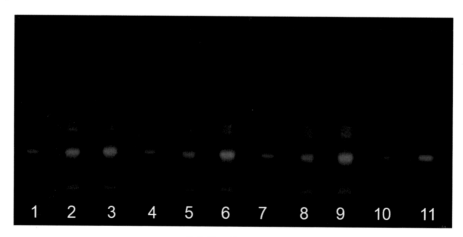

三升米薄层色谱图

1 ～ 10—药材样品　11—槲皮素对照品

【检查】水分　10 批样品水分的测定结果为 7.7% ～ 9.1%，平均值为 8.5%，结合"药材和饮片检定通则（通则 0212）"相关要求，规定限度不得过 13.0%。

总灰分　10 批样品总灰分的测定结果为 3.1% ～ 8.0%，平均值为 5.0%，规定限度不得过 7.0%。

【浸出物】 10 批样品浸出物测定结果为 11.0% ～ 24.1% 之间，平均值为 16.9%，规定限度不得少于 10.0%。

【含量测定】 采用 HPLC 法，建立了三升米药材中槲皮素含量测定方法。经方法验证，槲皮素在 5.1 ～ 80.9 μg/ml 范围内线性关系良好（r=0.999 9），加样回收率为 98.9% ～ 104.3%，RSD 为 2.0%。10 批三升米样品槲皮素含量测定结果为 0.021% ～ 0.129%，平均值为 0.052%。根据测定结果，规定"本品按干燥品计算，含槲皮素（$C_{15}H_{10}O_7$）不得少于 0.020%"。

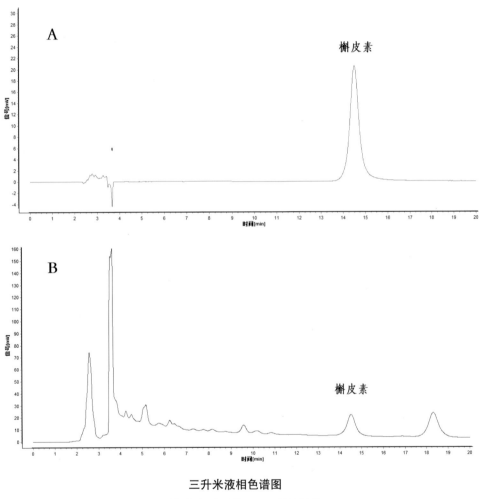

三升米液相色谱图

A—槲皮素对照品　B—药材样品

【性味与归经】【功能与主治】【用法与用量】 在《羌族医药》《中华药海》等文献记载内容基础上，经中羌医专家审定并规范术语而确定。

起草单位：西南民族大学

起草人：黄艳菲　孔苑琳　马　权　刘　圆　李文兵

复核单位：四川省药品检验研究院

小檗枝

Xiaobozhi

BERBERIDIS HERBA

本品为小檗科植物金花小檗 *Berberis wilsonae* Hemsl. 或堆花小檗 *Berberis aggregata* Schneid. 的干燥地上部分。夏、秋二季采收，除去杂质，切段，干燥。

【性状】 **金花小檗** 本品呈段状，长至 7 cm。老枝棕灰色，幼枝暗红色，具棱。茎刺细，三分叉，浅黄色至浅黄棕色，长 0.2 ～ 2 cm。叶革质，倒卵形或倒披针形，长 0.1 ～ 1.5 cm，宽 0.2 ～ 0.6 cm，全缘或偶有 1 ～ 2 细尖刺。花偶见，金黄色。果实偶见，近球形。气微，味微苦涩。

堆花小檗 茎刺较粗。叶近革质，长 0.3 ～ 2.5 cm，宽 0.4 ～ 1.5 cm，边缘多具刺齿，先端圆钝，具刺状尖头。

【鉴别】 （1）本品粉末呈灰棕色至棕黄色。石细胞黄绿色至黄棕色，直径 8 ～ 46 μm。木栓细胞呈类长方形，浅黄色或黄棕色，壁厚。叶表皮细胞不规则形，可见圆圈状突起；气孔为不定式，副卫细胞 3 ～ 6 个。纤维常单个散在，长棱形，边缘有时呈微波状弯曲，孔沟明显，直径 12 ～ 30 μm。具缘纹孔导管多见，直径 15 ～ 28 μm。

（2）取本品粉末 1 g，加甲醇 20 ml，超声处理 20 分钟，滤过，滤液蒸干，残渣加甲醇 5 ml 使溶解，作为供试品溶液。另取盐酸小檗碱对照品，加甲醇制成每 1 ml 含 0.1 mg 的溶液，作为对照品溶液。照薄层色谱法（通则 0502）试验，吸取上述两种溶液各 2 ～ 5 μl，分别点于同一硅胶 G 薄层板上，以正丁醇 - 醋酸 - 水（16∶4∶7）的上层溶液为展开剂，展开，取出，晾干，置紫外光灯（365 nm）下检视。供试品色谱中，在与对照品色谱相应的位置上，显相同颜色的荧光斑点。

【检查】 **水分** 不得过 13.0%（通则 0832 第二法）。

总灰分 不得过 6.0%（通则 2302）。

酸不溶性灰分 不得过 3.0%（通则 2302）。

【浸出物】 照醇溶性浸出物测定法（通则 2201）项下的热浸法测定，用稀乙醇作溶剂，不得少于 10.0 %。

【含量测定】照高效液相色谱法（通则 0512）测定。

色谱条件与系统适用性试验 以十八烷基硅烷键合硅胶为填充剂；以乙腈 - 0.02 mol/L 磷酸二氢钾（22∶78）为流动相；检测波长为 265 nm。理论板数按盐酸小檗碱峰计算应不低于 4 000。

对照品溶液的制备 取盐酸小檗碱对照品适量，精密称定，加甲醇制成每 1 ml 含 60 μg

的溶液，即得。

供试品溶液的制备 取本品粉末（过四号筛）约 1 g，精密称定，置具塞锥形瓶中，精密加入甲醇 50 ml，称定重量，超声处理（功率 250 W，频率 40 kHz）1 小时，放冷，再称定重量，用甲醇补足减失的重量，摇匀，滤过，取滤液，即得。

测定法 分别精密吸取对照品溶液与供试品溶液各 10 μl，注入液相色谱仪，测定，即得。

本品按干燥品计算，含小檗碱以盐酸小檗碱（$C_{20}H_{18}ClNO_4$）计，不得少于 0.050%。

饮 片

【炮制】除去杂质，切段。

【性状】本品呈不规则的段，其余主要特征同药材。

【鉴别】【检查】【浸出物】【含量测定】同药材。

【性味与归经】味苦，性寒；黑药。归胃、大肠经。

【功能与主治】清热燥湿，泻火解毒。用于腹痛泄泻，口舌生疮，目赤肿痛，痈肿疮毒等。

【用法与用量】10 ～ 30 g。外用适量。

【贮藏】置阴凉干燥处。

小檗枝质量标准起草说明

小檗属多种植物在我国多民族地区均有使用历史，药用部位有根、茎叶、根皮、茎皮、花等，在《滇南本草》《分类草药性》《四川中药志》《中药大辞典》等以"土黄连""三颗针""小黄连刺"等名称记载，均具有"清热解毒"的功效。拟獴猪刺 *Berberis soulieana* Schneid.、小黄连刺 *B. wilsonae* Hemsl.、细叶小檗 *B. poiretii* Schneid.、匙叶小檗 *B. vernae* Schneid. 等同属数种植物的根在《中国药典》（2020 年版）中以"三颗针"之名收载，金花小檗 *B. wilsonae* Hemsl. 的花在《四川省藏药材标准》（2014 年版）以"小檗花"之名收载，甘肃小檗 *B. kansuensis* Schneid.、鲜花小檗 *B. diaphana* Maxim.、西北小檗（匙叶小檗）*B. vernae* Schneid.、刺红珠 *B. dictyophylla* Franch. 的茎皮和根皮在《四川省藏药材标准》（2020 年版）以"小檗皮"之名收载。

《滇南本草》中记载：土黄连"味苦，性大寒。泻小肠经实火、胃中实热。利小便、止热淋痛、牙根肿痛、咽喉疼痛、小儿乳蛾、乍腮。"《分类草药性》记载：三颗针"味苦燥，治跌打损伤、瘀伤吐血"。

经对四川省阿坝州茂县、汶川县，绵阳市北川县，成都市等羌医医疗机构及民间医生使用情况的调研，羌医多使用小檗属多种植物的地上部分入药，其主流品种为小檗科植物金花小檗 *B. wilsonae* Hemsl.、堆花小檗 *B. aggregata* Schneid.，多用于治疗腹痛泄泻、口舌生疮、目赤肿痛、痈肿疮毒等症。

供标准起草的 8 批样品分别采集于四川省阿坝州茂县、汶川，绵阳市北川等地。

【名称】 参照《四川省藏药材标准》（2014 年版、2020 年版）记载的名称并结合药用部位，药材中文名确定为"小檗枝"，当地习称"禾扎哈刺玛恰勒"。

【来源】 经西南民族大学刘圆教授对羌医临床用"小檗枝"进行鉴定，基原为小檗科植物金花小檗 *Berberis wilsonae* Hemsl. 或堆花小檗 *Berberis aggregata* Schneid.。

【植物形态】 **金花小檗** 半常绿灌木，高约 1 m。茎刺细弱，三分叉。叶革质，倒卵形或倒卵状匙形或倒披针形，长 6～25 mm，背面常微被白粉，全缘或偶有 1～2 细刺齿。花 4～7 朵簇生；花梗长 3～7 mm；花金黄色；萼片 2 轮；花瓣倒卵形，先端缺裂；胚珠 3～5 枚。浆果近球形，粉红色，顶端具明显宿存花柱，微被白粉。花期 6—9 月，果期翌年 1—2 月。

堆花小檗 与金花小檗的主要区别为叶每边具 2～8 刺齿或全缘；短圆锥花序具 10～30 朵花，紧密；花淡黄色；花瓣基部具 2 枚长圆形腺体。果实不被白粉。

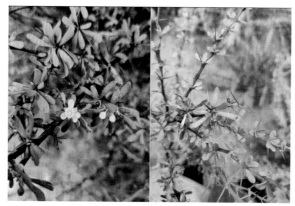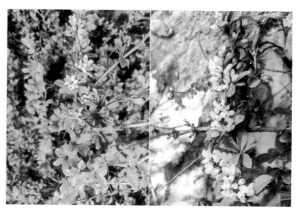

金花小檗

堆花小檗

小檗枝植物图

【分布及生态环境】 分布于四川、青海、甘肃等。生于海拔 1 500～3 000 m 的灌丛中。

【性状】 根据药材样品据实描述。

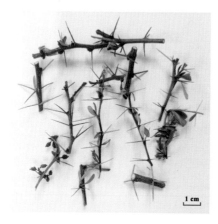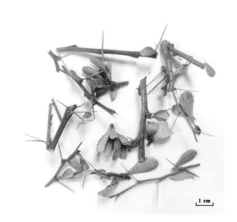

金花小檗

堆花小檗

小檗枝药材图

【鉴别】（1）显微鉴别　经对本品粉末显微特征观察，其石细胞、木栓细胞、叶表皮细胞及气孔等特征明显，收入标准正文。

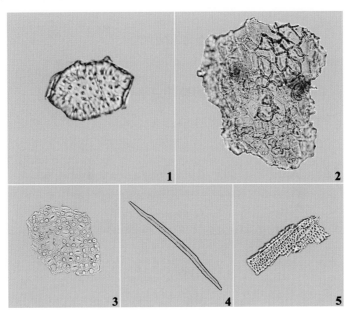

小檗枝粉末显微特征图

1—石细胞　2—木栓细胞　3—叶表皮细胞及气孔　4—纤维　5—导管

（2）薄层鉴别　建立了以盐酸小檗碱对照品为对照的薄层色谱鉴别方法，方法的分离度及重现性均较好。

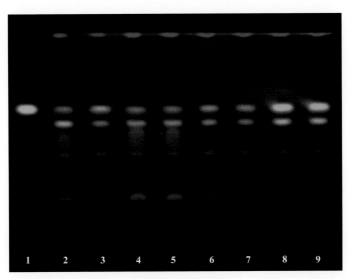

小檗枝薄层色谱图

1—盐酸小檗碱对照品　2～5—金花小檗样品　6～9—堆花小檗样品

【检查】　**水分**　8批样品水分的测定结果为5.8%～7.4%，平均值为6.8%，结合"药材和饮片检定通则（通则0212）"相关要求，规定限度不得过13.0%。

总灰分　8批样品总灰分的测定结果为3.1%～6.0%，平均值为4.3%，规定限度不得过6.0%。

酸不溶性灰分　8 批样品酸不溶性灰分的测定结果为 0.2%～1.7%，平均值为 0.7%，规定限度不得过 3.0%。

【浸出物】　8 批样品浸出物测定结果为 14.3%～24.4%，平均值为 18.3%，规定限度不得少于 10.0%。

【含量测定】　采用 HPLC 法，建立了小檗枝药材中盐酸小檗碱含量测定方法。经方法验证，盐酸小檗碱在 0.002～0.240 mg/ml 范围内线性关系良好（r=0.999 5），加样回收率为 85.0%～98.3%，RSD 为 5.3%。8 批样品盐酸小檗碱测定结果为 0.053%～0.297%，平均值为 0.109%。根据测定结果，规定"本品按干燥品计算，含小檗碱以盐酸小檗碱（$C_{20}H_{18}ClNO_4$）计，不得少于 0.050%"。

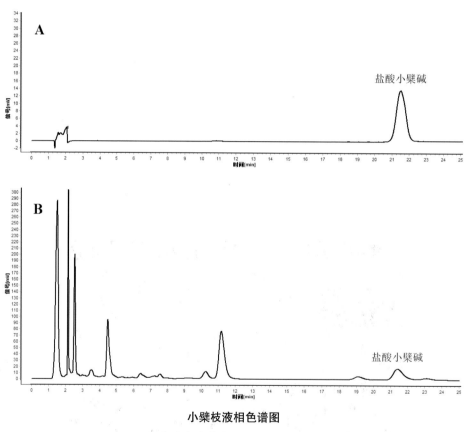

小檗枝液相色谱图

A —盐酸小檗碱对照品　B —药材样品

【性味与归经】【功能与主治】【用法与用量】　在《滇南本草》《分类草药性》《四川中药志》《四川省藏药材标准》（2014 年版、2020 年版）等文献记载内容的基础上，经中羌医专家审定并规范术语而确定。

起草单位：西南民族大学

起草人：刘　圆　沙冬梅　阎新佳　李文兵

复核单位：四川省药品检验研究院

山踯躅

Shanzhizhu

RHODODENDRI AUGUSTINII RAMULUS

本品为杜鹃花科植物毛肋杜鹃 *Rhododendron augustinii* Hemsl. 的干燥带叶及花的茎枝。花期采收，除去杂质，干燥。

【性状】 本品茎枝圆柱形，表面黑褐色；质硬，断面黄白色。叶革质，多破碎，完整者椭圆形，向下反卷呈双卷状，下表面色浅，有多数棕色点状鳞片，中脉突起，具短柔毛。可见皱缩的花，多已脱落，花冠完整者展开呈宽漏斗状。气微，叶揉之有特殊香气，味苦、涩。

【鉴别】 （1）本品粉末黄棕色至灰棕色。草酸钙簇晶散在，棱角较钝，直径长达100 μm。石细胞长方形或类圆形，壁薄。盾状毛多破碎，头部类圆形，呈放射状。非腺毛单细胞，略弯曲。叶表皮细胞呈不规则形，垂周壁弯曲，气孔环式。花粉粒呈类三角形或近圆形，具 3 萌发沟，直径 30～50 μm。

（2）取本品粉末 1 g，加乙醇 20 ml，超声处理 30 分钟，滤过，滤液作为供试品溶液。另取槲皮苷对照品，加乙醇制成每 1 ml 含 0.2 mg 的溶液，作为对照品溶液。照薄层色谱法（通则 0502）试验，吸取上述两种溶液各 1～2 μl，分别点于同一聚酰胺薄膜上，以甲醇－甲酸－水（18∶1∶1）为展开剂，展开，取出，晾干，喷以三氯化铝试液，在 105℃下加热至斑点显色清晰，置紫外光灯（365 nm）下检视。供试品色谱中，在与对照品色谱相应的位置上，显相同颜色的荧光斑点。

【检查】 **水分** 不得过 13.0%（通则 0832 第二法）。

总灰分 不得过 5.0%（通则 2302）。

酸不溶性灰分 不得过 3.0%（通则 2302）。

【浸出物】 照醇溶性浸出物测定法（通则 2201）项下的热浸法测定，用 70% 乙醇作溶剂，不得少于 10.0%。

饮 片

【炮制】 除去杂质，切段。

【性状】 本品呈不规则的段，其余主要特征同药材。

【鉴别】【检查】【浸出物】 同药材。

【性味与归经】 味辛，性温；黑药。有小毒。归肺经。

【功能与主治】 止咳平喘、祛痰。用于咳喘，咯痰，流痰。

【用法与用量】 2～3 g。外用适量。

【贮藏】 置阴凉干燥处。

山蹰躅质量标准起草说明

山蹰躅为杜鹃花类药材的称谓之一。《本草纲目》记载："山蹰躅，处处山谷有之。高者四五尺，低者一二尺。春生苗叶，浅绿色。枝少而花繁，一枝数蕚，二月始开花如羊蹰躅，而蒂如石榴花，有红者、紫者、五出者、千叶者。小儿食其花，味酸无毒。一名红蹰躅，一名山石榴，一名映山红，一名杜鹃花。其黄色者，即有毒羊蹰躅也。"表明杜鹃花属多种植物在我国多地区均有药用习惯。《中国药典》（2020 年版）以"闹羊花"之名收载了羊蹰躅 *Rhododendron molle* G. Don；《卫生部药品标准》（藏药第一册）以"烈香杜鹃"之名收载烈香杜鹃 *R. anthopogonoides* Maxim.、毛喉杜鹃 *R. cephalanthum* Franch.、报春花状杜鹃 *R. primulaeflarum* Bur. et Franch.；四川省药品监督管理局中药标准（标准号：SCYCBZ2021－002）以"凉山杜鹃"之名收载红棕杜鹃（原变种）*R. rubiginosum* Franch. var. *rubiginosum*）等。

经对四川省阿坝州汶川县、黑水县，绵阳市北川县等羌族聚居地进行实地考察发现，杜鹃花属植物资源丰富；走访调研羌医医疗机构和民间医生，发现羌医多以毛肋杜鹃（*R. augustinii* Hemsl.）带叶及花的枝条入药，当地习称"山蹰躅"，用于治疗咳喘、咯痰、流痰等症。《羌族医药》记载：毛肋杜鹃"辛、温，小毒。治慢性气管炎，骨髓炎等；叶外用治狂犬病"。

供标准起草的 10 批样品分别采集于四川省阿坝州汶川县、茂县，绵阳市北川县等地。

【名称】 依据《本草纲目》等文献记载，结合当地习称，药材中文名确定为"山蹰躅"。

【来源】 经西南民族大学刘圆教授对羌医临床使用的"山蹰躅"药材进行鉴定，基原为杜鹃花科植物毛肋杜鹃 *Rhododendron augustinii* Hemsl.。

【植物形态】 常绿灌木，高达 5 m。幼枝被鳞片和长硬毛。叶近革质，椭圆形、长圆形或长圆状披针形，长 3～7 cm，上面常无鳞片，沿脉被长刚毛，下面密被黄褐色鳞片，沿中脉下半部被柔毛。伞状花序顶生，有（2）3（～5）花。花蕚长约 2 mm，环状或浅波状 5 裂，外面密被鳞片，有缘毛；花冠淡紫色或白色，上方具黄绿色斑点，宽漏斗状，长 3～3.5 cm，5 裂至中部，外面常被鳞片；花丝下部被柔毛；子房密被鳞片和毛，花柱长于雄蕊，无毛。蒴果长圆形，密被鳞片。花期 4—5 月，果期 7—8 月。

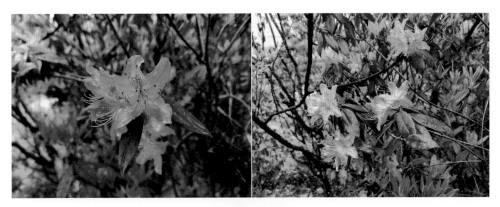

山踯躅植物图

【分布及生态环境】 分布于我国中部至西南部。生于海拔 1 500 ～ 3 000 m 的灌丛。

【性状】 根据药材样品据实描述。

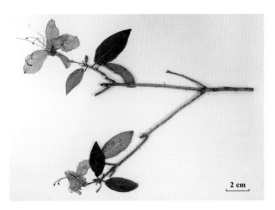

2 cm

山踯躅药材图

【鉴别】 （1）显微鉴别　经对本品粉末显微特征的观察，其草酸钙簇晶、石细胞、盾状毛等特征明显，收入标准正文。

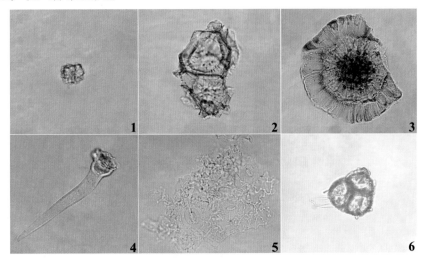

山踯躅粉末显微特征图

1—草酸钙簇晶　2—石细胞　3—盾状毛　4—非腺毛　5—叶表皮细胞及气孔　6—花粉粒

（2）薄层鉴别　建立了以槲皮苷对照品为对照的薄层色谱鉴别方法，方法的分离度及重现性均较好。

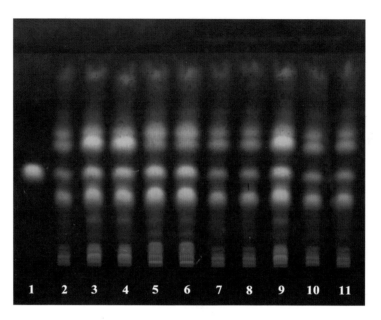

山踯躅薄层色谱图
1—槲皮苷对照品　2～11—药材样品

【检查】水分　10 批样品水分的测定结果为 7.9%～8.7%，平均值为 8.2%，结合"药材和饮片检定通则（通则 0212）"相关要求，规定限度不得过 13.0%。

总灰分　10 批样品总灰分的测定结果为 2.5%～4.6%，平均值为 3.6%，规定限度不得过 5.0%。

酸不溶性灰分　10 批样品酸不溶性灰分的测定结果为 1.0%～2.4%，平均值为 1.8%，规定限度不得过 3.0%。

【浸出物】　10 批样品浸出物测定结果为 11.0%～20.8%，平均值为 16.2%，规定其限度不得少于 10.0%。

【性味与归经】【功能与主治】【用法与用量】　在《羌族医药》《中国民族药辞典》等文献记载内容的基础上，经中羌医专家审定并规范术语而确定。

备注：《羌族医药》记载本品有小毒。按《药物单次给药毒性研究技术指导原则》相关要求，将山踯躅水煎液（2.45 g/ml）单次灌胃（小鼠）得到 LD_{50} 为 90.6 g/kg，按 60 kg 体重计算，相当于人用日服剂量（2～3 g）的 201～302 倍。

起草单位：西南民族大学
起草人：李　莹　罗　江　丰日落　李文兵　刘　圆
复核单位：成都市药品检验研究院

也那西

Yenaxi

PRIMULAE CHUNGENSIS HERBA

本品为报春花科植物中甸灯台报春 *Primula chungensis* Balf. f. et Ward 的干燥全草。夏、秋二季采收，除去泥沙，洗净，干燥。

【性状】 本品长 10～70 cm。根茎极短，根数条簇生，呈长圆柱形，直径 1～3 mm。叶基生，黄棕色至黄褐色，皱缩，展开后呈椭圆形或矩圆形，长 4.5～15 cm，宽 2～8 cm，先端钝圆，基部楔形。可见伞形花序或果序，花小，易脱落；蒴果卵圆形，长于花萼。气微，味微苦。

【鉴别】 （1）本品粉末浅棕褐色。淀粉粒较多，单粒扁卵形、三角状卵形、类圆形或矩圆形，直径 4～15 μm，脐点多为点状或短缝状，偶可见层纹；复粒由 2～3 分粒组成。木纤维淡黄色，常成束，木化，长梭形，直径 10～30 μm。木栓细胞类方形或椭圆形，黄棕色。导管多为螺纹导管、网纹导管，直径 20～60 μm。

（2）取本品粉末 0.5 g，加 50% 甲醇 25 ml，超声处理 30 分钟，滤过，滤液作为供试品溶液。另取也那西对照药材，同法制成对照药材溶液。照薄层色谱法（通则 0502）试验，吸取上述两种溶液各 5～8 μl，分别点于同一硅胶 G 薄层板上，以乙酸乙酯－甲酸－水（16：3：2）为展开剂，展开，取出，晾干，喷以 5% 三氯化铝乙醇溶液，晾干，置紫外光灯（365 nm）下检视。供试品色谱中，在与对照药材色谱相应的位置上，显相同颜色的荧光斑点。

【检查】 **水分** 不得过 13.0%（通则 0832 第二法）。

【浸出物】 照醇溶性浸出物测定法（通则 2201）项下的热浸法测定，用 70% 乙醇作溶剂，不得少于 15.0%。

【含量测定】 照高效液相色谱法（通则 0512）测定。

色谱条件与系统适用性试验 以十八烷基硅烷键合硅胶为填充剂；以乙腈－0.2% 磷酸溶液（20：80）为流动相；检测波长为 360 nm。理论板数按芦丁峰计算应不低于 3 000。

对照品溶液的制备 取芦丁对照品适量，精密称定，加 50% 甲醇制成每 1 ml 含 40 μg 的溶液，即得。

供试品溶液的制备 取本品粉末（过三号筛）约 0.5 g，精密称定，置具塞锥形瓶中，精密加入 50% 甲醇 25 ml，称定重量，超声处理（功率 250 W，频率 40 kHz）1 小时，放冷，再称定重量，用 50% 甲醇补足减失的重量，摇匀，滤过，取续滤液，即得。

测定法 分别精密吸取对照品溶液与供试品溶液各 10 μl，注入液相色谱仪，测定，即得。

本品按干燥品计算，含芦丁（$C_{27}H_{30}O_{16}$）不得少于 0.15%。

饮　片

【炮制】除去杂质，切段。

【性状】本品呈不规则的段，其余主要特征同药材。

【鉴别】【检查】【浸出物】【含量测量】同药材。

【性味与归经】味苦，性凉；黑药。归肺经。

【功能与主治】清热解毒，止咳化痰。用于瘟疫，头痛发热，咳嗽咯痰，疮疡疔毒。

【用法与用量】3 ～ 9 g。外用适量。

【贮藏】置阴凉干燥处。

也那西质量标准起草说明

报春花类药材在我国多民族地区均有使用习惯，在《植物名实图考》《羌族医药》《中国民族药辞典》《云南中草药》《中华本草》《新华本草纲要》等文献中均有记载，基原有"中甸灯台报春 *Primula chungensis* Balf. f. et Ward""小报春 *P. forbesii* Franch.""报春花 *P. malacoides* Franch.""藏报春 *P. sinensis* Sabine ex Lindl."等同属多种植物。《羌族医药》《中国民族药辞典》记载的习用名为"也那西"，基原植物为中甸灯台报春 *P. chungensis* Balf. f. et Ward。

经对阿坝州茂县、绵阳市北川县、成都市等羌医医疗机构及民间医生的调研与走访，报春花类药材的性味多为：味辛、微甘，性凉；其功效多为清热解毒，止咳化痰，用于头痛发热，咳嗽咯痰，疮疡疔毒。羌医习用的报春花类药材主流品种为中甸灯台报春 *P. chungensis* Balf. f. et Ward，习惯以全草入药，常与其他清热药味配伍使用，治疗痢疾、高烧不退等。

供标准起草用的 10 批样品分别采集于四川省阿坝州茂县、绵阳市北川县、西藏等地。

【名称】依据《羌族医药》《中国民族药辞典》的记载，药材中文名确定为"也那西"。

【来源】经西南民族大学张志锋研究员对羌医临床用"也那西"原植物进行鉴定，基原为报春花科报春花属植物中甸灯台报春 *Primula chungensis* Balf. f. et Ward。

【植物形态】多年生草本，全株无毛。叶丛生，椭圆形、长圆形或倒卵状长圆形，长 4.5 ～ 15（～ 30）cm，先端圆，基部楔状渐窄，具不明显波状浅裂和不整齐小牙齿。花葶高 15 ～ 30 cm，节上微被粉；伞形花序 2 ～ 5 轮；苞片三角形或披针形，微被粉。花梗长 0.8 ～ 1.5 cm；花萼钟状，长 3.5 ～ 4.5 mm，内面密被乳黄色粉，外面微被粉，分裂达全长

1/3 或略过，裂片三角形，先端锐尖；花冠淡橙黄色，冠筒长 1.1 ～ 1.2 cm，裂片倒卵形，先端微凹。蒴果卵圆形，长于花萼。花期 5—6 月。

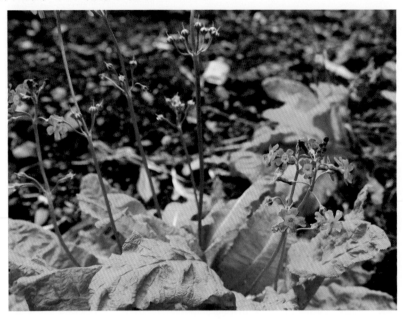

也那西植物图

【分布及生态环境】 分布于四川西南部和西北部（木里、汶川、茂县、松潘、黑水）、西藏东南部（波密、林芝、察隅）、云南西北部（中甸）。生于海拔 1 300 ～ 4 000 m 林间草地和水边。

【性状】 根据药材样品据实描述。

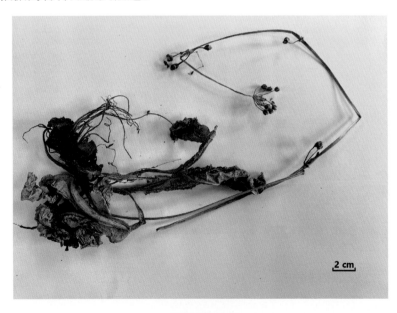

也那西药材图

【鉴别】 （1）显微鉴别　经对本品粉末显微特征的观察，其中淀粉粒、木纤维、木栓细胞等特征明显，收入标准正文。

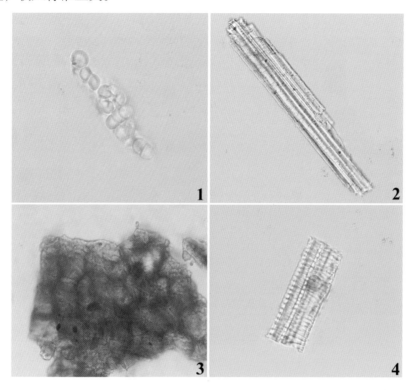

也那西粉末显微特征图

1—淀粉粒　2—木纤维　3—木栓细胞　4—导管

（2）薄层鉴别　建立了以也那西对照药材为对照的薄层色谱鉴别方法，方法的分离度及重现性均较好。

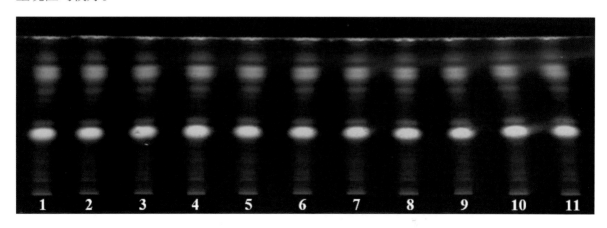

也那西薄层色谱图

1—也那西对照药材　2～11—药材样品

【检查】　水分　10 批样品水分的测定结果为 8.7% ～ 10.0%，平均值为 9.5%，结合"药材和饮片检定通则（通则 0212）"相关要求，规定限度不得过 13.0%。

【浸出物】　10 批样品浸出物测定结果为 16.2% ～ 31.0%，平均值为 21.5%，规定限度不得少于 15.0%。

【含量测定】 采用 HPLC 法，建立了也那西药材中芦丁的含量测定方法。经方法验证，芦丁在 4.0 ~ 80.4 μg/ml 范围内线性关系良好（r=0.999 5）。加样回收率为 91.7% ~ 96.2%，RSD 为 1.88%。10 批样品中的芦丁测定结果为 0.18% ~ 0.24%，平均值为 0.23%。根据测定结果，规定"本品按干燥品计算，含芦丁（$C_{27}H_{30}O_{16}$）不得少于 0.15%"。

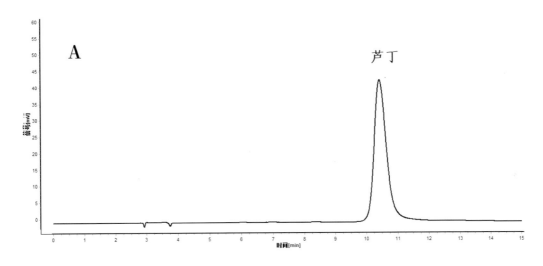

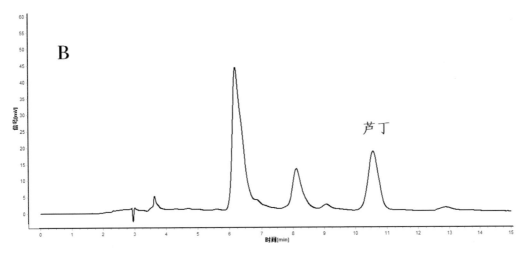

也那西液相色谱图

A—芦丁对照品　B—药材样品

【性味与归经】【功能与主治】【用法与用量】 在《羌族医药》《中国民族药辞典》等文献记载内容基础上，经中羌医专家审定并规范术语而确定。

起草单位：西南民族大学

起草人：张志锋　蔡文浦　刘　圆　李文兵

复核单位：四川省药品检验研究院

马甲子叶

Majiaziye

PALIURI FOLIUM

本品为鼠李科植物马甲子 *Paliurus ramosissimus* (Lour.) Poir. 的干燥叶。夏、秋二季采收，阴干。

【性状】 本品卷缩，呈宽卵形、卵状椭圆形或近圆形，长 3～10 cm，宽 2～5 cm；上表面绿色，下表面灰绿色。顶端钝或圆形，基部宽楔形，稍偏斜，边缘具细锯齿。基生三出脉，下表面突出。叶革质。气微，味微苦。

【鉴别】 （1）本品粉末浅绿色。叶表皮细胞表面观呈类多角形或不规则形，垂周壁略增厚；气孔不定式，副卫细胞 4～6 个。非腺毛 1～3 细胞，长 100～230 μm，顶端细胞较长，有的胞腔含黄棕色物。纤维成束或单个散在，直径 8~15 μm，有的周围薄壁细胞含草酸钙方晶或簇晶，形成晶纤维。草酸钙簇晶和方晶散在或存在于叶肉细胞中。可见螺纹导管和具缘纹孔导管。

（2）取本品粉末 1 g，加乙醇 10 ml，超声处理 1 小时，滤过，滤液挥干，残渣加甲醇 1 ml 使溶解，作为供试品溶液。另取马甲子叶对照药材 1 g，同法制成对照药材溶液。再取白桦脂酸对照品，加甲醇制成每 1 ml 含 1 mg 的溶液，作为对照品溶液。照薄层色谱法（通则 0502）试验，吸取上述三种溶液各 10 μl，分别点于同一硅胶 G 薄层板上，以甲苯 – 乙酸乙酯 – 冰醋酸（14：4：0.5）为展开剂，展开，取出，晾干，喷以 5% 香草醛硫酸乙醇溶液，在 105℃加热至斑点显色清晰。供试品色谱中，在与对照药材和对照品色谱相应的位置上，显相同的深蓝色斑点。

【检查】 **水分** 不得过 13.0%（通则 0832 第二法）。

总灰分 不得过 10.0%（通则 2302）。

【浸出物】 照醇溶性浸出物测定法（通则 2201）项下的冷浸法测定，用 90% 乙醇作溶剂，不得少于 10.0%。

【含量测定】 照高效液相色谱法（通则 0512）测定。

色谱条件与系统适用性试验 以十八烷基硅烷键合硅胶为填充剂；以乙腈 – 0.1% 甲酸溶液（80：20）为流动相，蒸发光散射检测器检测。理论板数按白桦脂酸峰计算应不低于 3 000。

对照品溶液的制备 取白桦脂酸对照品适量，精密称定，加甲醇制成每 1 ml 含 0.2 mg 的溶液，即得。

供试品溶液的制备　取本品粉末（过四号筛）约 1 g，精密称定，置具塞锥形瓶中，精密加入甲醇 50 ml，称定重量，超声处理（功率 250 W，频率 40 kHz）1 小时，放冷，再称定重量，用甲醇补足减失的重量，摇匀，滤过，取续滤液，即得。

测定法　分别精密吸取对照品溶液 10 μl、30 μl，供试品溶液 10 μl，注入液相色谱仪，测定，用外标两点法对数方程计算，即得。

本品按照干燥品计算，含白桦脂酸（$C_{30}H_{48}O_3$）不得少于 1.20%。

饮　片

【炮制】　除去杂质。

【性味与归经】　味微苦，性微寒。归心、肺、小肠、大肠经。

【功能与主治】　清热解毒，消肿止痛。用于疔疮痈肿，无名肿毒，下肢溃疡。

【用法与用量】　10 ～ 20 g。外用适量（可鲜用）。

【贮藏】　置阴凉干燥处。

马甲子叶质量标准起草说明

马甲子叶为鼠李科植物马甲子 *Paliurus ramosissimus* (Lour.) Poir. 的干燥叶，是我国多地区民间常用药材，在《草木便方》《中华本草》《中药大辞典》《中国民族药辞典》《四川中药志》《安徽中草药》《福建药物志》等均有记载。《草木便方》记载：马甲子"叶敷臁疮调麻油，苦平无毒消肿方"。《中药大辞典》记载：马甲子叶"清热解毒，外敷治眼热痛，痈疽溃脓"。《四川中药志》记载：马甲子叶"治无名肿毒"。

经对四川省羌医医疗机构及民间医生等使用情况进行调研，羌医使用马甲子叶主要用于治疗疔疮肿毒、无名肿毒、下肢溃疡、眼目赤痛等，也有鲜用的习惯。

供标准起草用的 10 批样品分别采集于四川省阿坝州茂县、理县、黑水县等地。

【名称】　依据《草木便方》《中药大辞典》等记载的名称及入药部位，药材中文名确定为"马甲子叶"。

【来源】　经四川省中医药科学院舒光明研究员对"马甲子叶"药材进行鉴定，基原为鼠李科植物马甲子 *Paliurus ramosissimus* (Lour.) Poir.。

【植物形态】　灌木，高达 6 m。叶互生，纸质，宽卵形、卵状椭圆形或近圆形，长 3 ～ 5.5（7）cm，先端钝或圆，具钝细齿或细齿，稀上部近全缘，幼叶下面密生褐色柔毛，后渐脱落；叶柄被毛，基部有 2 个紫红色斜向直刺。聚伞花序腋生，被黄色绒毛；萼片宽卵形；花瓣匙形，短于萼片；花盘圆形，5 或 10 齿裂。核果杯状，被褐色绒毛，具木栓质 3 浅裂窄翅，直径 1 ～ 1.7 cm，果柄被褐色绒毛。花期 5—8 月，果期 9—10 月。

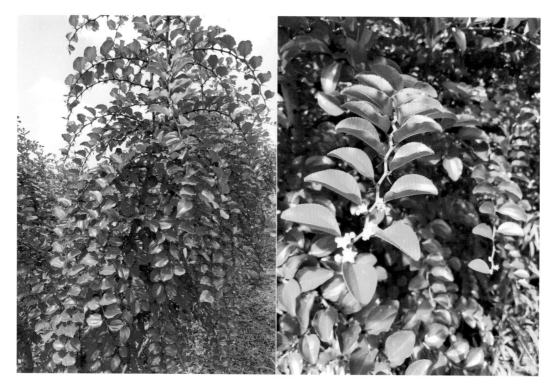

马甲子叶植物图

【分布及生态环境】 分布于四川、云南、贵州等省。生于海拔 2 000 m 以下的山地和平原。

【性状】 根据药材样品据实描述。

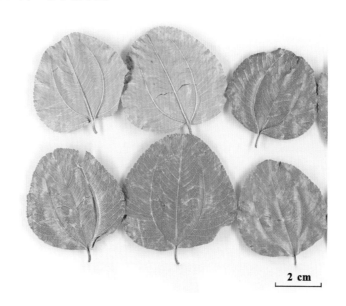

2 cm

马甲子叶药材图

【鉴别】 （1）显微鉴别 经对本品粉末显微特征的观察，其叶表皮细胞及气孔、非腺毛、纤维等特征明显，收入标准正文。

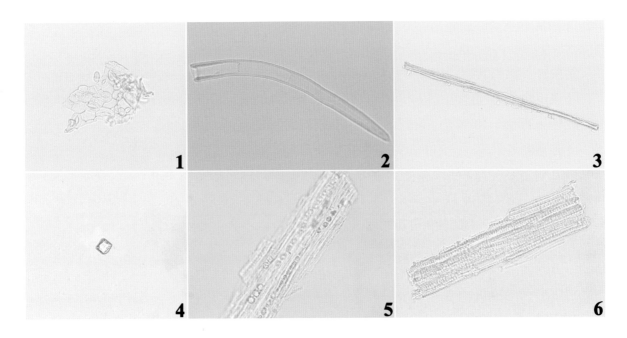

马甲子粉末显微特征图

1—叶表皮细胞及气孔　2—非腺毛　3—纤维　4—草酸钙方晶　5—草酸钙簇晶　6—导管

（2）薄层鉴别　建立了以白桦脂酸对照品和马甲子叶对照药材为对照的薄层色谱鉴别方法，方法的分离度和重现性均较好。

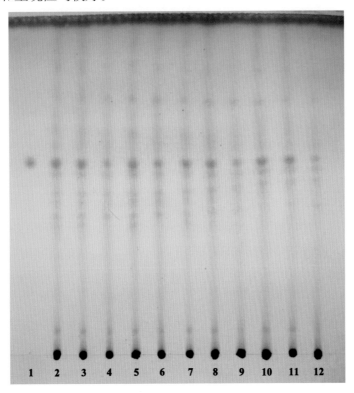

马甲子叶薄层色谱图

1—白桦脂酸对照品　2—马甲子叶对照药材　3～12—马甲子叶药材样品

【检查】水分   10 批样品水分测定结果为 6.1% ～ 9.7%，平均值为 8.1%，结合"药材和饮片检定通则（通则 0212）"相关要求，规定限度不得过 13.0%。

总灰分   10 批样品总灰分测定结果为 6.1% ～ 7.6%，平均值为 6.9%，规定限度不得过 10.0%。

【浸出物】 10 批样品浸出物测定结果为 12.4% ～ 15.1%，平均值为 13.9%，规定其醇溶性浸出物不得少于 10.0%。

【含量测定】 采用 HPLC 建立了白桦脂酸的含量测定方法，经方法学验证，白桦脂酸在 0.93 ～ 7.44 µg 范围内线性关系良好（r=0.999 9），加样回收率为 98.9 ～ 100.1%，RSD 为 0.5%。10 批样品白桦脂酸测定结果为 1.50% ～ 2.02%，平均值为 1.71%。根据测定结果，规定"本品按干燥品计算，含白桦脂酸（$C_{30}H_{48}O_3$）的含量不得少于 1.20%"。

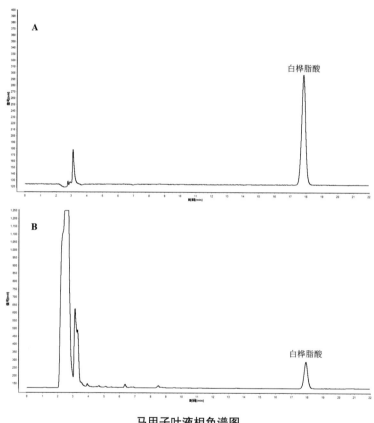

马甲子叶液相色谱图

A—白桦脂酸对照品   B—马甲子叶样品

【性味与归经】【功能与主治】【用法与用量】 在《四川中药志》《中华本草》《全国中草药汇编》等文献记载内容基础上，经中羌医专家审定并规范术语而确定。

起草单位：四川省中医药科学院

起草人：徐超群　李东晓　张　毅　阮　佳

詹　雁　帅丽霞　袁　袁

复核单位：四川省药品检验研究院

五转七

Wuzhuanqi

TRIOSTEI HIMALAYANI HERBA

本品为忍冬科植物穿心莛子藨 *Triosteum himalayanum* Wall. 的干燥全草。夏、秋二季采挖，除去杂质，洗净，干燥。

【性状】 本品根状茎呈不规则团块状，表面棕褐色，密生茎痕及疣状突起。主根圆柱形，侧根较多，密生须根；表面棕褐色，外皮易脱落。茎表面灰褐色，有的被毛，节处明显；易折断，断面中空。叶多皱缩，灰绿色，两面被粗毛。可见总状花序或核果。气微，味苦。

【鉴别】 （1）本品粉末为棕褐色。非腺毛单细胞，多碎断。草酸钙簇晶常见，单个散在或多个存在于薄壁细胞中排列成行。淀粉粒单粒卵圆形或圆形，脐点裂缝状、人字状或星状；复粒由 2～3（～10）分粒组成。可见螺纹导管和具缘纹孔导管。

（2）取本品粉末 1 g，加甲醇 25 ml，超声处理 30 分钟，滤过，滤液蒸干，残渣加甲醇 1 ml 使溶解，作为供试品溶液。另取熊果酸对照品，加甲醇制成每 1 ml 含 0.5 mg 的溶液，作为对照品溶液。照薄层色谱法（通则 0502），吸取上述两种溶液各 2～4 μl，分别点于同一硅胶 G 薄层板上，以环己烷 - 二氯甲烷 - 乙酸乙酯 - 冰醋酸（20∶5∶8∶0.1）为展开剂，展开，取出，晾干，喷以 10 % 硫酸乙醇溶液，在 105 ℃加热至斑点显色清晰，置紫外光灯（365 nm）下检视。供试品色谱中，在与对照品色谱相应的位置上，显相同颜色的荧光斑点。

【检查】 水分　不得过 13.0%（通则 0832 第二法）。

总灰分　不得过 7.0%（通则 2302）。

酸不溶性灰分　不得过 3.0%（通则 2302）。

【浸出物】 照醇溶性浸出物测定法（通则 2201）项下的热浸法测定，用稀乙醇作溶剂，不得少于 8.0%。

【含量测定】 照高效液相色谱法（通则 0512）测定。

色谱条件与系统适用性试验　以十八烷基硅烷键合硅胶为填充剂；以乙腈为流动相 A，以 0.4% 磷酸溶液为流动相 B，按下表中的规定进行梯度洗脱；检测波长为 240 nm。理论板数按当药苷峰计算应不低于 3 000。

时间（分钟）	流动相 A（%）	流动相 B（%）
0 ~ 22	8	92
22 ~ 23	8 → 10	92 → 90
23 ~ 35	10	90

对照品溶液的制备　取当药苷对照品适量，精密称定，加甲醇制成每 1 ml 含 0.2 mg 的溶液，即得。

供试品溶液的制备　取本品粉末（过三号筛）约 0.5 g，精密称定，置具塞锥形瓶中，精密加入甲醇 25 ml，称定重量，超声处理（功率 250 W，频率 40 kHz）30 分钟，放冷，再称定重量，用甲醇补足减失的重量，摇匀，滤过，取续滤液，即得。

测定法　分别精密吸取对照品溶液与供试品溶液各 10 μl，注入液相色谱仪，测定，即得。

本品按干燥品计算，含当药苷（$C_{16}H_{22}O_9$）不得少于 0.90%。

饮　片

【炮制】除去杂质，切段。

【性状】本品呈不规则的段，其余主要特征同药材。

【鉴别】【检查】【浸出物】【含量测定】同药材。

【性味与归经】味苦，性寒；黑药。归肝、脾经。

【功能与主治】利尿消肿，活血调经。用于小便不通，浮肿，月经不调，劳伤疼痛。

【用法与用量】6 ~ 30 g。外用适量。

【贮藏】置阴凉干燥处。

五转七药材质量标准起草说明

五转七为忍冬科植物穿心莛子藨 *Triosteum himalayanum* Wall. 的干燥全草，在《中华本草》《全国中草药汇编》《中国民族药辞典》《羌族医药》《陕西中草药》等文献中均有记载。《中华本草》记载：五转七"味苦，性寒。归肝、脾经"，具有"利水消肿，活血调经之功效"，主治"水肿，小便不利，月经不调，劳伤疼痛"。《羌族医药》记载：五转七"寒，苦。利尿消肿，活血调经。治水肿，小便不利，月经不调等"。

经对四川省羌医医疗机构及民间医生等使用情况进行调研，五转七在羌医民间多以全草入药，煎汤内服用于治疗水肿、小便不利、月经不调；捣烂外敷，用于治疗筋骨疼痛、跌打损伤等。

供标准起草的 10 批样品分别采集于四川省甘孜州康定市，阿坝州马尔康市、茂县、红原县等地。

【名称】　依据《中华本草》《羌族医药》等文献记载，药材中文名确定为"五转七"，当地习称"莫喆·補惹"。

【来源】　经成都中医药大学张艺研究员对"五转七"药材进行鉴定，基原为忍冬科植物穿心莛子藨 *Triosteum himalayanum* Wall. 。

【植物形态】　多年生草本。茎高达 60 cm，密生刺刚毛和腺毛。叶全株 9 ～ 10 对，倒卵状椭圆形或倒卵状长圆形，长 8 ～ 16 cm，全缘，基部连合，茎贯穿其中。聚伞花序 2 ～ 5 轮在茎顶或分枝成穗状花序状。花萼裂片三角状圆形，被刚毛和腺毛；花冠黄绿色，约为花萼长的 3 倍，外有腺毛。果熟时红色，近圆形，萼齿和缢缩萼筒宿存，被刚毛和腺毛。

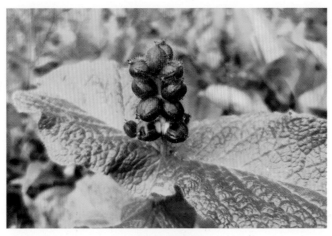

五转七植物图

【分布及生态环境】　分布于四川、云南、青海等地。生于海拔 1 800 ～ 4 100 m 的高山栎林，沟边草丛、灌丛、山谷。

【性状】　根据药材样品据实描述。

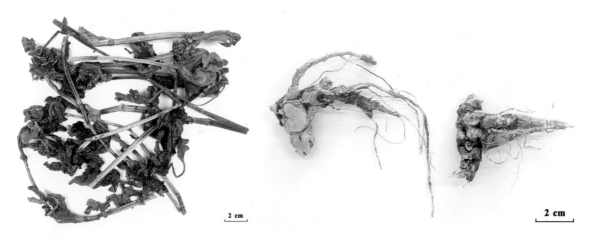

五转七药材图

【鉴别】　（1）显微鉴别　经对本品粉末显微特征的观察，其非腺毛、草酸钙簇晶、淀粉粒等特征明显，收入标准正文。

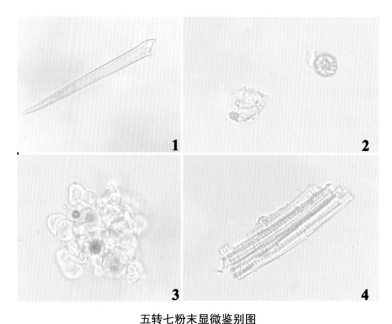

五转七粉末显微鉴别图

1—非腺毛　2—草酸钙簇晶　3—淀粉粒　4—导管

（2）薄层鉴别　建立了以熊果酸对照品为对照的薄层色谱鉴别方法，方法的分离度及重现性均较好。

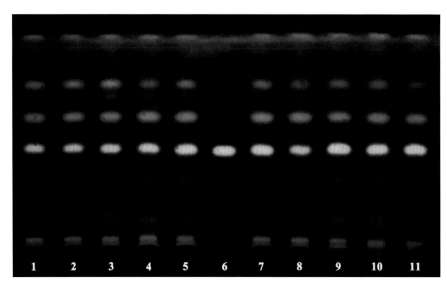

五转七薄层色谱图

1～5、7～11—药材样品　6—熊果酸对照品

【检查】**水分**　10 批样品水分测定结果为 6.7%～9.4%，平均值为 7.6%，结合"药材和饮片检定通则（通则 0212）"相关要求，规定限度不得过 13.0%。

总灰分　10 批样品总灰分测定结果为 2.6%～6.6%，平均值为 4.4%，规定限度不得过 7.0%。

酸不溶性灰分　10 批样品酸不溶性灰分测定结果为 0.6%～2.6%，平均值为 1.4%，规定限度不得过 3.0%。

【浸出物】 10 批样品浸出物测定结果为 8.4% ～ 13.6%，平均值为 11.2%，规定限度不得少于 8.0%。

【含量测定】 采用 HPLC 法，建立了五转七药材中当药苷含量的测定方法。经方法验证，当药苷在 101.1 ～ 606.3 μg/ml 范围内线性关系良好（r=0.999 9），平均加样回收率为 98.5%，RSD 为 1.6%。10 批样品当药苷测定结果为 0.956% ～ 2.234%，平均值为 1.35%。根据测定结果，规定"本品按干燥品计算，含当药苷（$C_{16}H_{22}O_9$）不得少于 0.90%"。

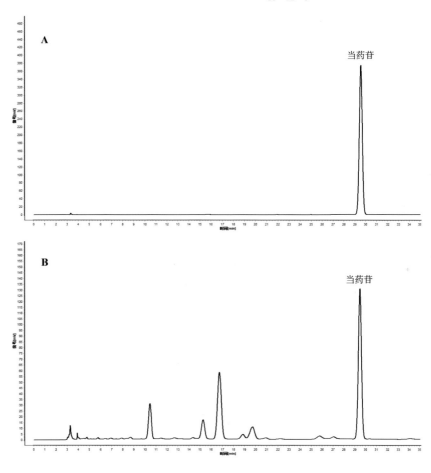

五转七液相色谱图

A—当药苷对照品　B—药材样品

【性味与归经】【功能与主治】【用法与用量】 在《中华本草》《羌族医药》等文献记载内容基础上，经中羌医专家审定并规范术语而确定。

起草单位：成都中医药大学

起草人：沙梦香　张　艺　张　静

复核单位：四川省药品检验研究院

牛奶子

Niunaizi

ELAEAGNI UMBELLATAE FRUCTUS

本品为胡颓子科植物牛奶子 *Elaeagnus umbellata* Thunb. 的干燥成熟果实。夏、秋二季果实成熟时采收，除去果梗和杂质，干燥。

【性状】 本品呈类球形或长椭圆形，长 4 ～ 7 mm，直径 1.5 ～ 4.5 mm。表面棕褐色，皱缩，密被白色小点。顶端可见残存花柱。果肉红棕色，质软。果核椭圆形，具 8 肋，内面具白色丝状毛。种子 1 枚，纺锤形。气微，味酸、涩。

【鉴别】 （1）本品粉末呈红棕色或棕褐色。盾状毛较多，由 100 多个单细胞毛毗连而成，末端常分离；单个细胞长 15 ～ 100 μm。种皮栅状细胞顶面观黄色，呈多角形，壁厚；侧面观为 1 列长方形细胞，排列整齐。可见螺纹导管。

（2）取本品粉末 0.5 g，加甲醇 10 ml，加热回流 30 分钟，放冷，滤过，滤液加盐酸 3 ml，置 75℃水浴中加热回流 1 小时，立即冷却，滤过，滤液蒸干，残渣加 20 ml 水使溶解，用乙酸乙酯提取 2 次，每次 10 ml，合并乙酸乙酯液，蒸干，残渣加甲醇 2 ml 使溶解，作为供试品溶液。另取牛奶子对照药材 0.5 g，同法制成对照药材溶液。照薄层色谱法（通则 0502）试验，吸取上述两种溶液各 5 μl，分别点于同一硅胶 G 薄层板上，以甲苯－乙酸乙酯－甲酸（5：2：1）为展开剂，展开，取出，晾干，喷以三氯化铝试液，置紫外光灯（365 nm）下检视。供试品色谱中，在与对照药材色谱相应的位置上，显相同颜色的荧光斑点。

【检查】 **水分** 不得过 13.0%（0832 第二法）。

总灰分 不得过 3.0%（通则 2302）。

【浸出物】 照醇溶性浸出物测定法（通则 2201）项下的热浸法测定，用稀乙醇作溶剂，不得少于 35.0%。

饮　片

【炮制】 除去杂质。

【性味与归经】 味酸、苦，性凉；白药。归肺、肝、大肠经。

【功能与主治】 清热解毒，收敛利湿。用于咳嗽（措布露），泄泻，痢疾，淋证，带下，崩漏，疮毒痈肿。

【用法与用量】 15～30 g。

【贮藏】 置通风干燥处。

牛奶子质量标准起草说明

　　胡颓子科植物牛奶子 *Elaeagnus umbellata* Thunb. 在全国大部分地区均有分布，其果实除以牛奶子命名外，还有甜枣、麦粒子、阳春子等十余个别名，在我国民间有药用历史，多以果实入药，也有根、叶、花的入药习惯。牛奶子最早见于《植物名实图考》，记载："牛奶子与阳春子树皆相似，秋结实如棠梨，色红紫，味微甘而涩，童竖食之。"在《中华本草》《新华本草纲要》等文献中对其主要功效的记载为："清热止咳，利湿解毒，主治肺热咳嗽，泄泻，痢疾，淋证，带下，崩漏，乳痈。"在近代羌医专著《尔玛思柏——中国羌药谱》中记载：牛奶子"果实近球形至卵圆形，长 6～8 mm，初有银白色或杂有褐色的鳞片，成熟时红色。花期 5～6 月，果期 9～10 月"，其性味归经为"味酸、苦、性凉。入肺、肝、大肠经"，果实具有"消食止痢"之功效，用于"肠炎，痢疾，食欲不振"。

　　经对四川省阿坝州、凉山州、雅安市、宜宾市、泸州市等地医疗机构及民间使用情况的调研，汉族、藏族、彝族、羌族民间均有使用牛奶子根、果实入药的习惯，在阿坝州的茂县、汶川县、理县等地的羌医最为常用的是牛奶子果实，并习惯将牛奶子果实与其他药味配伍处方，用于治疗咳嗽等症，如羌医名方干咳散（牛奶子 50 g，半夏 5 g，沙参 25 g，水煎，兑蜂蜜服）的主要药味就是牛奶子，主要治疗中老年人和小儿肺热引起的咳嗽。

　　用于标准起草的 10 批样品分别采集于四川省阿坝州、凉山州等地。

　　【名称】 依据《植物名实图考》《中华本草》的记载，药材中文名确定为"牛奶子"；根据《尔玛思柏——中国羌药谱》的记载，当地习称"索窝芭布"。

　　【来源】 经成都中医药大学兰志琼副教授对羌医临床使用的"牛奶子"药材进行鉴定，基原为胡颓子科植物牛奶子 *Elaeagnus umbellata* Thunb.。

　　【植物形态】 落叶灌木，高达 4 m，具刺。叶纸质或膜质，椭圆形或倒卵状披针形，长 3～8 cm，上面幼时具白色星状毛或鳞片，下面密被银白色和少量褐色鳞片。先叶开花，黄白色，密被鳞片，常 1～7 花簇生新枝基部；萼筒漏斗形，长 5～7 mm，在裂片下扩展，向基部渐窄，在子房之上略缢缩，裂片卵状三角形；花柱疏生白色星状毛和鳞片。果实近球形或卵圆形，长 5～7 mm，幼时被银白色或褐色鳞片，熟时红色。花期 4—5 月，果期 7—8 月。

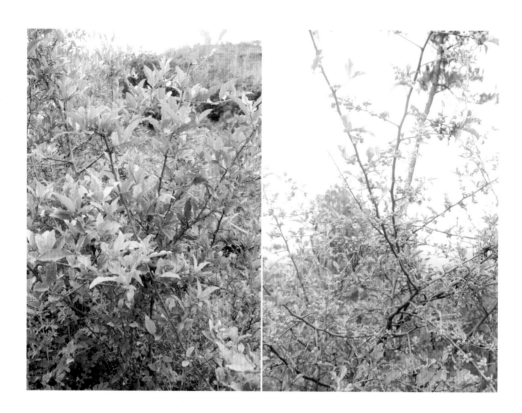

牛奶子植物图

【分布及生态环境】 分布于我国西南、华北、华东等地区，如四川大部分地区。生于海拔 500 ～ 2 500 m 向阳的小溪边、荒坡上、沟边和林缘。

【性状】 根据药材样品据实描述。

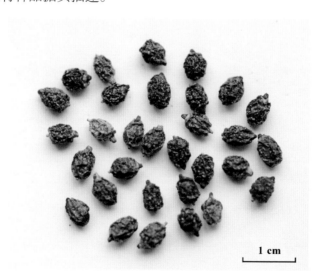

牛奶子药材图

【鉴别】 （1）显微鉴别　经对本品粉末显微特征的观察，其盾状毛、种皮栅状细胞、导管等特征明显，收入标准正文。

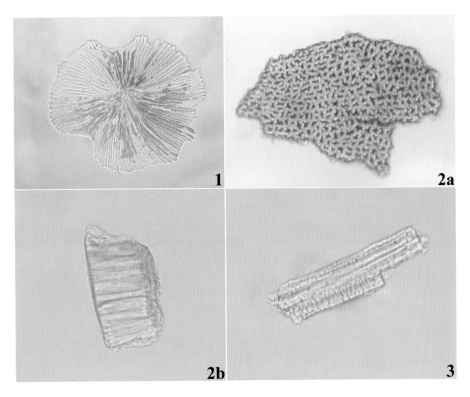

牛奶子粉末显微特征图

1—盾状毛　2a，2b—种皮栅状细胞　3—导管

（2）薄层鉴别　建立了以牛奶子对照药材为对照的薄层色谱鉴别方法，方法的分离度及重现性均较好。

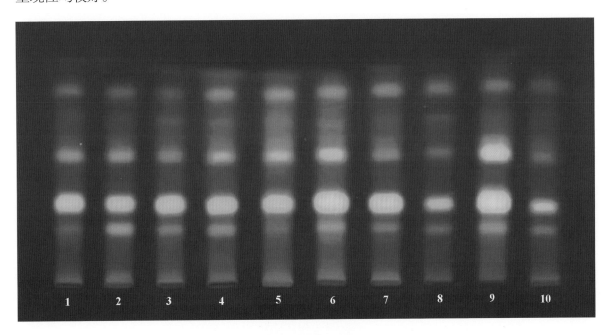

牛奶子薄层色谱图

1—牛奶子对照药材　2～10—药材样品

【检查】**水分**　10 批样品水分测定结果为 10.0% ～ 15.3%，平均值为 12.6%，结合"药材和饮片检定通则（通则 0212）"相关要求，规定限度不得过 13.0%。

总灰分　10 批样品总灰分测定结果为 2.1% ～ 3.1%，平均值为 2.5%，规定限度不得过 3.0%。

【浸出物】　10 批样品浸出物测定结果为 35.2% ～ 48.1%，平均值为 37.2%。规定限度不得少于 35.0%。

【性味与归经】【功能与主治】【用法与用量】在《植物名实图考》《尔玛思柏——中国羌药谱》等文献记载内容的基础上，经中羌医专家审定并规范术语而确定。

起草单位：成都中医药大学
起草人：兰志琼　赵璐璐
复核单位：四川省药品检验研究院

凤尾七根

Fengweiqigen

RHODIOLAE DUMULOSAE RADIX ET RHIZOMA

本品为景天科植物小丛红景天 *Rhodiola dumulosa* (Franch.) S. H. Fu 的干燥根和根茎。夏、秋二季采挖，除去杂质，洗净，干燥。

【性状】 本品呈圆锥形，略弯曲，有的分枝，长 6～40 cm；表面灰棕色至黑褐色，有皱褶，剥开外表皮可见膜质黄色表皮。质轻，断面棕色至红棕色。根茎表面有多数茎痕及残存的茎。主根圆柱形。气微香，味涩、微苦。

【鉴别】 （1）本品粉末红棕色或红黄色。木栓细胞棕红色，表面观长方形或不规则形。薄壁细胞中含有棕红色分泌物。可见草酸钙方晶及螺纹导管。

（2）取本品粉末 2 g，加 30% 乙醇 25 ml，超声处理 30 分钟，滤过，滤液蒸干，残渣加水 5 ml 使溶解，加乙酸乙酯振摇提取 2 次，每次 10 ml，合并乙酸乙酯液，蒸干，残渣加乙醇 2 ml 使溶解，作为供试品溶液。另取没食子酸对照品，加甲醇制成每 1 ml 含 1 mg 的溶液，作为对照品溶液。照薄层色谱法（通则 0502），吸取上述两种溶液各 1～2 µl，分别点于同一硅胶 G 薄层板上，以三氯甲烷 – 乙酸乙酯 – 甲酸（6：4：1）为展开剂，展开，取出，晾干，喷以 2% 三氯化铁乙醇溶液。供试品色谱中，在与对照品色谱相应的位置上，显相同颜色的斑点。

【检查】 **水分** 不得过 13.0 %（通则 0832 第二法）。

总灰分 不得过 9.0 %（通则 2302）。

酸不溶性灰分 不得过 3.0%（通则 2302）。

【浸出物】 照醇溶性浸出物测定法（通则 2201）项下的热浸法测定，用稀乙醇作溶剂，不得少于 15.0%。

【含量测定】 照高效液相色谱法（通则 0512）测定。

色谱条件与系统适用性试验 以十八烷基硅烷键合硅胶为填充剂；以甲醇 – 0.3% 磷酸溶液（含 0.06% 四氢呋喃）（5：95）为流动相；检测波长为 283 nm。理论板数按没食子酸峰计算应不低于 5 000。

对照品溶液的制备 取没食子酸对照品适量，精密称定，加甲醇制成每 1 ml 含 0.1 mg 的溶液，即得。

供试品溶液的制备 取本品粉末（过三号筛）约 1 g，精密称定，置具塞锥形瓶中，精密加入 30% 甲醇 25 ml，称定重量，超声处理（功率 250 W，频率 40 kHz）30 分钟，放冷，再称定重量，用 30% 甲醇补足减失的重量，摇匀，滤过，取续滤液，即得。

测定法 分别精密吸取对照品溶液与供试品溶液各 10 μl，注入液相色谱仪，测定，即得。

本品按干燥品计算，含没食子酸（$C_7H_6O_5$）不得少于 0.16%。

饮　片

【**炮制**】除去杂质，润透，切段或厚片。

【**性状**】本品呈不规则的段或片，其余主要特征同药材。

【**鉴别**】同药材。

【**性味与归经**】味微苦，性平；白药。归心、肝、肾经。

【**功能与主治**】滋阴补肾，活血宁心，消肿止痛。用于骨蒸劳热，月经失调，心悸怔忡，跌打损伤，关节疼痛。

【**用法与用量**】6 ～ 12 g。

【**贮藏**】置阴凉干燥处。

凤尾七根质量标准起草说明

凤尾七基原植物为景天科小丛红景天 *Rhodiola dumulosa* (Franch.) S. H. Fu，是我国多民族民间习用药材。《中华本草》《全国中草药汇编》《陕西中草药》等文献中均有记载，药用部位有全草和根。《中华本草》记载：凤尾七"根茎粗壮，有分枝，半木质化。茎直立，多丛生……味甘、微苦，性平。归肾、肝经"。《全国中草药汇编》记载：凤尾七主治"月经不调，阴虚潮热，头晕目眩，妇女虚劳"。

经对四川省羌医医疗机构及民间医生等使用情况进行调研，小丛红景天在羌医民间有全草和根入药的习惯，根主要用于治疗骨蒸劳热、月经失调、心悸怔忡、跌打损伤、关节疼痛等，是阿坝州汶川县羌医医疗机构治疗跌打损伤的特色方"七七活络灵"的主要药味。由于小丛红景天干燥全草以"凤尾七"之名被《陕西药材标准》（2015 年版）收载，故本标准以"凤尾七根"作为药材名收载。

供标准研究用 15 批样品分别采集于四川省阿坝州汶川县、茂县及甘孜州泸定县等地。

【**名称**】依据《中华本草》《全国中草药汇编》等文献记载，并结合药用部位，药材中文名确定为"凤尾七根"，当地习称"射册栏米阿咔"。

【**来源**】经成都中医药大学张艺研究员对"凤尾七根"药材基原进行鉴定，为景天科植物小丛红景天 *Rhodiola dumulosa* (Franch.) S. H. Fu.。

【**植物形态**】多年生草本。根颈粗壮，分枝，地上部分常被残留老枝。花茎聚生主轴顶端，长达 28 cm，不分枝。叶互生，线形或宽线形，长 0.7～1 cm，全缘；无柄。花序聚伞状，有 4～7 花，花 5 数。萼片线状披针形；花瓣直立，白或红色，披针状长圆形，长 0.8～1.1 cm，边缘平直，或多少流苏状；雄蕊 10，较花瓣短；鳞片 5，横长方形；心皮卵状长圆形，直立，基部 1～1.5 mm 合生。花期 6—7 月，果期 8 月。

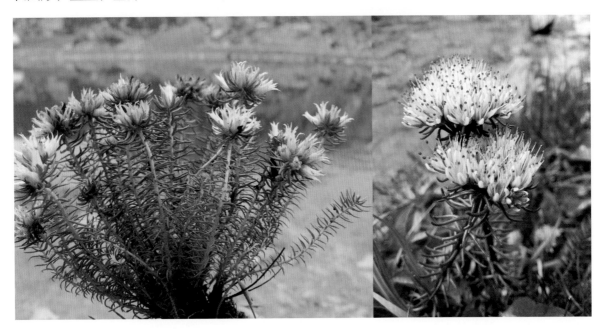

凤尾七根植物图

【分布及生态环境】 分布于四川、甘肃、陕西等地。生于海拔 1 600～3 900 m 的灌木丛、流石滩。

【性状】 根据药材样品据实描述。

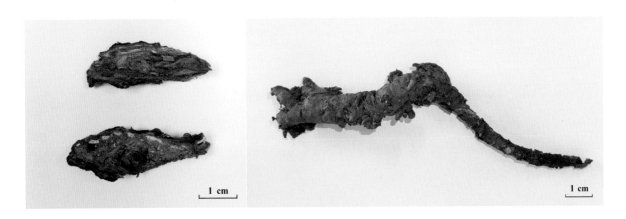

凤尾七根药材图

【鉴别】 （1）显微鉴别 经对本品粉末显微特征的观察，其木栓细胞、棕色分泌物、草酸钙方晶等特征明显，收入标准正文。

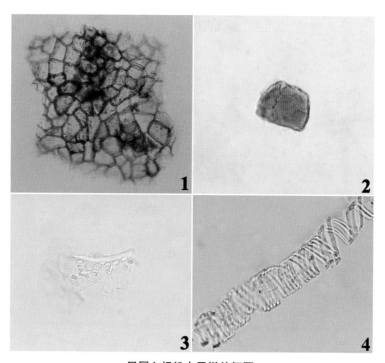

凤尾七根粉末显微特征图

1—木栓细胞　2—棕色分泌物　3—草酸钙方晶　4—导管

（2）薄层鉴别　建立了以没食子酸对照品为对照的薄层色谱鉴别方法，方法的分离度及重现性均较好。

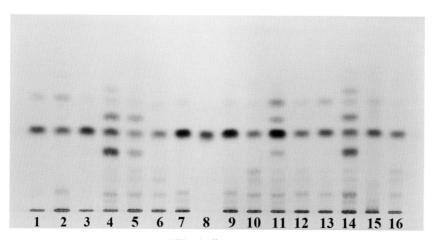

凤尾七根薄层色谱图

8—没食子酸对照品　1～7、9～16—药材样品

【检查】**水分**　15 批样品水分测定结果为 4.8%～8.4%，平均值为 6.3%，结合"药材和饮片检定通则（通则 0212）"相关要求，规定限度不得过 13.0%。

总灰分　15 批样品总灰分测定结果为 2.9%～8.4%，平均值为 4.7%，规定限度不得过 9.0%。

酸不溶性灰分　15 批样品水分测定结果为 0.9%～2.3%，平均值为 1.5%，规定限度不得过 3.0%。

【浸出物】 15 批样品浸出物测定结果为 7.3% ～ 27.6%，平均值为 16.5%，规定限度不得少于 15.0%。

【含量测定】 采用 HPLC 法，建立了凤尾七根药材中没食子酸含量测定方法。经方法验证，没食子酸在 0.016 ～ 1.024 mg/ml 范围内线性关系良好（r=0.999 8），加样回收率为 94.1% ～ 104.2%，RSD 为 3.6%。15 批样品没食子酸测定结果为 0.09% ～ 0.54%，平均值为 0.25%。根据测定结果，规定"本品按干燥品计算，含没食子酸（$C_7H_6O_5$）不得少于 0.16%"。

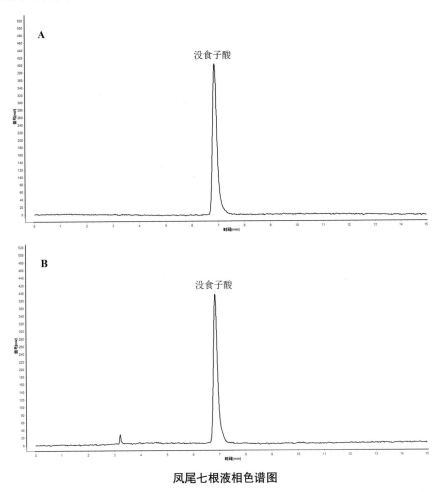

凤尾七根液相色谱图
A—没食子酸对照品　B—药材样品

【性味与归经】【功能与主治】【用法与用量】 在《中华本草》《全国中草药汇编》《陕西中草药》《羌族医药》等文献记载内容基础上，经中羌医专家审定并规范术语而确定。

起草单位：成都中医药大学

起草人：陈秋彤　刘　平　张　艺

复核单位：四川省药品检验研究院

六月寒

Liuyuehan

CARYOPTERIDIS TERNIFLORAE HERBA

本品为马鞭草科植物三花莸 *Caryopteris terniflora* Maxim. 的干燥全草。6—8 月采挖，除去杂质，洗净，干燥。

【性状】 本品根细长弯曲。须根纤维状，表面暗黄色。茎呈四棱形，有纵沟，多分枝；表面绿褐色或黄褐色，密被灰白色柔毛，质硬脆。叶对生，多皱缩破碎，完整者展平后呈卵圆形至长卵形，长 1.5～5 cm，宽 1～4 cm；上表面绿色，下表面灰绿色或灰白色，两面均被柔毛；边缘具钝齿。可见聚伞花序。偶见蒴果。气微，味辛、微苦。

【鉴别】 （1）本品粉末绿褐色或黄褐色。非腺毛由 1～8 个细胞组成，表面具疣状突起。腺鳞头部 4～8 细胞，柄单细胞。腺毛头部 1～2 细胞，柄单细胞。叶表皮细胞表面观不规则形，垂周壁波状弯曲；气孔多为直轴式，偶见平轴式或不定式。纤维常成束，壁厚，微木化，有的胞腔内含草酸钙方晶。石细胞长椭圆形或类圆形，壁厚，一面薄，纹孔明显，胞腔内含草酸钙方晶。可见草酸钙簇晶及螺纹导管、网纹导管。

（2）取本品粉末 0.5 g，加甲醇 10 ml，超声处理 30 分钟，滤过，滤液作为供试品溶液。另取毛蕊花糖苷对照品，加甲醇制成每 1 ml 含 1 mg 的溶液，作为对照品溶液。照薄层色谱法（通则 0502）试验，吸取上述两种溶液各 2 μl，分别点于同一硅胶 G 薄层板上，以二氯甲烷 – 乙酸乙酯 – 甲醇 – 甲酸（3∶3∶1∶1）为展开剂，展开，取出，晾干，置紫外光灯（365 nm）下检视。供试品色谱中，在与对照品色谱相应的位置上，显相同颜色的荧光斑点。

【检查】 水分 不得过 13.0%（通则 0832 第四法）。

总灰分 不得过 11.0%（通则 2302）。

酸不溶性灰分 不得过 5.0%（通则 2302）。

【浸出物】 照醇溶性浸出物测定法（通则 2201）项下的热浸法测定，用稀乙醇作溶剂，不得少于 15.0%。

【含量测定】 照高效液相色谱法（通则 0512）测定。

色谱条件与系统适用性试验 以十八烷基硅烷键合硅胶为填充剂，以甲醇 – 0.1% 磷酸溶液（30∶70）为流动相，检测波长为 330 nm。理论板数按毛蕊花糖苷峰计算应不低于 5 000。

对照品溶液的制备 取毛蕊花糖苷对照品适量，精密称定，加 80% 甲醇制成每 1 ml 含 0.1 mg 的溶液，即得。

供试品溶液的制备 取本品粉末（过二号筛）约 0.1 g，精密称定，置具塞锥形瓶中，精密加入 80% 甲醇 25 ml，称定重量，超声处理（功率 250 W，频率 40 kHz）1 小时，放冷，再称定重量，用 80% 甲醇补足减失的重量，摇匀，滤过，取续滤液，即得。

测定法　分别精密吸取对照品溶液与供试品溶液各 5 ～ 10 μl，注入液相色谱仪，测定，即得。

本品按干燥品计算，含毛蕊花糖苷（$C_{29}H_{36}O_{15}$）不得少于 0.60%。

饮　片

【炮制】　除去杂质，切段。

【性状】　本品呈不规则的段，其余主要特征同药材。

【鉴别】【检查】【浸出物】【含量测定】同药材。

【性味与归经】　味辛、微苦，性平；和药。归肺经。

【功能与主治】　疏风解表，宣肺止咳，活血调经。用于感冒（得良特），咳嗽（措布露），百日咳，月经不调，产后腹痛以及刀伤、烧烫伤。

【用法与用量】　10 ～ 15 g。外用适量。

【贮藏】　置阴凉干燥处。

六月寒质量标准起草说明

六月寒为马鞭草科植物三花莸 *Caryopteris terniflora* Maxim. 的干燥全草，为我国多地民间习用药材，在《天宝本草》《中华本草》《中药大辞典》《全国中草药汇编》《尔玛思柏——中国羌药谱》《羌族医药》等文献中均有记载。《天宝本草》记载：六月寒"散寒清火，治诸痛，外障目翳，诸般咳嗽"。《中华本草》记载：六月寒"味辛、微苦，性平"，具有"疏风解表，宣肺止咳"之功效，主治"感冒，咳嗽，百日咳，外障目翳，水火烫伤"。《尔玛思柏——中国羌药谱》记载：三花莸"味辛、微苦，性平。入肺经"，羌医效用"解表宣肺。治外感头痛，咳嗽，外障目翳，烫伤"。

经对四川省羌医医疗机构及民间医生等使用情况的调研，羌医民间使用六月寒，多以全草入药，在《四川省中药饮片炮制规范》（1984 年版）和《重庆市中药饮片炮制规范》（2006 年版）曾有收载，六月寒冷具有疏风解表，宣肺止咳，活血调经之功效。用于感冒（得良特）、咳嗽（措布露）、百日咳、月经不调、产后腹痛以及刀伤、烧烫伤。

供标准起草用的 10 批样品分别采集于四川省阿坝州茂县、黑水、汶川等地。

【名称】　依据《天宝本草》《尔玛思柏——中国羌药谱》《羌族医药》等文献记载，药材中文名确定为"六月寒"，当地习称"禾竹喜滋巴"。

【来源】　经西南交通大学宋良科副教授对羌医使用的"六月寒"药材进行鉴定，基原为马鞭草科植物三花莸 *Caryopteris terniflora* Maxim.。

【植物形态】　亚灌木，高达 60 cm。茎密被灰白色下弯柔毛。叶卵形或长卵形，长

1.5 ～ 4 cm，具圆齿，两面被柔毛及腺点。聚伞花序腋生，花序梗长 1 ～ 3 cm，通常 3 花；苞片锥形；花萼钟状，两面被柔毛及腺点，裂片披针形；花冠紫红或淡红色，长 1.1 ～ 1.8 cm，裂片全缘，下唇中裂片宽倒卵形。蒴果果瓣倒卵状舟形，无翅。花果期 6—9 月。

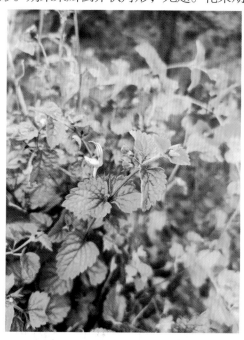

六月寒植物图

【分布及生态环境】 分布于四川、云南、甘肃等省。生于海拔 550 ～ 2 600 m 的山坡、平地、水沟边及河边。

【性状】 根据药材样品据实描述。

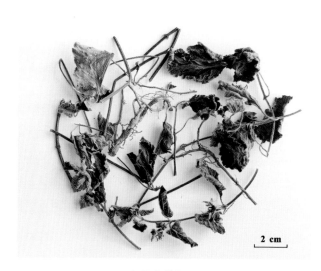

六月寒药材图

【鉴别】 （1）显微鉴别 经对本品粉末显微特征的观察，其非腺毛、腺鳞、腺毛等特征明显，收入标准正文。

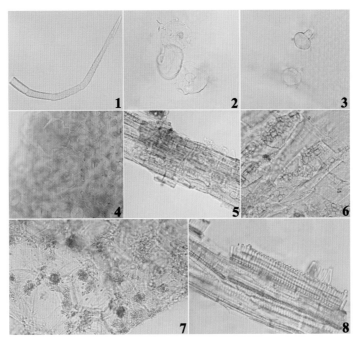

六月寒粉末显微特征图

1—非腺毛　2—腺鳞　3—腺毛　4—叶表皮细胞及气孔　5—纤维　6—石细胞　7—草酸钙簇晶　8—导管

（2）薄层鉴别　建立了以毛蕊花糖苷对照品为对照的薄层色谱鉴别方法，方法的分离度及重现性均较好。

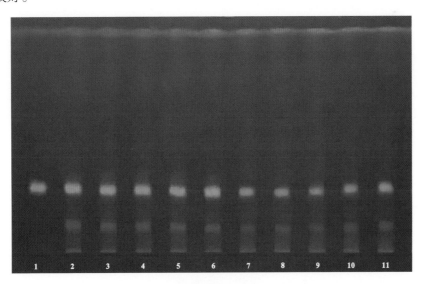

六月寒薄层色谱图

1—毛蕊花糖苷对照品　2~11—六月寒药材样品

【检查】**水分**　10批样品水分的测定结果为8.6%～12.0%，平均值为10.1%，结合"药材和饮片检定通则（通则0212）"相关要求，规定限度不得过13.0%。

总灰分　10批样品总灰分的测定结果为7.8%～10.1%，平均值为9.4%，规定限度不得过11.0%。

酸不溶性灰分 10 批样品酸不溶性灰分的测定结果为 1.0% ~ 4.8%,平均值为 3.3%,规定限度不得过 5.0%。

【浸出物】 10 批样品浸出物的测定结果为 16.0% ~ 28.0%,平均值为 23.6%,规定限度不得少于 15.0%。

【含量测定】 采用 HPLC 法,建立了六月寒药材中毛蕊花糖苷的含量测定方法。经方法验证,毛蕊花糖苷在 0.020 4 ~ 0.183 6 mg/ml 范围内线性关系良好(r=0.999 8),平均加样回收率为 99.7%,RSD 为 1.4%。10 批样品中毛蕊花糖苷的含量测定结果为 0.8% ~ 3.5%,平均值为 2.3%。根据测定结果,规定"本品按干燥品计算,含毛蕊花糖苷($C_{29}H_{36}O_{15}$)不得少于 0.60%"。

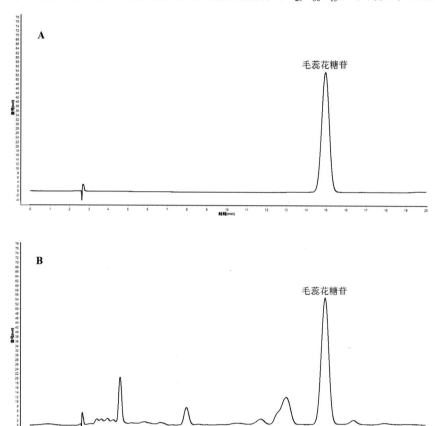

六月寒液相色谱图

A—毛蕊花糖苷对照品　B—药材样品

【性味与归经】【功能与主治】【用法与用量】 在《中华本草》《尔玛思柏——中国羌药谱》等文献记载内容基础上,经中羌医专家审定并规范术语而确定。

起草单位:西南交通大学

起草人:魏 屹 陈晓蒙 张 群

任瑶瑶 宋良科 谭 睿

复核单位:成都市药品检验研究院

艾　麻

Aima

LAPORTEAE CUSPIDATAE HERBA

本品为荨麻科植物艾麻 *Laportea cuspidata* (Wedd.) Friis 的干燥全草。叶茂盛时采收，洗净，干燥。

【性状】　本品根丛生，纺锤状，须根纤维状。茎具 5 条纵棱，表面黄白色或红褐色，质硬脆，易折断，断面黄白色，中空。叶多脱落破碎，完整者展平后呈长卵圆形，先端长尾状，边缘具粗大的锐齿，疏被刺毛和短柔毛，墨绿色。气微，味辛。

【鉴别】　（1）本品粉末呈灰褐色或灰绿色。叶表皮细胞呈不规则形，细胞壁波状弯曲，气孔不定式，副卫细胞 3 ～ 6 个。草酸钙簇晶多见，直径 12 ～ 40 μm。钟乳体圆形或长椭圆形，存在于叶肉细胞中。非腺毛单细胞，壁厚，胞腔小，有的表面可见疣状突起。导管多为螺纹导管。

（2）取本品粉末 2 g，加甲醇 10 ml，振摇 3 分钟，滤过，滤液作为供试品溶液。另取 β-谷甾醇对照品，加甲醇制成每 1 ml 含 1 mg 的溶液，作为对照品溶液。照薄层色谱法（通则 0502）试验，吸取上述两种溶液各 2 ～ 5 μl，分别点于同一硅胶 G 薄层板上，以正己烷-乙酸乙酯（6∶1.5）为展开剂，展开，取出，晾干，喷以 10% 硫酸乙醇溶液，在 105℃ 加热至斑点显色清晰，置紫外光灯（365 nm）下检视。供试品色谱中，在与对照品色谱相应的位置上，显相同颜色的荧光斑点。

【检查】　水分　不得过 13.0%（通则 0832 第二法）。

酸不溶性灰分　不得过 5.0%（通则 2302）。

【浸出物】　照醇溶性浸出物测定法（通则 2201）项下的热浸法测定，用 70% 乙醇作溶剂，不得少于 10.0%。

【含量测定】　照高效液相色谱法（通则 0512）测定。

色谱条件与系统适用性试验　以十八烷基硅烷键合硅胶为填充剂；以甲醇-水（99∶1）为流动相；检测波长为 210 nm。理论板数按 β-谷甾醇峰计算应不低于 5 000。

对照品溶液的制备　取 β-谷甾醇对照品适量，精密称定，加甲醇制成每 1 ml 含 0.1 mg 的溶液，即得。

供试品溶液的制备　取本品粉末（过三号筛）0.5 g，精密称定，置具塞锥形瓶中，加甲醇 25 ml，超声处理（功率 250 W，频率 40 kHz）30 分钟，放冷，滤过，用甲醇适量分次洗涤容器及滤渣，洗液并入滤液中，低温蒸干，残渣加甲醇使溶解，转移至 2 ml 量瓶中，加甲醇至刻度，摇匀，滤过，取续滤液，即得。

测定法 分别精密吸取对照品和供试品溶液各 10 μl，注入液相色谱仪，测定，即得。

本品按干燥品计算，含 β – 谷甾醇（$C_{29}H_{50}O$）不得少于 0.030%。

饮　片

【炮制】除去杂质，切段。

【性状】本品呈不规则的段，其余主要特征同药材。

【鉴别】【检查】【浸出物】【含量测定】同药材。

【性味与归经】味涩、性平；白药。归肝、肾经。

【功能与主治】祛风除湿，通经活络，消肿解毒。用于皮肤瘙痒，风湿痹痛，肢体麻木，跌打损伤，腰膝腿痛，水肿，瘰疬。

【用法与用量】6 ～ 12 g。外用适量。

【贮藏】置阴凉干燥处。

艾麻质量标准起草说明

艾麻是羌医民间习用药材，在《羌族医药》《中国民族药辞典》《甘肃中草药资源志》《全国中草药汇编》等均有记载。《羌族医药》记载：艾麻叶"涩、平，有小毒。搜风、清热，主治瘙痒"。《中国民族药辞典》记载：艾麻根及叶"治瘙痒"。《甘肃中草药资源志》记载：艾麻根"祛风除湿，通经活络，消肿，解毒，用于风湿痹痛，肢体麻木，腰腿疼痛，虚肿水肿，蛇咬伤；淋巴结核"。

经对阿坝州茂县、绵阳市北川县、成都市等羌医医疗机构及民间医生进行调研与走访，确认羌医使用的艾麻基原植物为"*Laportea cuspidata*（Wedd.）Friis"，习惯以全草入药，常用于治疗皮肤瘙痒、风湿痹痛等症。

供标准起草的 10 批样品分别采集于四川省阿坝州黑水县、汶川县、理县等地。

【名称】依据《羌族医药》《中国民族药辞典》的记载，药材中文名确定为"艾麻"，当地习称"勒戈斯明"。

【来源】经西南民族大学刘圆教授及黄艳菲博士对羌医临床使用的"艾麻"药材进行鉴定，基原为荨麻科植物艾麻 *Laportea cuspidata*（Wedd.）Friis。

【植物形态】多年生草本，高达 1.5 m。根数条丛生，纺锤状，肥厚。茎疏生刺毛和柔毛。有时具数枚腋生珠芽。叶卵形、椭圆形或近圆形，长 7 ～ 22 cm，先端长尾状，基部心形或圆形，边缘具粗大锐齿，两面疏生刺毛和柔毛，钟乳体细点状，基出脉 3。雌雄同株，雄花序圆锥状，生于雌花序下部叶腋，直立；雌花序长穗状，生于茎梢叶腋。瘦果卵圆形，长约 2 mm，双凸透镜状，光滑；果柄无翅。花期 6—7 月，果期 8—9 月。

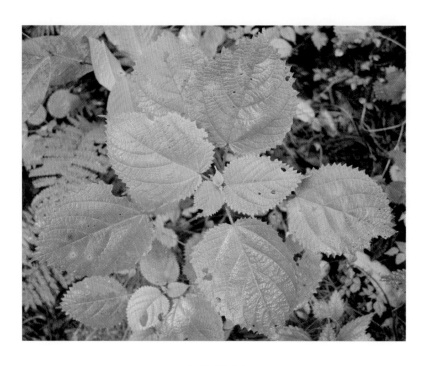

艾麻植物图

【分布及生态环境】　分布于四川、甘肃、贵州、云南、江西、湖南、湖北等地。生于海拔 800 ～ 2 700 m 的山坡林下或沟边。

【性状】　根据药材样品据实描述。

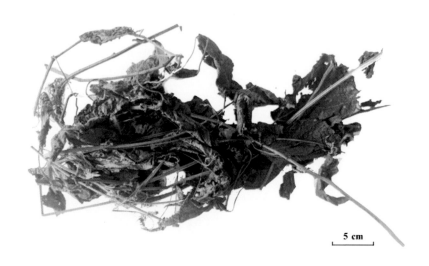

5 cm

艾麻药材图

【鉴别】　（1）显微鉴别　经对本品粉末显微特征的观察，其叶表皮细胞及气孔、草酸钙簇晶、钟乳体等特征明显，收入标准正文。

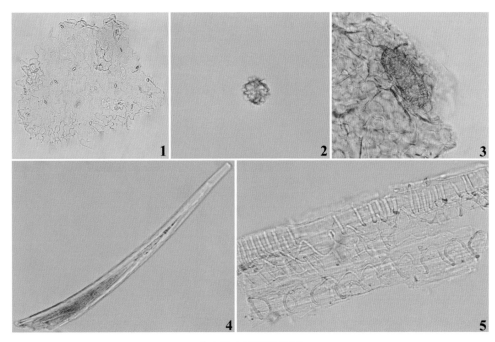

艾麻粉末显微特征图

1—叶表皮细胞及气孔　2—草酸钙簇晶　3—钟乳体　4—非腺毛　5—导管

（2）薄层鉴别　建立了以 β-谷甾醇对照品为对照的薄层色谱鉴别方法，方法的分离度及重现性均较好。

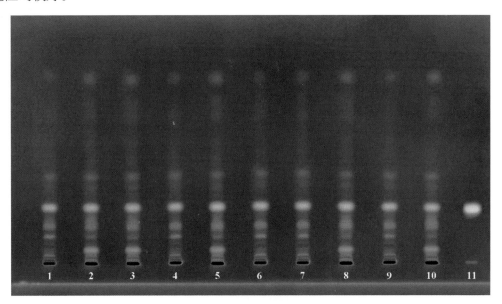

艾麻薄层色谱图

1～10—药材样品　11—β-谷甾醇对照品

【检查】　**水分**　10 批样品水分测定结果为 8.2%～12.9%，平均值为 11.1%，结合"药材和饮片检定通则（通则 0212）"相关要求，规定限度不得过 13.0%。

酸不溶性灰分　10 批样品酸不溶性灰分的测定结果为 1.3% ～ 6.7%，平均值为 3.4%，规定限度不得过 5.0%。

【浸出物】　10 批样品浸出物测定结果为 10.7% ～ 17.1%，平均值为 15.5%，规定限度不得少于 10.0%。

【含量测定】　采用 HPLC 法，建立了艾麻药材中 β - 谷甾醇含量测定方法，经方法验证，β - 谷甾醇在 0.062 8 ～ 1.006 0 mg/ml 范围内线性关系良好（r=0.999 8），加样回收率为 95.4% ～ 102.2%，RSD 为 2.5%。10 批艾麻样品中 β - 谷甾醇含量测定结果为 0.045% ～ 0.079%，平均值为 0.064%。根据测定结果，规定"本品按干燥品计算，含 β - 谷甾醇（$C_{29}H_{50}O$）不得少于 0.030%"。

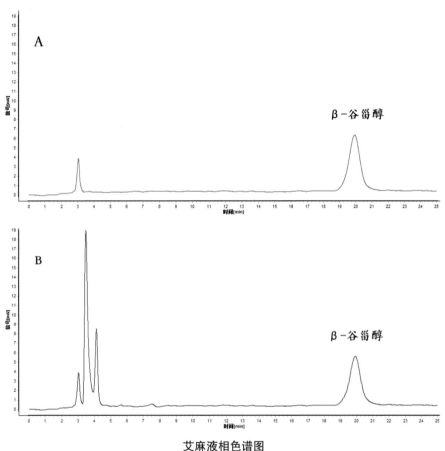

艾麻液相色谱图

A— β - 谷甾醇对照品　B—药材样品

【性味与归经】【功能与主治】【用法与用量】　在《羌族医药》《甘肃中草药资源志》等文献记载内容的基础上，经中羌医专家审定并规范术语而确定。

起草单位：西南民族大学

起草人：黄艳菲　孔苑琳　马　权　刘　圆　李文兵

复核单位：四川省药品检验研究院

白克马叶

Baikemaye

STYRACIS DASYANTHI FOLIUM

本品为安息香科植物垂珠花 *Styrax dasyanthus* Perk. 的干燥叶。夏、秋二季采收，除去杂质，干燥。

【性状】 本品呈椭圆形或倒卵形，长 3 ～ 14 cm，宽 2 ～ 6 cm，先端急尖或渐尖，基部楔形，中上部具疏细齿。上表面黄绿色至黄棕色，下表面灰绿色，有的疏被柔毛，叶脉隆起。叶近革质、质脆。气清香，味微苦。

【鉴别】 （1）本品粉末呈灰绿色。叶表皮细胞呈不规则形，部分垂周壁波状弯曲，气孔不定式。非腺毛为 3 ～ 6 个细胞组成的星状毛。纤维细长，壁厚，多成束，周围薄壁细胞含草酸钙方晶，形成晶纤维。

（2）取本品粉末 0.5 g，加 80% 甲醇 20 ml，加热回流 30 分钟，放冷，滤过，滤液加盐酸 2 ml，加热回流 1 小时，放冷，滤过，滤液浓缩至约 5 ml，加水至 10 ml，用乙酸乙酯振摇提取 3 次，每次 10 ml，合并乙酸乙酯液，蒸干，残渣加甲醇 1 ml 使溶解，作为供试品溶液。另取山柰酚对照品、槲皮素对照品，分别加甲醇制成每 1 ml 含 1 mg 的溶液，作为对照品溶液。照薄层色谱法（通则 0502）试验，吸取上述三种溶液各 2 ～ 5 μl，分别点于同一硅胶 G 薄层板上，以甲苯 - 乙酸乙酯 - 甲酸（5：2：1）为展开剂，展开，取出，晾干，喷以三氯化铝试液，在 105 ℃加热至斑点显色清晰，置紫外光灯（365 nm）下检视。供试品色谱中，在与对照品色谱相应的位置上，显相同颜色的荧光斑点。

【检查】 **水分** 不得过 13.0%（通则 0832 第二法）。

总灰分 不得过 6.0%（通则 2302）。

酸不溶性灰分 不得过 1.5%（通则 2302）。

【浸出物】 照醇溶性浸出物测定法（通则 2201）项下的热浸法测定，用稀乙醇作溶剂，不得少于 25.0%。

【含量测定】 照高效液相色谱法（通则 0512）测定。

色谱条件与系统适用性试验 以十八烷基硅烷键合硅胶为填充剂；以乙腈 - 水（40：60）为流动相；检测波长为 365 nm。理论板数按山柰酚峰计算应不低于 5 000。

对照品溶液的制备 取山柰酚对照品适量，精密称定，加甲醇制成每 1 ml 含 30 μg 的溶液，即得。

供试品溶液的制备 取本品粉末（过三号筛）约 0.5 g，精密称定，置具塞锥形瓶中，精

密加入甲醇－盐酸（4∶1）混合溶液 50 ml，称定重量，加热回流 1 小时，放冷，再称定重量，用甲醇－盐酸（4∶1）混合溶液补足减失的重量，摇匀，滤过，取续滤液，即得。

测定法　分别精密吸取对照品溶液与供试品溶液各 10 μl，注入液相色谱仪，测定，即得。

本品按干燥品计算，含山柰酚（$C_{15}H_{10}O_6$）不得少于 0.30%。

饮　片

【炮制】　除去杂质。

【性味与归经】　味甘、苦，性微寒；白药。归肺经。

【功能与主治】　润肺、生津、止咳。用于肺燥咳嗽，干咳无痰，口燥咽干。

【用法与用量】　10 ～ 15 g。

【贮藏】　置阴凉干燥处。

白克马叶质量标准起草说明

白克马叶为多民族民间习用药，始见于《植物名实图考》，因其春开白花，植物名为"白花树"，经《中国高等植物图鉴》《四川植物志》《贵州民间药物》《羌族医药》等文献考证，其基原为"安息香科植物垂珠花 *Styrax dasyanthus* Perk."。《中华本草》记载：白克马叶具有"润肺、生津、止咳"的功效，主治"肺燥咳嗽、干咳无痰、口燥咽干"。《羌族医药》记载：白克马叶药用部位为"叶、根"，"辛，微温"，具有"祛风除湿，理气止痛"之功效，治"风湿关节痛，胃气痛"。

经对阿坝州茂县、绵阳市北川县、成都市等羌医医疗机构及民间医生的调研与走访，羌医临床主要用白克马叶（叶）治疗肺燥咳嗽，也可用于治疗水肿、跌打损伤、瘀肿疼痛等。

供标准起草用的 10 批样品分别采集于四川省阿坝州、乐山市、峨眉山市等地。

【名称】　依据《中华本草》《羌族医药》的记载，药材中文名确定为"白克马叶"，当地习称"别哦罗郎帕"。

【来源】　经西南民族大学刘圆教授对羌医临床使用的"白克马叶"进行鉴定，基原为安息香科植物垂珠花 *Styrax dasyanthus* Perk.。

【植物形态】　乔木，高达 10 m。叶互生，近革质，倒卵形、倒卵状椭圆形或椭圆形，长 7 ～ 16 cm，中上部具细齿，幼叶两面疏被星状柔毛。圆锥花序或总状花序，多花，下部有 2 至多花聚生叶腋，花序梗和花梗均密被灰黄色星状细柔毛；花白色，长 0.9 ～ 1.6 cm；花萼杯状，具 5 个钻形或三角形齿；花冠裂片长圆形或长圆状披针形，外面密被白色星状短柔毛，内面无毛，边缘稍狭内褶或有时重叠覆盖，花蕾时作镊合状排列或稍内向覆瓦状排列。果卵形或球形,直径 5 ~ 7 mm。花期 3—5 月,果期 9—12 月。

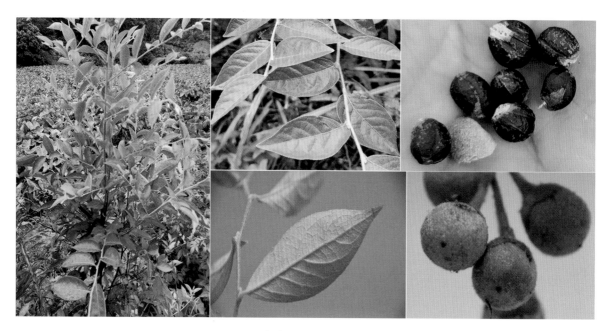

白克马叶植物图

【分布及生态环境】 分布于四川、贵州、云南等省,在四川省主要分布于乐山市、峨眉山市、眉山市、宜宾市等地,生于海拔 100 ~ 1 700 m 的丘陵、山地、山坡及溪边杂木林中。

【性状】 根据药材样品据实描述。

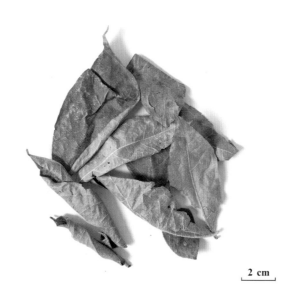

2 cm

白克马叶药材图

【鉴别】 (1)显微鉴别 经对本品粉末显微特征的观察,其叶表皮细胞及气孔、非腺毛、晶纤维等特征明显,收入标准正文。

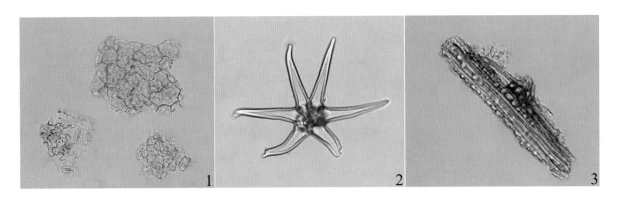

白克马叶显微特征图

1—叶表皮细胞及气孔　2—非腺毛　3—晶纤维

（2）薄层鉴别　建立了以山柰酚对照品和槲皮素对照品为对照的薄层色谱方法，其分离度和重现性良好。

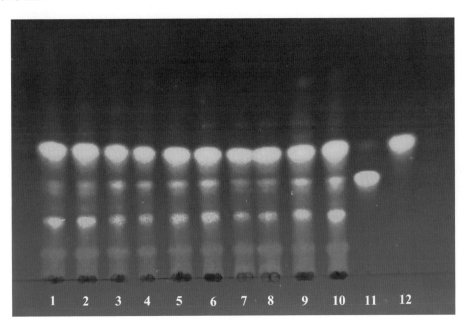

白克马叶薄层色谱图

1～10—药材样品　11—槲皮素对照品　12—山柰酚对照品

【检查】**水分**　10 批样品水分的测定结果为 6.2%～8.6%，平均值为 7.9%，结合"药材和饮片检定通则（通则 0212）"相关要求，规定限度不得过 13.0%。

总灰分　10 批样品总灰分的测定结果为 3.1%～5.5%，平均值为 4.4%，规定限度不得过 6.0%。

酸不溶性灰分　10 批样品酸不溶性灰分的测定结果为 0.4%～1.4%，平均值为 0.9%，规定限度不得过 1.5%。

【浸出物】10 批样品浸出物测定结果为 26.3%～36.3%，平均值为 30.2%，规定限度不得少于 25.0%。

【含量测定】 采用 HPLC 法，建立了白克马叶药材中山柰酚的含量测定方法。经方法验证，山柰酚在 9.48 ~ 189.50 μg/ml 范围内线性关系良好（r=0.999 6），加样回收率为 94.4% ~ 103.7%，RSD 为 3.5%。10 批白克马叶样品中的山柰酚含量测定结果为 0.37% ~ 0.57%，平均值为 0.48%，根据测定结果，规定"本品按干燥品计算，含山柰酚（$C_{15}H_{10}O_6$）不得少于 0.30%"。

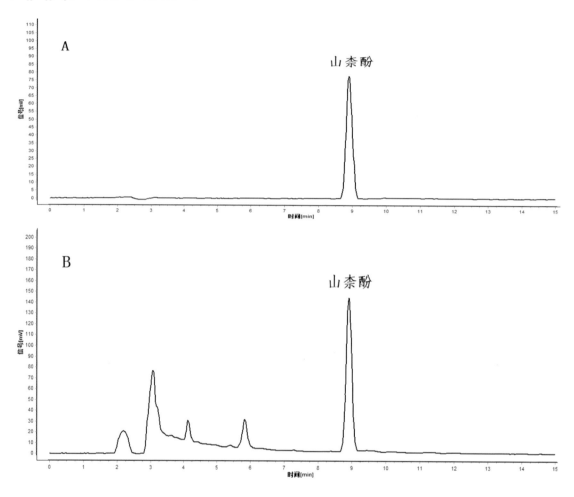

白克马叶液相图

A—山柰酚对照品　B—药材样品

【性味与归经】【功能与主治】【用法与用量】 在《贵州民间药物》《土家族药物志》《羌族医药》等文献记载内容基础上，经中羌医专家审定并规范术语而确定。

起草单位：西南民族大学、四川中医药高等专科学校

起草人：夏　清　俸明康　钟海蓉　张志强

李伯超　李文兵　刘　圆

复核单位：四川省药品检验研究院

白刺枝

Baicizhi

SOPHORAE CHUANSIENSIS RAMULUS

本品为豆科植物川西白刺花 *Sophora davidii* var. *chuansiensis* C. Y. Ma 的干燥带叶及花的枝条。花期采收,除去杂质,干燥。

【性状】 本品枝呈长圆柱形,直径 0.1 ~ 0.8 cm,表面灰棕色,枝刺多而尖细。小叶多卷曲,宽卵形,易脱落。总状花序,花常脱落,花冠蝶形,花萼钟状。气微,味苦。

【鉴别】 (1)本品粉末黄绿色。纤维多成束,周围薄壁细胞含草酸钙方晶,形成晶纤维。非腺毛单细胞,平直或稍弯曲。石细胞类圆形或类方形,层纹明显,直径 15 ~ 55 μm。叶表皮细胞呈不规则形,气孔多为不定式。木栓细胞棕黄色或无色,类方形。具缘纹孔导管多见。花粉粒类球形,直径 15 ~ 30 μm。

(2)取本品粉末 1 g,加浓氨试液 1 ml、二氯甲烷 30 ml,超声处理 20 分钟,滤过,滤液蒸干,残渣加二氯甲烷 1 ml 使溶解,作为供试品溶液。另取氧化苦参碱对照品,加乙醇制成每 1 ml 含 0.5 mg 的溶液,作为对照品溶液。照薄层色谱法(通则 0502)试验,吸取上述两种溶液各 5 ~ 10 μl,分别点于同一硅胶 G 薄层板上,以三氯甲烷 – 甲醇 – 浓氨试液(10:1.2:0.6)10℃以下放置的下层溶液为展开剂,展开,取出,晾干,喷以碘化铋钾试液。供试品色谱中,在与对照品色谱相应的位置上,显相同的橙黄色斑点。

【检查】 **水分** 不得过 13.0%(通则 0832 第二法)。

总灰分 不得过 5.0%(通则 2302)。

酸不溶性灰分 不得过 1.0%(通则 2302)。

【浸出物】 照醇溶性浸出物测定法(通则 2201)项下的热浸法测定,用稀乙醇作溶剂,不得少于 13.0%。

【含量测定】 照高效液相色谱法(通则 0512)测定。

色谱条件与系统适用性试验 以十八烷基硅烷键合硅胶为填充剂;以乙腈 – [0.01 mol/L 乙酸铵溶液(浓氨试液调 pH 值为 8.1)](3:2)为流动相 A,以 0.01 mol/L 乙酸铵溶液(浓氨试液调 pH 值为 8.1)为流动相 B,按下表中的规定进行梯度洗脱;检测波长为 225 nm,理论板数按氧化苦参碱峰计算应不低于 4 000。

时间(分钟)	流动相 A(%)	流动相 B(%)
0 ~ 20	10 → 30	90 → 70

对照品溶液的制备 取氧化苦参碱对照品、氧化槐果碱对照品适量，精密称定，加乙醇制成每 1 ml 含氧化苦参碱 40 μg、氧化槐果碱 100 μg 的混合溶液，即得。

供试品溶液的制备 取本品粉末（过三号筛）约 1 g，精密称定，置具塞锥形瓶中，加浓氨试液 0.4 ml，精密加入三氯甲烷 25 ml，称定重量，超声处理（功率 250 W，频率 40 kHz）40 分钟，放冷，再称定重量，用三氯甲烷补足减失的重量，摇匀，滤过，精密量取续滤液 10 ml，回收溶剂至干，残渣加无水乙醇适量使溶解，转移至 10 ml 量瓶中，加无水乙醇至刻度，摇匀，滤过，取续滤液，即得。

测定法 分别精密吸取对照品溶液及供试品溶液各 5 μl，注入液相色谱仪，测定，即得。

本品按干燥品计算，含氧化苦参碱（$C_{15}H_{24}N_2O_2$）和氧化槐果碱（$C_{15}H_{24}N_2O_2$）的总量不得少于 0.40%。

饮　片

【炮制】除去杂质，切段。

【性状】本品呈不规则的段，其余主要特征同药材。

【鉴别】【检查】【浸出物】【含量测定】同药材。

【性味与归经】味苦、性平；和药。归脾、胃经。

【功能与主治】清热凉血，解毒杀虫。用于暑热烦渴，衄血，便血，疔疮肿毒，疥癣（瘰疬），烫伤，带下。

【用法与用量】9 ～ 15 g。外用适量。

【贮藏】置阴凉干燥处。

白刺枝质量标准起草说明

白刺枝，又名"苦刺枝"，是我国多地民间习用药材，始载于《植物名实图考》。《中国民族药辞典》《贵州草药》《河北中草药》《全国中草药汇编》《中草药大典》《四川中药志》等文献中均有记载，基原植物为：白刺花 Sophora davidii (Franch.) Skeels。《植物名实图考》记载："白刺花生云南田塍。长条横刺，刺上生弯，故名牛角。"《四川中药志》记载：苦刺枝"清热解毒，凉血止血，用于咽喉肿痛，热症出血，痈肿疔毒"。

经对阿坝州茂县、绵阳市北川县、成都市等羌医医疗机构及民间医生进行调研与走访，资源实地考察及采集对口药材进行鉴定发现，川西地区主要分布的为川西白刺花 Sophora davidii var. chuansiensis C. Y. Ma，为白刺花的变种。常用于治疗暑热烦渴、衄血、便血、疔疮肿毒、疥癣（瘰疬）、烫伤、带下等症。在《羌族医药》中川西白刺花【功能与主治】记载为"软坚散结，活血止血，止泻痢，涩肠，清热解毒，利水消肿……"

考虑到《贵州省中药材民族药材质量标准》（2003 年版）白刺花项下收载基原为白刺花

（*S.davidii*），为避免混淆，此次以"白刺枝"之名对川西白刺花的枝条（带叶及花）进行标准研究。

供标准起草用的 10 批样品分别采集于阿坝州茂县、黑水县，绵阳市北川县等地。

【名称】 依据植物名及药用部位，药材中文名确定为"白刺枝"，当地习称"卡尔丝郎帕"。

【来源】 经西南民族大学刘圆教授对羌医临床使用的"白刺枝"药材进行鉴定，基原为豆科植物川西白刺花 *Sophora davidii* var. *chuansiensis* C. Y. Ma，为豆科植物白刺花 *Sophora davidii* (Franch.) Skeels 的变种之一。

【植物形态】 灌木或小乔木，高达 4 m。芽外露。枝直立开展，无毛，不育枝末端变成刺状。羽状复叶，具 11 ～ 21 小叶，有时成簇着生于短枝顶端，叶柄基部不膨大；托叶部分变成刺状，无小托叶；小叶多为宽卵形，长 5 ～ 6 mm，上面几无毛，下面疏生毛。总状花序顶生。花萼钟状；花冠蓝紫色；雄蕊 10，等长，花丝基部连合不及 1/3；子房密被黄褐色毛。荚果串珠状，疏生毛或近无毛，具 3 ～ 5 种子。花期 3—8 月，果期 6—10 月。

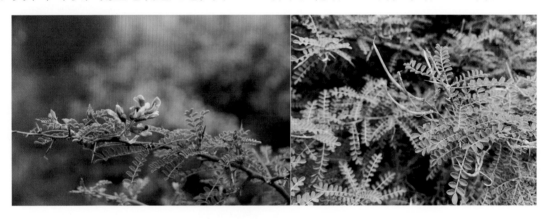

白刺枝植物图（花期、果期）

【分布及生态环境】 分布于四川（西部）、云南（德钦）、西藏（东北部）等地。生于海拔 2 500 ～ 3 400 m 的干旱山坡或河谷沙地。

【性状】 根据药材样品据实描述。

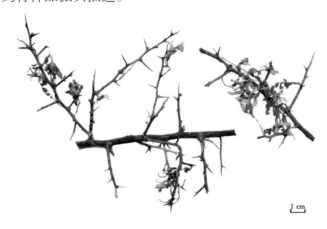

1 cm

白刺枝药材图

【鉴别】（1）显微鉴别　经对本品粉末显微特征的观察，其晶纤维、非腺毛、石细胞等特征明显，收入标准正文。

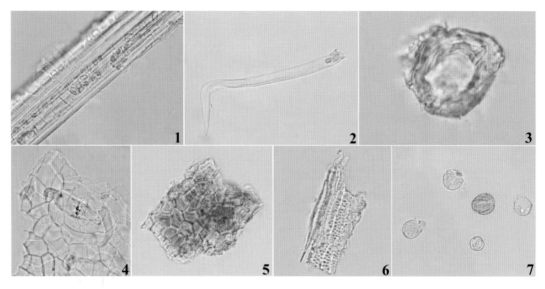

白刺枝粉末显微特征图

1—晶纤维　2—非腺毛　3—石细胞　4—叶表皮细胞及气孔　5—木栓细胞　6—具缘纹孔导管　7—花粉粒

（2）薄层鉴别　建立了以氧化苦参碱对照品为对照的薄层色谱鉴别方法，方法的分离度及重现性均较好。

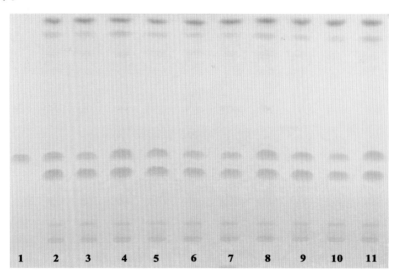

白刺枝薄层色谱图

1—氧化苦参碱对照品　2～11—药材样品

【检查】**水分**　10 批样品水分的测定结果为 4.7% ～ 8.3%，平均值为 6.3%，结合"药材和饮片检定通则（通则 0212）"相关要求，规定限度不得过 13.0%。

总灰分　10 批样品总灰分的测定结果为 3.4% ～ 4.2%，平均值为 3.7%，规定限度不得过 5.0%。

酸不溶性灰分　10 批样品酸不溶性灰分的测定结果为 0.6% ～ 1.0%，平均值为 0.8%，规定限度不得过 1.0%。

【浸出物】 10 批样品测定结果为 13.7% ～ 22.0%，平均值为 17.0%，规定限度不得少于 13.0%。

【含量测定】 采用 HPLC 法，建立了白刺枝药材中氧化苦参碱、氧化槐果碱含量测定方法。经方法验证，氧化苦参碱在 0.031 0 ～ 0.154 8 mg/ml 范围内线性关系良好（r=0.999 6），加样回收率为 94.7% ～ 104.0%，RSD 为 4.0%，氧化槐果碱在 0.065 2 ～ 0.260 6 mg/ml 范围内线性关系良好（r=0.999 7），加样回收率为 95.2% ～ 104.7%，RSD 为 3.9%。10 批样品氧化苦参碱和氧化槐果碱总量为 0.40% ～ 0.63%，平均值为 0.53%。根据测定结果，规定"本品按干燥品计算，含氧化苦参碱（$C_{15}H_{24}N_2O_2$）和氧化槐果碱（$C_{15}H_{24}N_2O_2$）总量不得少于 0.40%"。

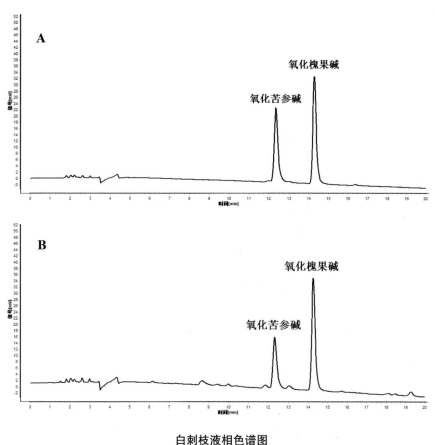

白刺枝液相色谱图

A—氧化苦参碱及氧化槐果碱对照品　B—药材样品

【性味与归经】【功能与主治】【用法与用量】 在《四川中药志》《贵州省中药材民族药材质量标准》（2003 年版）等文献记载内容的基础上，经中羌医专家审定并规范术语而确定。

起草单位：西南民族大学

起草人：刘　圆　俸明康　张绍山　曲别军长

　　　　李　娟　李文兵

复核单位：成都市药品检验研究

母猪草

Muzhucao

DICHOCARPI AURICULATI RADIX ET RHIZOMA

本品为毛茛科植物耳状人字果 *Dichocarpum auriculatum* (Franch.) W. T. Wang et Hsiao 的干燥根茎及根。夏、秋二季采挖，除去泥沙，洗净，干燥。

【性状】 本品呈团状，表面灰褐色至黑褐色。根茎长 2 ～ 7 cm，直径 0.2 ～ 3.0 cm，着生较多细根，表面有不规则的凸起，常留有残余的茎。质坚硬，断面不整齐。气微，味微苦。

【鉴别】 （1）本品粉末棕色或棕褐色。石细胞多成群，淡棕色，类长方形或不规则形，胞腔小，孔沟及层纹明显。纤维多成束，淡黄色至黄棕色，壁厚。木栓细胞黄棕色至棕褐色，呈不规则类长方形，排列紧密。可见螺纹导管和网纹导管。

（2）取本品粉末 1 g，加甲醇 20 ml，超声处理 30 分钟，滤过，滤液蒸干，残渣加甲醇 2 ml 使溶解，作为供试品溶液。另取木兰花碱对照品，加甲醇制成每 1 ml 含 0.2 mg 的溶液，作为对照品溶液。照薄层色谱法（通则 0502）试验，吸取上述两种溶液各 5 μl，分别点于同一硅胶 G 薄层板上，以三氯甲烷 – 甲醇 – 浓氨溶液（7∶5∶1）为展开剂，展开，取出，晾干，置紫外光灯（254 nm）下检视。供试品色谱中，在与对照品色谱相应的位置上，显相同颜色的斑点。

【检查】 **水分** 不得过 13.0%（通则 0832 第二法）。

总灰分 不得过 8.0%（通则 2302）。

酸不溶性灰分 不得过 3.0%（通则 2302）。

【浸出物】 照醇溶性浸出物测定法（通则 2201）项下的热浸法测定，用 25% 乙醇作溶剂，不得少于 20.0%。

【含量测定】 照高效液相色谱法（通则 0512）测定。

色谱条件与系统适用性试验 以十八烷基硅烷键合硅胶为填充剂；以乙腈为流动相 A，以含 0.2% 三乙胺的 0.2% 磷酸溶液为流动相 B，按下表中的规定进行梯度洗脱；检测波长为 225 nm。理论板数按木兰花碱峰计算应不低于 5 000。

时间（分钟）	流动相 A（%）	流动相 B（%）
0 ～ 5	5 → 8	95 → 92
5 ～ 10	8 → 10	92 → 90
10 ～ 22	10 → 20	90 → 80
22 ～ 30	20 → 30	80 → 70
30 ～ 40	30 → 40	70 → 60

对照品溶液的制备 取木兰花碱对照品适量，精密称定，加50%甲醇制成每1 ml含40 μg的溶液，即得。

供试品溶液的制备 取本品粉末（过二号筛）0.5 g，精密称定，置具塞锥形瓶中，精密加入50%甲醇25 ml，称定重量，加热回流45分钟，放冷，再称定重量，用50%甲醇补足减失的重量，摇匀，滤过，取续滤液，即得。

测定法 分别精密吸取对照品溶液和供试品溶液各10 μl，注入液相色谱仪，测定，即得。

本品按干燥品计算，含木兰花碱（$C_{20}H_{24}NO_4$）不得少于0.20%。

饮　片

【炮制】 除去杂质。

【性味与归经】 味苦，性寒。归心经。

【功能与主治】 清热解毒，化痰散结。用于痈肿疮毒，瘰疬（积腐叠），湿热黄疸，癫痫。

【用法与用量】 3～10 g。外用适量（可鲜用）。

【贮藏】 置阴凉干燥处。

母猪草质量标准起草说明

母猪草为毛茛科植物耳状人字果 *Dichocarpum auriculatum* (Franch.) W. T. Wang et Hsiao 的根茎及根，为羌医民间习用药材，在《中华本草》《中药大辞典》《中药天然产物大全》《羌族医药》《全国中草药名鉴》等均有记载。《中华本草》记载：母猪草"味苦，性寒。清热除湿，解毒散结，止咳化痰。主治湿热黄疸，痈肿疮毒，痹病，痰热咳嗽，癫痫"。《羌族医药》记载的母猪草，当地习称"鼻巴勒杭"。

经对阿坝州茂县、绵阳市北川县、成都市等羌医医疗机构及民间医生进行调研与走访，羌医使用母猪草多以根茎及根入药，用于治疗湿热黄疸、痈肿疮毒、瘰疬、癫痫等。

供标准起草的15批样品分别采集于四川省阿坝州汶川县、绵阳市北川县、峨眉山市、雅安市洪雅县等地。

【名称】 依据《中华本草》《中药大辞典》《羌族医药》等文献的记载，药材中文名确定为"母猪草"，当地习称"鼻巴勒杭"。

【来源】 经西南交通大学宋良科副教授对羌医临床使用的"母猪草"药材进行鉴定，基原为毛茛科植物耳状人字果 *Dichocarpum auriculatum* (Franch.) W. T. Wang et Hsiao。

【植物形态】 植株无毛。根茎横走，具多数细根。基生叶少数，二回鸟趾状复叶；顶生小叶菱形或等边菱形，长1.8～6 cm，中部以上具浅牙齿，侧生2小叶不等大，斜卵形或斜卵圆形。复单歧聚伞花序具（1～）3～7花；萼片白色，倒卵状椭圆形；花瓣金黄色，瓣片宽倒卵圆形，爪细长。蓇葖狭倒卵状披针形。种子近圆形，光滑。花期4—5月，果期4—6月。

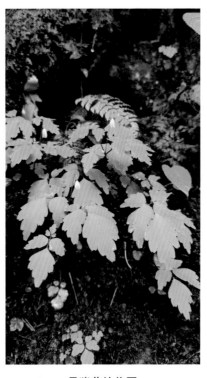

母猪草植物图

【分布及生态环境】 分布于四川、云南、贵州、湖北等省。生于海拔650～1 600 m的山地阴处潮湿地、疏林下岩石旁。

【性状】 根据药材样品据实描述。

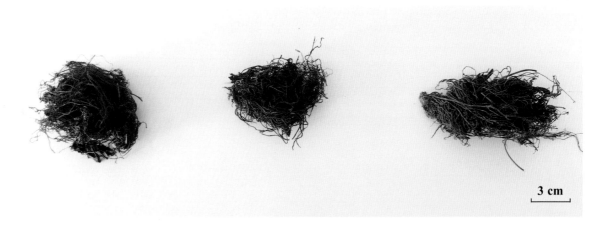

3 cm

母猪草药材图

【鉴别】 （1）显微鉴别 经对本品粉末显微特征的观察，其石细胞、纤维、木栓细胞等特征明显，收入标准正文。

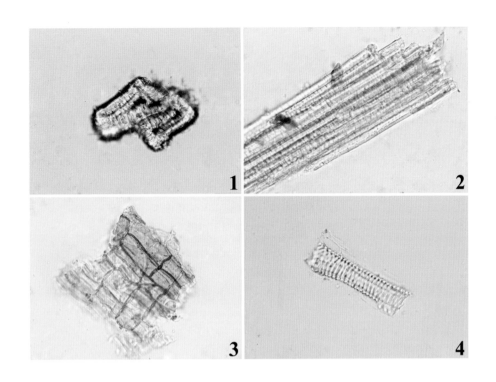

母猪草粉末显微特征图

1—石细胞　2—纤维　3—木栓细胞　4—导管

（2）薄层鉴别　建立了以木兰花碱对照品为对照的薄层色谱鉴别方法，方法的分离度及重现性均较好。

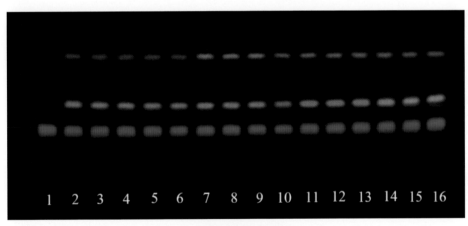

母猪草薄层色谱图

1—木兰花碱对照品　2～16—药材样品

【检查】**水分**　15 批样品水分的测定结果为 9.9% ～ 12.3%，平均值为 9.8%，结合"药材和饮片检定通则（通则 0212）"相关要求，规定限度不得过 13.0%。

总灰分　15 批样品总灰分的测定结果为 5.4% ～ 7.0%，平均值为 6.3%，规定限度不得过 8.0%。

酸不溶性灰分　15 批样品的酸不溶性灰分测定结果为 1.1% ～ 2.1%，平均值为 1.7%，规定限度不得过 3.0%。

【浸出物】 15 批样品浸出物的测定结果为 21.9% ～ 30.9%，平均值为 24.8%，规定限度不得少于 20.0%。

【含量测定】 采用 HPLC 法，建立了母猪草药材中木兰花碱的含量测定方法。经方法验证，木兰花碱在 29.2 ～ 59.6 mg/ml 范围内线性关系良好（r=0.999 8），加样回收率为 96.5% ～ 103.4%，RSD 为 2.7%。15 批样品木兰花碱测定结果为 0.22% ～ 0.26%，平均值为 0.24%。根据测定结果，规定"本品按干燥品计算，含木兰花碱（$C_{20}H_{24}NO_4$）不得少于 0.20%"。

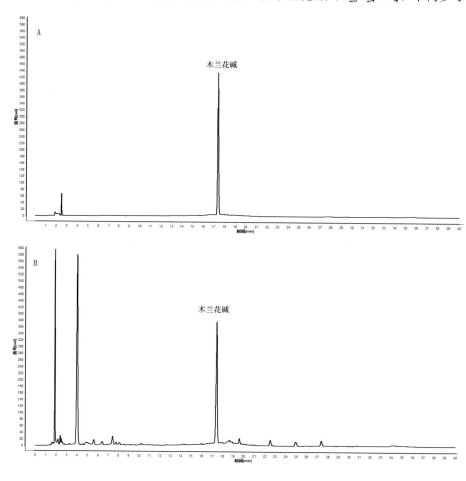

母猪草液相色谱图

A—木兰花碱对照品 　B—药材样品

【性味与归经】【功能与主治】【用法与用量】 在《中华本草》《中药大辞典》等文献记载内容的基础上，经中羌医专家审定并规范术语而确定。

起草单位：西南交通大学

起草人：谭　睿　张　群　任瑶瑶

蒋合众　宋良科

复核单位：四川省药品检验研究院

红马蹄乌

Hongmatiwu

OXYRIAE HERBA

本品为蓼科植物中华山蓼 *Oxyria sinensis* Hemsl. 的干燥全草。花期前采收，除去泥沙及须根，洗净，干燥。

【性状】 本品根状茎呈圆柱形，暗褐色。茎圆柱形，表面棕绿色至棕红色，有的多分枝，纵沟明显；节部稍膨大，有浅棕色膜质托叶鞘；质脆，易折断，上部断面中空。叶皱缩，完整者展开呈圆心形或肾形；表面灰绿色至黄棕色；叶柄长 4～9 cm。气微，味涩，微苦。

【鉴别】 （1）本品粉末灰绿色或灰棕色。表皮细胞不规则形，气孔环式，副卫细胞 1～5 个。纤维成束或散在，直径 25～50 μm。草酸钙簇晶众多，直径 20～90 μm。草酸钙方晶直径 20～50 μm。木栓细胞类长方形或不规则形，淡黄棕色。螺纹导管和具缘纹孔导管多见。

（2）取本品粉末 1 g，加甲醇 10 ml，超声处理 30 分钟，滤过，滤液作为供试品溶液。另取金丝桃苷对照品，加甲醇制成每 1 ml 含 1 mg 的溶液，作为对照品溶液。照薄层色谱法（通则 0502）试验，吸取上述两种溶液各 1～2 μl，分别点于同一聚酰胺薄膜上，以甲醇 – 冰醋酸 – 水（4：2：5）为展开剂，展开，取出，晾干，喷以三氯化铝试液，在 105℃加热至斑点显色清晰，置紫外光灯（365 nm）下检视。供试品色谱中，在与对照品色谱相应的位置上，显相同颜色的荧光斑点。

【检查】 **水分** 不得过 13.0%（通则 0832 第二法）。

酸不溶性灰分 不得过 4.0%（通则 2302）。

【浸出物】 照醇溶性浸出物测定法（通则 2201）项下的热浸法测定，用 30% 乙醇作溶剂，不得少于 15.0%。

【含量测定】 照高效液相色谱法（通则 0512）测定。

色谱条件与系统适用性试验 以十八烷基硅烷键合硅胶为填充剂；以乙腈 – 0.1% 甲酸溶液（15：85）为流动相；检测波长为 360 nm。理论板数按金丝桃苷峰计算应不低于 3 000。

对照品溶液的制备 取金丝桃苷对照品、异槲皮苷对照品适量，精密称定，加 50% 甲醇制成每 1 ml 含金丝桃苷 3 μg、异槲皮苷 5 μg 的混合溶液，即得。

供试品溶液的制备 取本品粉末（过四号筛）约 0.5 g，精密称定，置具塞锥形瓶中，精密加入 50% 甲醇 25 ml，称定重量，超声处理（功率 250 W，频率 45 kHz）30 分钟，放冷，再称定重量，用 50% 甲醇补足减失的重量，摇匀，滤过，取续滤液，即得。

测定法 分别精密吸取对照品溶液与供试品溶液各 10 μl，注入液相色谱仪，测定，即得。

本品按干燥品计算，含金丝桃苷（$C_{21}H_{20}O_{12}$）和异槲皮苷（$C_{21}H_{20}O_{12}$）的总量不得少于 0.050%。

饮 片

【炮制】除去杂质，切段。

【性状】本品呈不规则的段，其余主要特征同药材。

【鉴别】【检查】【浸出物】【含量测定】同药材。

【性味与归经】味甘酸、涩，性平；和药。归肾经。

【功能与主治】舒筋，活血，收涩。用于跌打损伤，腰腿疼痛，痢疾，脱肛。

【用法与用量】6 ～ 15 g。外用适量。

【贮藏】置阴凉干燥处。

红马蹄乌质量标准起草说明

红马蹄乌，又名"中华山蓼"，在羌、藏等多民族民间均有使用习惯，《晶珠本草》《玉龙本草》《中国藏药》《中国民族药辞典》《中国民族药志要》《中药大辞典》《四川中药志》等文献中均有记载。《四川中药志》《全国中草药汇编》等文献中以"红马蹄乌"之名收载，基原为蓼科植物中华山蓼 *Oxyria sinensis* Hemsl.。《中国民族药辞典》记载："根治跌打损伤，腰腿痛；根茎治跌打损伤，腰腿痛；全草主治黑痘，热毒，疮疖，脓疮，烧伤。"《四川中药志》记载："能补五脏，通经络；治跌打损伤、五劳七伤及腰酸腿痛等症。"

经对阿坝州茂县、绵阳市北川县、成都市等羌医医疗机构及民间医生进行调研与走访，红马蹄乌在四川羌族聚居地习惯以全草入药，多于花期前采收，羌医多用于治疗跌打损伤、腰腿疼痛等。

供标准起草用的 12 批样品分别采集于四川省阿坝州汶川县、茂县、黑水县等地。

【名称】依据《四川中药志》《全国中草药汇编》的记载，药材中文名确定为"红马蹄乌"，当地习称"别哈子"。

【来源】经西南民族大学李文兵副研究员对羌医临床用"红马蹄乌"进行鉴定，基原为中华山蓼 *Oxyria sinensis* Hemsl.。

【植物形态】多年生草本，高达 50 cm。根状茎粗壮，木质。茎直立，具深纵沟，密生短硬毛。无基生叶，茎生叶叶片圆心形或肾形，长 3 ～ 4 cm，近肉质，边缘呈波状，具 5 条基出脉；托叶鞘膜质，筒状，松散，具数条纵脉。圆锥花序；苞片膜质，褐色；雌雄异株，花被片4，果时内轮2片增大，狭倒卵形，紧贴果实，外轮2个，反折；雄蕊6；子房卵形，双凸镜状，花柱2，柱头画笔状。瘦果宽卵形，双凸镜状，两侧边缘具翅。花期4—5月，果期5—6月。

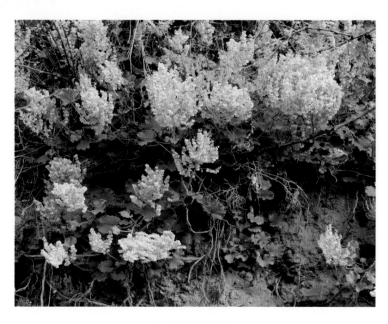

红马蹄乌植物图

【分布及生态环境】分布于四川、西藏、云南等地。生于海拔1 600～3 800 m的山坡、山谷路旁。

【性状】根据药材样品据实描述。

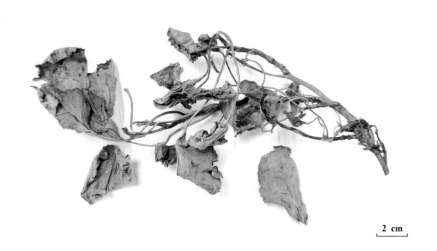

2 cm

红马蹄乌药材图

【鉴别】（1）显微鉴别　经对本品粉末显微特征的观察，其表皮细胞及气孔、纤维、草酸钙簇晶等特征明显，收入标准正文。

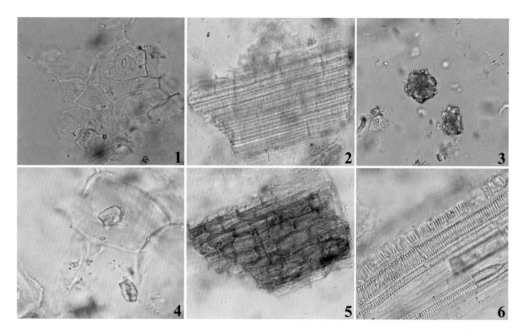

红马蹄乌粉末显微特征图

1—表皮细胞及气孔　2—纤维　3—草酸钙簇晶　4—草酸钙方晶　5—木栓细胞　6—导管

（3）薄层鉴别　建立了以金丝桃苷对照品为对照的薄层色谱鉴别方法，方法的分离度及重现性均较好。

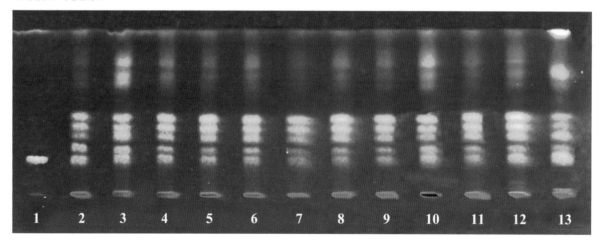

红马蹄乌薄层色谱图

1—金丝桃苷对照品　2～13—药材样品

【检查】水分　12 批样品水分的测定结果为 8.6% ～ 11.5%，平均值为 10.1%，结合"药材和饮片检定通则（通则 0212）"相关要求，规定限度不得过 13.0%。

酸不溶性灰分　12 批样品酸不溶性灰分的测定结果为 1.6% ～ 2.6%，平均值为 2.0%，规定限度不得过 3.0%。

【浸出物】12 批样品浸出物测定结果为 17.8% ～ 26.1%，平均值为 20.8%，规定限度不得少于 15.0%。

【含量测定】 采用 HPLC 法，建立了红马蹄乌药材中金丝桃苷和异槲皮苷含量测定方法。经方法验证，金丝桃苷在 0.58 ～ 58.24 μg/ml 范围内线性关系良好（$r=0.9999$），加样回收率为 98.3% ～ 105.8%，RSD 为 2.7%；异槲皮苷在 1.7 ～ 167.0 μg/ml 范围内线性关系良好（$r=0.9998$），加样回收率为 95.22% ～ 105.07%，RSD 为 3.7%。12 批红马蹄乌样品的金丝桃苷及异槲皮苷总量测定结果为 0.036% ～ 0.205%，平均值为 0.099%，根据测定结果，规定"本品按干燥品计算，含金丝桃苷（$C_{21}H_{20}O_{12}$）和异槲皮苷（$C_{21}H_{20}O_{12}$）的总量不得少于 0.050%"。

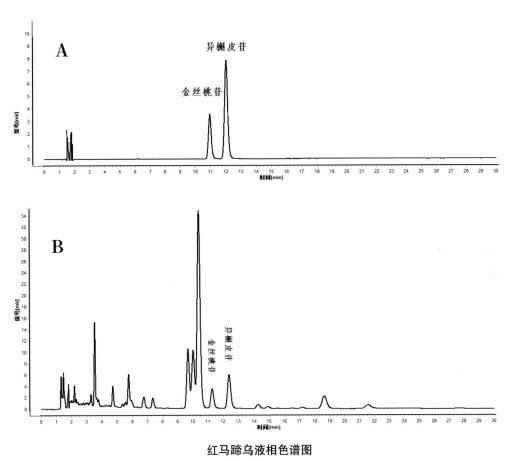

红马蹄乌液相色谱图

A—金丝桃苷、异槲皮苷对照品　B—药材样品

【性味与归经】【功能与主治】【用法与用量】 在《四川中药志》《全国中草药汇编》等文献记载内容的基础上，经中羌医专家审定并规范术语而确定。

起草单位：西南民族大学

起草人：李文兵　文　阳　卢君蓉　海来约布

　　　　盛华春　李　莹　刘　圆

复核单位：四川省药品检验研究院

红马蹄草

Hongmaticao

HYDROCOTYLES NEPALENSIS HERBA

本品为伞形科红马蹄草 *Hydrocotyle nepalensis* Hook. 的干燥全草。夏、秋二季采收，除去杂质，洗净，干燥。

【性状】 本品多皱缩成团。根茎圆柱形，节上有须根，表面黄色。茎表面灰褐色至浅绿色，长 10～30 cm，直径 1～5 mm。叶灰绿色至灰褐色，多破碎，完整者展开后呈圆形或宽肾形，叶缘波状浅裂，长 2～5 cm，宽 3～9 cm。可见球状伞形花序或果序，花小，果实扁球形，具果翅。气微，味微苦。

【鉴别】 （1）本品粉末棕黄色。叶表皮细胞呈多边形，气孔平轴式或环式。木纤维长梭形，直径 17～35 μm，壁厚。草酸钙簇晶散在，棱角钝。可见内果皮纤维无色或淡黄色，上下数层纵横交错排列成网状。梯纹导管，直径 13～45 μm。

（2）取本品粉末 0.5 g，加 50% 甲醇 10 ml，超声处理 30 分钟，滤过，滤液作为供试品溶液。另取绿原酸对照品、3，5－O－二咖啡酰基奎宁酸对照品，加甲醇制成每 1 ml 各含 0.2 mg 的混合溶液，作为对照品溶液。照薄层色谱法（通则 0502）试验，吸取上述两种溶液各 2～5 μl，分别点于同一硅胶 G 薄层板上，以乙酸丁酯－甲酸－水（7.5∶2.5∶2.5）为展开剂，展开，取出，晾干，在 105℃加热至斑点显色清晰，置紫外光灯（365 nm）下检视。供试品色谱中，在与对照品色谱相应的位置上，显相同颜色的荧光斑点。

【检查】 **水分** 不得过 13.0%（通则 0832 第二法）。

酸不溶性灰分 不得过 5.0%（通则 2302）。

【浸出物】 照醇溶性浸出物测定法（通则 2201）项下的热浸法测定，用 70% 乙醇作溶剂，不得少于 14.0%。

【含量测定】 照高效液相色谱法（通则 0512）测定。

色谱条件与系统适用性试验 以十八烷基硅烷键合硅胶为填充剂；以乙腈为流动相 A，以水为流动相 B，按下表中的规定进行梯度洗脱；检测波长为 327 nm。理论板数按绿原酸峰计算应不低于 5 000。

时间（分钟）	流动相 A(%)	流动相 B(%)
0～10	10→15	90→85
10～15	15→20	85→80

对照品溶液的制备　取绿原酸对照品适量，精密称定，加甲醇制成每 1 ml 含 20 μg 的溶液，即得。

供试品溶液的制备　取本品粉末（过四号筛）约 0.5 g，精密称定，置具塞锥形瓶中，精密加入 50% 甲醇 25 ml，称定重量，超声处理（功率 250 W，频率 40 kHz）30 分钟，放冷，再称定重量，用 50% 甲醇补足减失的重量，摇匀，滤过，取续滤液，即得。

测定法　分别精密吸取对照品溶液与供试品溶液各 10 μl，注入液相色谱仪，测定，即得。

本品按干燥品计算，含绿原酸（$C_{16}H_{18}O_9$）不得少于 0.10%。

饮　片

【炮制】　除去杂质，切段。

【性状】　本品呈不规则的段，其余主要特征同药材。

【鉴别】【检查】【浸出物】【含量测定】　同药材。

【性味与归经】　味辛、微苦，性凉；黑药。归肺，肝经。

【功能与主治】　解表，清热，活血，消肿。用于风热感冒，咳嗽痰血，血瘀痛经，跌打损伤，痈肿（隐僻普帕），痔疮（鲁谷隐僻）等。

【用法与用量】　10 ～ 30 g。外用适量（可鲜用）。

【贮藏】　置阴凉干燥处。

红马蹄草质量标准起草说明

红马蹄草是我国多地民间习用药材，在《羌族医药》《中华本草》《四川中药志》《四川常用中草药》《浙江药用植物志》《福建药物志》《湖南药物志》《湖北恩施药用植物志》《土家族药物志》《全国中草药名鉴》等文献中均有记载，植物基原均为红马蹄草 *Hydrocotyle nepalensis* Hook.。《羌族医药》记载："微苦，凉。治跌打损伤，感冒咳嗽等。"《四川中药志》记载："辛，微苦，平。清肺止咳，止血，活血散瘀。用于肺热咳嗽、痰中带血、痛经、跌打损伤肿痛。"《湖北恩施药用植物志》记载："苦，凉。疏风清热，活血止淤"，用于"尿路感染、风热感冒、跌打肿痛、骨折、湿疹"。

经对阿坝州茂县、绵阳市北川县、成都市等羌医医疗机构及民间医生进行调研与走访，羌医常以红马蹄草的干燥全草入药，用于治疗风热感冒、咳嗽痰血、血瘀痛经、跌打损伤、痈肿、痔疮等。

供标准起草的 10 批样品分别采集于四川省阿坝州、峨眉山市、乐山市等地。

【名称】　依据《羌族医药》《四川中药志》的记载，药材中文名确定为"红马蹄草"，当地习称"旭博乌珠杭"。

【来源】　经西南民族大学刘圆教授对羌医临床使用的"红马蹄草"药材进行鉴定，基原为伞形科植物红马蹄草 *Hydrocotyle nepalensis* Hook.。

【植物形态】 多年生草本，高达 45 cm。茎匍匐，有斜上分枝，节上生根。叶圆形或肾形，长 2 ～ 5 cm，宽 3.5 ～ 9 cm，5 ～ 7 浅裂，裂片有钝锯齿；叶柄长 4 ～ 27 cm。伞形花序数个簇生茎顶叶腋，花序梗短于叶柄，被柔毛；伞形花序有花 20 ～ 60，密集成球形。花无萼齿；花瓣卵形，白或绿白色，有时具紫红色斑点。果直径 1.5 ～ 1.8 mm，熟后黄褐或紫黑色，中棱和背棱显著。花果期 5—11 月。

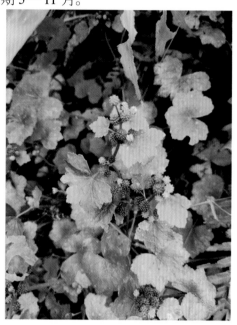

红马蹄草植物图

【分布及生态环境】 分布于四川、安徽、浙江等地。生于海拔 350 ～ 2 080 m 的山坡、路旁、荫湿地、水沟和溪边草丛中。

【性状】 根据药材样品据实描述。

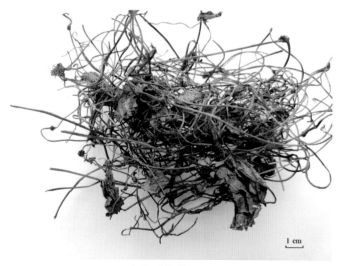

红马蹄草药材图

【鉴别】（1）显微鉴别　经对本品粉末显微特征的观察，其叶表皮细胞及气孔、导管、木纤维等特征明显，收入标准正文。

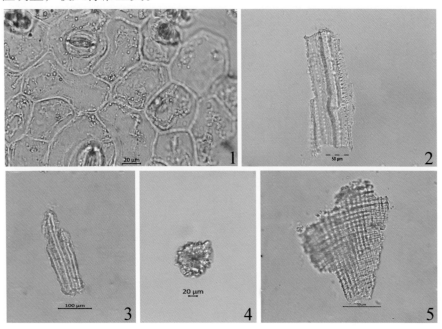

红马蹄草粉末显微特征图

1—叶表皮细胞及气孔　2—导管　3—木纤维　4—草酸钙簇晶　5—内果皮纤维

（2）薄层鉴别　建立了以绿原酸和3，5－O－二咖啡酰基奎宁酸对照品为对照的薄层色谱鉴别方法，方法的分离度及重现性均较好。

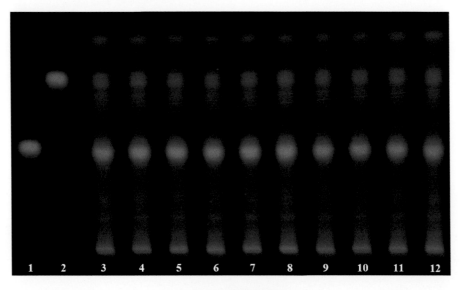

红马蹄草薄层色谱图

1—绿原酸对照品　2—3，5－O－二咖啡酰基奎宁酸对照品　3～12—药材样品

【检查】　**水分**　10批样品水分的测定结果为5.8%～11.0%，平均值为7.6%，结合"药

材和饮片检定通则（通则 0212）"相关要求，规定限度不得过 13.0%。

酸不溶性灰分 10 批样品酸不溶性灰分的测定结果为 2.4% ～ 3.3%，平均值为 2.8%，规定限度不得过 5.0%。

【浸出物】 10 批样品浸出物测定结果为 16.2% ～ 25.5%，平均值为 21.3%，规定限度不得少于 15.0%。

【含量测定】 采用 HPLC 法，建立了红马蹄草药材中绿原酸含量测定方法。经方法验证，绿原酸在 0.10 ～ 50.00 μg/ml 范围内线性关系良好（$r=0.9997$），加样回收率为 94.7% ～ 105.1%，RSD 为 3.6%。10 批红马蹄草样品的绿原酸含量测定结果为 0.10% ～ 0.37%，平均值为 0.21%。根据测定结果，规定"本品按干燥品计算，含绿原酸（$C_{16}H_{18}O_9$）不得少于 0.10%"。

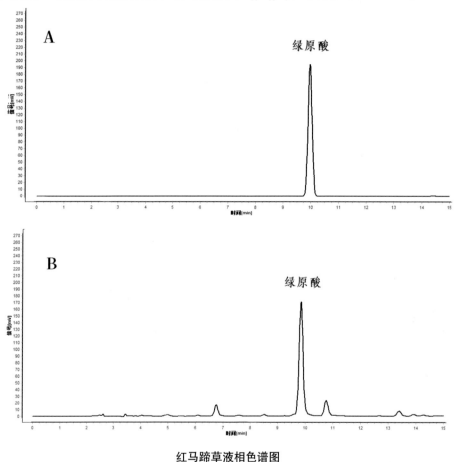

红马蹄草液相色谱图

A—绿原酸对照品　B—药材样品

【性味与归经】【功能与主治】【用法与用量】 在《羌族医药》《四川中药志》等文献记载内容基础上，经中羌医专家审定并规范术语而确定。

起草单位：西南民族大学

起草人：张绍山　曲别军长　李　萌　俸明康

　　　　曲别阿香　李文兵　刘　圆

复核单位：四川省药品检验研究院

坡柳皮

Poliupi

SALICIS MYRTILLACEAE CORTEX

本品为杨柳科植物坡柳 *Salix myrtillacea* Anderss. 的干燥茎皮。春、秋二季剥取，干燥。

【性状】 本品呈槽状或卷筒状，皮薄。外表面灰绿色至棕黄色，具细密不规则的横向纹理，可见散在不规则点状皮孔。内表面呈黄色或棕黄色，光滑。体轻，质脆，易折断。气微，味微苦、涩。

【鉴别】 （1）本品粉末灰棕色至棕黄色。木栓细胞棕黄色，类长方形或不规则形。纤维成束，周围薄壁细胞含草酸钙方晶，形成晶纤维。草酸钙簇晶众多，直径 15～25 μm，多存在于薄壁细胞中，排列成行。

（2）取本品粉末 0.5 g，加乙醇 10 ml，超声处理 30 分钟，滤过，滤液作为供试品溶液。另取坡柳皮对照药材 0.5 g，同法制成对照药材溶液。照薄层色谱法（通则 0502）试验，吸取上述两种溶液各 2～5 μl，分别点于同一硅胶 G 薄层板上，以乙酸乙酯 – 甲酸 – 水（15：1：1）为展开剂，展开，取出，晾干，喷以三氯化铝试液，在 105℃加热至斑点显色清晰，置紫外光灯（365 nm）下检视。供试品色谱中，在与对照药材色谱相应的位置上，显相同颜色的荧光斑点。

【检查】 **水分** 不得过 13.0%（通则 0832 第二法）。

总灰分 不得过 10.0%（通则 2302）。

酸不溶性灰分 不得过 3.0%（通则 2302）。

吸光度 取本品粉末约 0.2 g，精密称定，置具塞锥形瓶中，精密加入 50% 甲醇 25 ml，超声处理（功率 250 W，频率 40 kHz）30 分钟，滤过，精密量取续滤液 1 ml，置 10 ml 量瓶中，用 50% 甲醇稀释至刻度，摇匀。照紫外 – 可见分光光度法（通则 0401）试验，在 360 nm 波长下测定吸光度，不得低于 0.40。

【浸出物】 照醇溶性浸出物测定法（通则 2201）项下的热浸法测定，以稀乙醇作溶剂，不得少于 20.0%。

饮 片

【炮制】 除去杂质，切段。

【性状】 本品呈不规则的段，其余主要特征同药材。

【鉴别】【检查】【浸出物】同药材。

【性味与归经】味苦、涩，性凉；和药。归肝、胆、脾、大肠、小肠经。

【功能与主治】 接骨止痛，祛风利湿，清热消肿。用于骨折，风湿痹痛，淋证，黄疸，牙龈肿痛，烧烫伤，乳痈，疔疮，丹毒瘰疬，皮肤瘙痒。

【用法与用量】 10 ～ 30 g。外用适量。

【贮藏】 置阴凉干燥处。

坡柳皮质量标准起草说明

柳树皮为羌、藏等多民族习用药材，应用历史悠久，在《新修本草》《本草纲目》《晶珠本草》《度母本草》《妙音本草》《羌族医药》等文献中均有记载。《新修本草》记载："枝皮主痰热淋疾；可为浴汤，洗风肿瘙痒；酒煮含，主齿痛。"《本草纲目》记载："煎服，治黄疸白浊。酒煮，熨诸痛肿，去风止痛消肿。"《晶珠本草》记载："柳皮解毒利水肿，消散寒热二肿胀。"《羌族医药》记载："苦，寒。祛风利湿，清热解毒，消肿止痛，平肝，透疹。治风湿痹痛，尿道炎，膀胱炎，膀胱结石，小便淋浊，黄疸，龋齿，龈肿，烫火伤，慢性气管炎，高血压，关节痛，牙痛，乳痈，疔疮，丹毒瘰疹，皮肤瘙痒。"

柳树皮源自杨柳科柳属植物，全世界该属植物约 520 种，国内 257 种。我国不同地区使用的柳树皮药材基原不尽相同，如《云南省中药材标准（第三册·傣族药）》（2005 年版）收载"纤穗柳树皮"为杨柳科植物四籽柳 *S. tetrasperma* Roxb. 的干燥树皮；《四川省中药材标准》（2010 年版）收载"山生柳"为杨柳科植物山生柳 *S. oritrepha* Schneid. 的干燥茎皮。

经对阿坝州茂县、汶川县，绵阳市北川县，成都市等羌医医疗机构及民间医生使用情况进行调研和走访，羌医使用柳树皮主要用于治疗骨伤骨病，为杨柳科柳属多种植物。经对羌医医疗机构及诊所使用的药材及采集的药材进行鉴定，多为杨柳科植物坡柳 *S. myrtillacea* Anderss. 的干燥茎皮，也有少量使用垂柳 *S. babylonica* L. 的干燥茎皮，故本次仅对使用较多的坡柳进行了质量标准的研究。

供标准起草用的 12 批样品分别采集于四川省阿坝州茂县、理县、黑水县等地。

【名称】 依据《羌族医药》记载的药材名称并结合基原植物名称及入药部位，药材中文名确定为"坡柳皮"，别名"羌柳树皮"，当地习称"斯尔思福惹毕"。

【来源】 经西南民族大学冯景秋博士对羌医临床使用的"柳树皮"药材进行鉴定，基原为杨柳科植物坡柳 *Salix myrtillacea* Anderss.。

【植物形态】 灌木。小枝无毛，有光泽。叶倒卵状长圆形或倒披针形，稀倒卵状椭圆形，长 3 ～ 6 cm，两面无毛，有细锯齿。花序先叶开放，无花序梗，长 2 ～ 3 cm，径

1～1.3 cm；雄蕊 2，合生或仅花丝合生；苞片椭圆形或卵形，两面有白色长柔毛，通常上部的长毛脱落；仅 1 腹腺，短圆柱形，红黄色；子房密被短柔，花柱长约子房 1/2 或稍长。花期 4 月中、下旬，果期 5 月下旬—6 月。

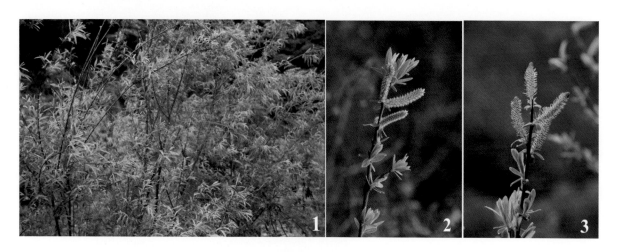

坡柳皮植物图

1—坡柳植物　2—雌花　3—雄花

【分布及生态环境】 分布于四川、西藏、青海等地。生于海拔 2 700～4 800 m 的山谷溪流旁或湿润的山坡上。

【性状】 根据药材样品据实描述。

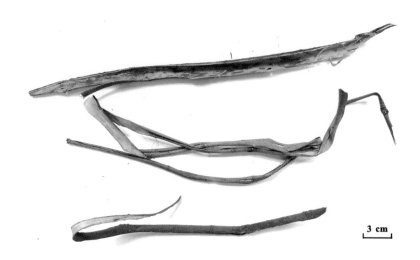

坡柳皮药材图

【鉴别】 （1）显微鉴别　经对本品粉末显微特征的观察，其木栓细胞、晶纤维、草酸钙簇晶特征明显，收入标准正文。

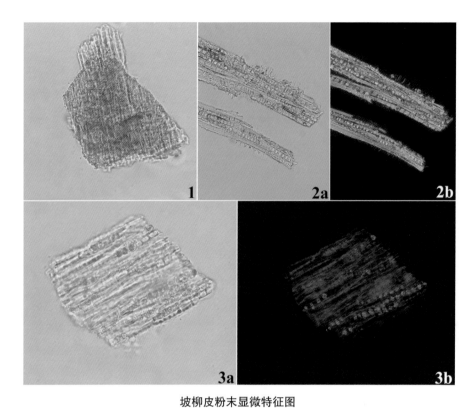

坡柳皮粉末显微特征图

1—木栓细胞　2a，2b—晶纤维　3a，3b—草酸钙簇晶

（2）薄层鉴别　建立了以坡柳皮对照药材为对照的薄层色谱鉴别方法，方法的分离度及重现性均较好。

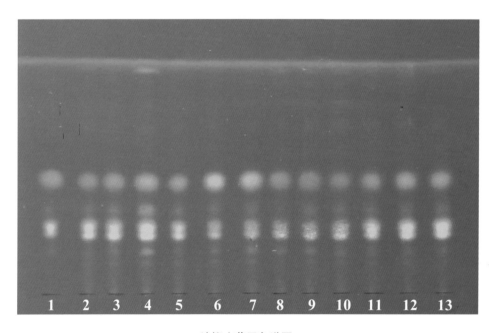

坡柳皮薄层色谱图

1—坡柳皮对照药材　2 ～ 13—药材样品

【检查】　水分　12 批样品水分的测定结果为 4.4% ～ 11.9%，平均值为 9.5%，结合"药材和饮片检定通则（通则 0212）"相关要求，规定限度不得过 13.0%。

总灰分　12 批样品总灰分的测定结果为 6.7% ～ 9.3%，平均值为 8.4%，规定限度不得过 10.0%。

酸不溶性灰分　12 批样品酸不溶性灰分的测定结果为 1.5% ～ 2.3%，平均值为 1.9%，规定限度不得过 3.0%。

吸光度　坡柳皮中异杞柳苷含量较高，其在 360 nm 波长下有最大吸收。12 批坡柳皮样品的 50% 甲醇提取液，在 360 nm 波长处的吸光度为 0.491 ～ 1.352，均值为 0.569，平均值的 ±30% 为 0.398 ～ 0.740，故规定坡柳皮吸光度不低于 0.40。

【浸出物】　12 批样品测定结果为 21.2% ～ 32.8%，平均值为 27.5%，规定限度不得少于 20.0%。

【性味与归经】【功能与主治】【用法与用量】　在《新修本草》《本草纲目》《羌族医药》《中国骨伤方药全书》等文献记载内容的基础上，经中羌医专家审定并规范术语而确定。

起草单位：西南民族大学

起草人：李文兵　海来约布　卢君蓉　冯景秋

　　　　兰建龙　蔡晓霞　马　权　刘　圆

复核单位：四川省药品检验研究院

坡柳枝

Poliuzhi

SALICIS MYRTILLACEAE CACUMEN

本品为杨柳科植物坡柳 *Salix myrtillacea* Anderss. 的带叶嫩枝。4—10 月采收，除去老枝及残留果序，干燥。

【性状】 本品嫩枝呈圆柱形。表面灰棕色至灰黑色，具纵皱纹。质硬脆，易折断，断面不平坦。叶多破碎，完整者呈倒卵状长圆形或披针形，边缘具浅锯齿；上表面灰绿色，下表面灰白色。气微，味淡。

【鉴别】 （1）本品粉末绿色或棕色。木栓细胞排列整齐，浅黄色。纤维成束，周围薄壁细胞含草酸钙方晶，形成晶纤维。草酸钙簇晶，直径 7 ～ 25 μm，存在于薄壁细胞中。可见具缘纹孔导管和螺纹导管。

（2）取本品粉末 0.5 g，加甲醇 20 ml，超声处理 30 分钟，滤过，滤液作为供试品溶液。另取木犀草苷对照品，加甲醇制成每 1 ml 含 0.2 mg 的溶液，作为对照品溶液。照薄层色谱法（通则 0502）试验，吸取上述两种溶液各 2 ～ 5 μl，分别点于同一硅胶 G 薄层板上，以乙酸乙酯 – 丙酮 – 甲酸 – 水（7：3：0.6：0.6）为展开剂，展开，取出，晾干，喷以三氯化铝试液，在 105℃加热至斑点显色清晰，置紫外光灯（365 nm）下检视。供试品色谱中，在与对照品色谱相应的位置上，显相同颜色的荧光斑点。

【检查】 **水分** 不得过 13.0%（通则 0832 第二法）。

总灰分 不得过 11.0%（通则 2302）。

酸不溶性灰分 不得过 2.0%（通则 2302）。

【浸出物】 照醇溶性浸出物测定法（通则 2201）项下的热浸法测定，用稀乙醇作溶剂，不得少于 20.0%。

【含量测定】 照高效液相色谱法（通则 0512）测定。

色谱条件与系统适用性试验 以十八烷基硅烷键合硅胶为填充剂；以乙腈为流动相 A，以 0.2% 磷酸溶液为流动相 B，按下表中的规定进行梯度洗脱；检测波长为 348 nm。理论板数按木犀草苷峰计算应不低于 3 000。

时间（分钟）	流动相 A（%）	流动相 B（%）
0 ～ 11	10 → 18	90 → 82
11 ～ 30	18 → 20	82 → 80
30 ～ 35	20 → 10	80 → 90

对照品溶液的制备　取木犀草苷对照品适量，精密称定，加 70% 甲醇制成每 1 ml 含 25 μg 的溶液，即得。

供试品溶液的制备　取本品粉末（过四号筛）约 0.5 g，精密称定，置具塞锥形瓶中，精密加入 70% 甲醇 20 ml，称定重量，超声处理（功率 250 W，频率 45 kHz）30 分钟，放冷，再称定重量，用 70% 甲醇补足减失的重量，摇匀，滤过，取续滤液，即得。

测定法　分别精密吸取对照品溶液和供试品溶液各 5 ～ 10 μl，注入液相色谱仪，测定，即得。

本品按干燥品计算，含木犀草苷（$C_{21}H_{20}O_{11}$）不得少于 0.10%。

饮　片

【炮制】　除去杂质，切段。

【性状】　本品呈不规则的段，其余主要特征同药材。

【鉴别】【检查】【浸出物】【含量测定】同药材。

【性味与归经】　味苦，性寒；白药。归胃、肝经。

【功能与主治】　祛风利湿，清热透疹，消肿止痛。用于丹毒瘰疬，皮肤瘙痒，淋证（毕旭卜），黄疸，牙龈肿痛，烧烫伤。

【用法与用量】　10 ～ 20 g。外用适量。

【贮藏】　置阴凉干燥处。

坡柳枝质量标准起草说明

柳树枝药用历史悠久，在《本草拾遗》《得配本草》《羌族医药》《中药大辞典》《中华本草》等文献中均有记载。《本草拾遗》记载："治小儿一日五日寒热，煮柳枝浴之。"《得配本草》记载："去风热，除湿痹。"《羌族医药》记载："苦，寒。祛风利湿，清热解毒，消肿止痛，平肝，透疹。治风湿痹痛，关节痛，牙痛，乳痈，疔疮，丹毒瘰疬，皮肤瘙痒。"《中华本草》记载："性苦，味寒。归胃、肝经。祛风利湿，解毒消肿。"

柳树枝源自杨柳科柳属植物，全世界该属植物约 520 种，国内 257 种。我国不同地区使用的柳树枝药材基原不尽相同，《广西省中药材标准》（1990 年版）、《贵州省中药材民族药材质量标准》（2003 年版）以"柳枝"之名收载杨柳科植物垂柳 *Salix babylonica* L. 的干燥枝条；《广东省中药材标准（第三册）》（2019 年版）以"垂柳枝"之名收载杨柳科植物垂柳 *S. babylonica* L. 的干燥枝条。

经对阿坝州茂县、汶川县，绵阳市北川县，成都市等羌医医疗机构及民间医生使用情况进行调研和走访，羌医使用柳树枝主要用于治疗颈椎病、肩周炎腰椎间盘突出等退行性骨病，为杨柳科柳属多种植物。经对羌医医疗机构使用样品及对口药材基原进行鉴定，多为杨柳科植物坡柳 *S. myrtillacea* Anderss. 的带叶嫩枝，也有少量使用垂柳 *S. babylonica* L. 的带叶嫩枝，故本次仅对使用较多的坡柳进行质量标准的研究。

供标准起草用的 10 批样品分别采集于四川省阿坝州茂县、理县，绵阳市北川县等地。

【名称】 依据《本草拾遗》《羌族医药》记载名称并结合基原植物名称及入药部位，药材中文名确定为"坡柳枝"，当地习称"斯尔思福恰勒"。

【来源】 经西南民族大学冯景秋博士对羌医临床使用的"柳树枝"药材进行鉴定，基原为杨柳科植物坡柳 *Salix myrtillacea* Anderss.。

【植物形态】 灌木。小枝无毛，有光泽。叶倒卵状长圆形或倒披针形，稀倒卵状椭圆形，长 3 ～ 6 cm，两面无毛，有细锯齿。花序先叶开放，无花序梗，长 2 ～ 3 cm，径 1 ～ 1.3 cm；雄蕊 2，合生或仅花丝合生；苞片椭圆形或卵形，两面有白色长柔毛，上部的长毛脱落；仅 1 腹腺，短圆柱形，红黄色；子房密被短柔，花柱长约子房的 1/2 或稍长。花期 4 月中、下旬，果期 5 月下旬—6 月。

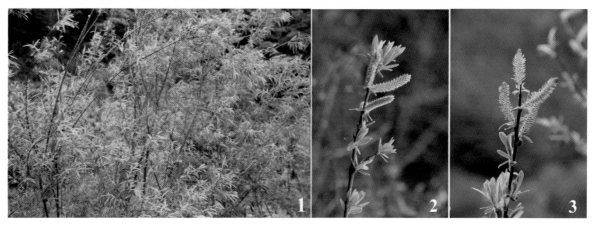

坡柳枝植物图

1—坡柳植物　2—雌花　3—雄花

【分布及生态环境】 分布于四川、西藏、青海等地。生于海拔 2 700 ～ 4 800 m 的山谷溪流旁或湿润的山坡上。

【性状】 根据药材样品据实描述。

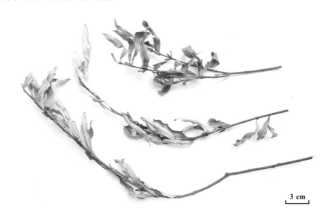

坡柳枝药材图

【鉴别】（1）显微鉴别　经对本品粉末显微特征的观察，其中木栓细胞、晶纤维、草酸钙簇晶等特征明显，收入标准正文。

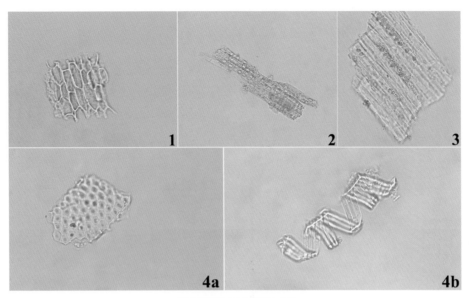

坡柳枝粉末显微特征图

1—木栓细胞　2—晶纤维　3—草酸钙簇晶　4a，4b—导管

（2）薄层鉴别　建立了以木犀草苷对照品为对照的薄层色谱鉴别方法，方法的重复性、分离度较好。

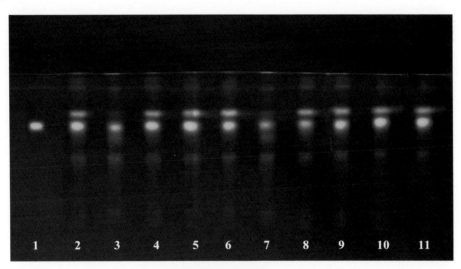

坡柳枝薄层色谱图

1—木犀草苷对照品　2～11—药材样品

【检查】**水分**　10批样品水分的测定结果为7.9%～11.6%，平均值为8.9%，结合"药材和饮片检定通则（通则0212）"相关要求，规定限度不得过13.0%。

总灰分　10批样品总灰分的测定结果为5.4%～10.9%，平均值为7.3%，规定限度不得过11.0%。

酸不溶性灰分　10批样品酸不溶性灰分的测定结果为0.9%～1.5%，平均值为1.3%，规定限度为不得过 2.0%。

【浸出物】 10 批样品测定结果为 21.6% ～ 30.3%，平均值为 27.3%，规定限度为不得少于 20.0%。

【含量测定】 采用 HPLC 法，建立了坡柳枝药材中木犀草苷含量测定方法。经方法验证，木犀草苷在 0.01 ～ 0.16 mg/ml 范围内线性良好（r=0.999 6）。加样回收率为 95.5% ～ 103.4%，RSD 为 3.6%。10 批样品木犀草苷测定结果为 0.11% ～ 0.40%，平均值为 0.31%，规定"本品按干燥品计算，含木犀草苷（$C_{21}H_{20}O_{11}$）不得少于 0.10%"。

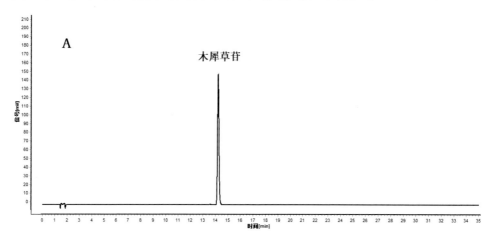

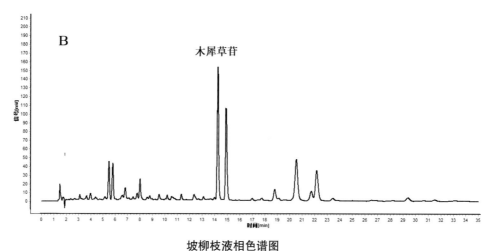

坡柳枝液相色谱图

A—木犀草苷对照品　B—药材样品

【性味与归经】【功能与主治】【用法与用量】 在《本草拾遗》《羌族医药》《中华本草》《中国骨伤方药全书》等文献记载内容的基础上，经中羌医专家审定并规范术语而确定。

起草单位：西南民族大学

起草人：李文兵　海来约布　卢君蓉　冯景秋

　　　　蔡晓霞　王　涛　李　娟　刘　圆

复核单位：四川省药品检验研究院

金山荚蒾叶

Jinshanjiamiye

VIBURNI CHINSHANENSIS FOLIUM

本品为忍冬科植物金佛山荚蒾 *Viburnum chinshanense* Graebn. 的干燥叶。夏、秋二季采收，除去杂质，干燥。

【性状】　本品多卷曲，有的破碎。完整叶片展平后呈狭矩圆形或披针矩圆形，全缘，长2～8 cm，宽1～4 cm；上表面暗绿色，先端渐尖，基部圆形或微心形，下表面呈灰褐色，有白色绒毛，叶脉明显突起。叶柄长1～2 cm，密被绒毛。气特异，味微苦、涩。

【鉴别】　（1）本品粉末绿色。星状毛呈辐射状排列，星角6～12个，多碎断，单个细胞呈披针形，有的胞腔内含棕色分泌物。叶表皮细胞呈不规则形；气孔不定式，副卫细胞3～5个。草酸钙簇晶多单个散在。腺毛头部2～4细胞，柄2～5细胞。螺纹导管多见。

（2）取本品粉末0.5 g，加甲醇20 ml，超声处理30分钟，滤过，滤液蒸干，残渣加甲醇5 ml使溶解，作为供试品溶液。另取绿原酸对照品，加甲醇制成每1 ml含1 mg的溶液，作为对照品溶液。照薄层色谱法（通则0502）试验，吸取上述两种溶液各2～5 μl，分别点于同一硅胶G薄层板上，以乙酸丁酯－甲酸－水（7∶3.5∶3）为展开剂，展开，取出，晾干，喷以三氯化铝试液，在105 ℃加热至斑点显色清晰，置紫外光灯（365 nm）下检视。供试品色谱中，在与对照品色谱相应的位置上，显相同颜色的荧光斑点。

【检查】　**水分**　不得过13.0%（通则0832第二法）。

总灰分　不得过13.0%（通则2302）。

酸不溶性灰分　不得过2.0%（通则2302）。

【浸出物】　照醇溶性浸出物测定法（通则2201）项下的热浸法测定，用30%乙醇作溶剂，不得少于20.0%。

【含量测定】　照高效液相色谱法（通则0512）测定。

色谱条件与系统适用性试验　以十八烷基硅烷键合硅胶为填充剂；以甲醇为流动相A，以0.1%磷酸溶液为流动相B，按下表中的规定进行梯度洗脱；检测波长为327 nm。理论板数按绿原酸峰计算应不低于5 000。

时间（分钟）	流动相A（%）	流动相B（%）
0～15	23→47	77→53

对照品溶液的制备　取绿原酸对照品适量，精密称定，加50%甲醇制成每1 ml含绿原酸

10 μg 的溶液，即得。

供试品溶液的制备 取本品粉末（过四号筛）约 0.5 g，精密称定，置具塞锥形瓶中，精密加入 50% 甲醇 50 ml，称定重量，超声处理（功率 250 W，频率 40 kHz）30 分钟，放冷，再称定重量，用 50% 甲醇补足减失的重量，摇匀，滤过，取续滤液，即得。

测定法 分别精密吸取对照品和供试品溶液各 5 ～ 10 μl，注入液相色谱仪，测定，即得。

本品按干燥品计算，含绿原酸（$C_{16}H_{18}O_9$）不得少于 0.10%。

饮 片

【炮制】除去杂质。

【性味与归经】味辛，性寒；黑药。入肝经。

【功能与主治】祛风解表，除湿通络，清热解毒。用于暑热感冒，风湿骨痛，跌打损伤，疮痈肿痛。

【用法与用量】6 ～ 12 g。外用适量。

【贮藏】置阴凉干燥处。

金山荚蒾叶质量标准起草说明

金山荚蒾叶是羌医民间习用药材，"荚蒾"叶始载于《新修本草》，在《中华药海》《中药药名辞典》《伤寒论药物古今变异与应用研究》等文献中均以"金山荚蒾"之名收载，基原植物为金佛山荚蒾 *Viburnum chinshanense* Graebn.。

《中华药海》记载："辛，寒。入肝经。祛风除湿，清热解毒。"《中药药名辞典》记载："辛，寒。祛风湿，解毒，治风湿，痔血，痢疾等。"《伤寒论药物古今变异与应用研究》记载："主治痢疾、痔疮出血、风湿骨痛、跌打损伤等。"

经对阿坝州茂县、绵阳市北川县、成都市等羌医医疗机构及民间医生进行调研与走访，羌医使用金山荚蒾习惯以叶入药，常用于治疗风湿痹痛、痢疾等。

供标准起草的 13 批样品分别采集于四川省阿坝州茂县、绵阳市北川县、云南省文山州等地。

【名称】依据《中药药名辞典》《中华药海》的记载，药材中文名确定为"金山荚蒾叶"，当地习称"什果对岗荚蒾"。

【来源】经西南民族大学刘圆教授及黄艳菲博士对羌医临床使用的"金山荚蒾叶"药材进行鉴定，基原为忍冬科植物金佛山荚蒾 *Viburnum chinshanense* Graebn.。

【植物形态】灌木。幼叶下面、叶柄及花序均被灰白或黄白色簇状毛组成的绒毛。叶纸质至厚纸质，披针状长圆形或窄长圆形，长 5 ～ 10（～ 15）cm，全缘，稀具少数不明

显小齿，上面无毛或幼时中脉及侧脉散生短毛，老叶下面灰褐色，侧脉近缘网结；叶柄长
1～2 cm。聚伞花序。萼筒、萼齿被簇状毛；花冠白色，外疏被簇状毛。果熟时红色，后黑
色，长圆状卵圆形；核扁，有 2 条背沟和 3 条腹沟。花期 4—5 月，果期 7 月。

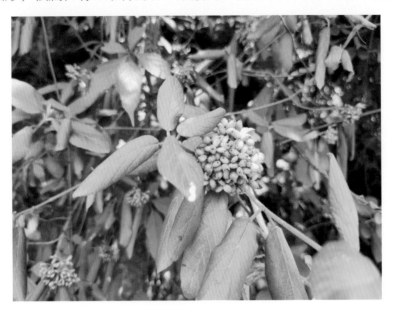

金山荚蒾叶植物图

【分布及生态环境】　分布于四川、贵州、云南等地。生于海拔 100～1 900 m 的山坡疏
林或灌丛中。

【性状】　根据药材样品据实描述。

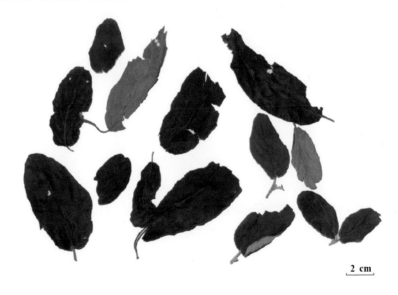

2 cm

金山荚蒾叶药材图

【鉴别】　（1）显微鉴别　经对本品粉末显微特征的观察，其星状毛、叶表皮细胞及气
孔、草酸钙簇晶等特征明显，收入标准正文。

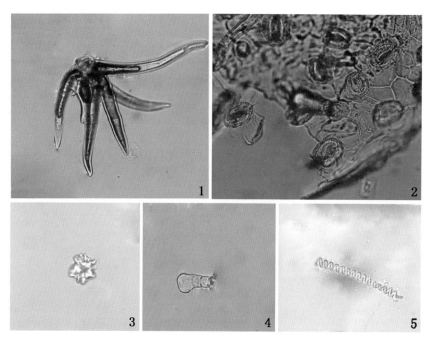

金山荬蒾叶粉末显微特征图

1—星状毛　2—叶表皮细胞及气孔　3—草酸钙簇晶　4—腺毛　5—导管

（2）薄层鉴别　　建立了以绿原酸对照品为对照的薄层色谱鉴别方法，方法的分离度及重现性均较好。

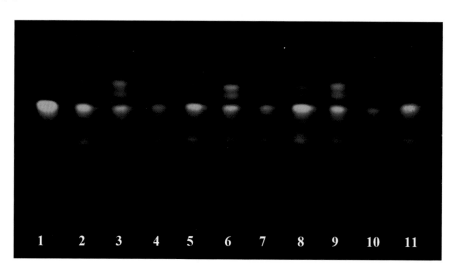

金山荬蒾叶薄层色谱图

1—绿原酸对照品　2～11—药材样品

【检查】　**水分**　13 批样品水分的测定结果为 4.6% ～ 12.0%，平均值为 6.8%，结合"药材和饮片检定通则（通则 0212）"相关要求，规定限度不得过 13.0%。

总灰分　13 批样品总灰分的测定结果为 8.2% ～ 11.7%，平均值为 10.1%，规定限度不得过 13.0%。

酸不溶性灰分　13 批样品酸不溶性灰分的测定结果为 0.7% ~ 1.7%，平均值为 1.0%，规定限度不得过 2.0%。

【浸出物】　13 批样品浸出物测定结果为 21.2% ~ 36.6%，平均值为 30.3%，规定限度不得少于 20.0%。

【含量测定】　采用 HPLC 法，建立了金山莢蒾叶药材中绿原酸含量测定方法。经方法验证，绿原酸在 0.031 4 ~ 1.007 0 mg/ml 范围内线性关系良好（r=0.999 8），加样回收率为 102.5 ~ 104.0%，RSD 为 0.5%。10 批金山莢蒾叶样品绿原酸的含量范围为 0.16% ~ 0.58%，平均值为 0.28%。根据测定结果，规定"本品按干燥品计算，含绿原酸（$C_{16}H_{18}O_9$）不得少于 0.10%"。

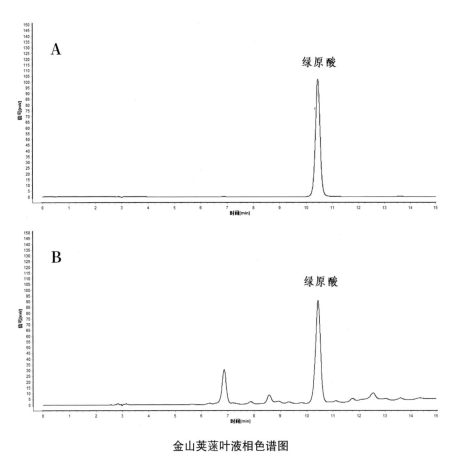

金山莢蒾叶液相色谱图

1—绿原酸对照品　2—药材样品

【性味与归经】【功能与主治】【用法与用量】　在《中药药名辞典》《中华药海》等文献记载内容基础上，经中羌医专家审定并规范术语而确定。

起草单位：西南民族大学

起草人：黄艳菲　马　权　孔苑琳　刘　圆　李文兵

复核单位：四川省药品检验研究院

栎 叶

Liye

QUERCI VARIABILIS FOLIUM

本品为壳斗科植物栓皮栎 *Quercus variabilis* Bl. 的干燥叶。夏季采收，除去杂质，干燥。

【性状】 本品呈长椭圆状披针形，长 8 ～ 20 cm，宽 2 ～ 6 cm，先端渐尖，基部圆形或宽楔形，边缘具刺芒状锯齿。上表面灰绿色，较光滑；下表面灰白色，密被黄色细柔毛；叶脉突起，侧脉 13 ～ 18 对，直达齿尖。质脆。气清香，味苦、涩。

【鉴别】 （1）本品粉末灰绿色。表皮细胞无色或淡黄色，表面观多角形或类方形；气孔多为不定式，副卫细胞 4 ～ 6 个。非腺毛众多，呈星状，基部膨大，先端渐尖，多断裂。纤维成束，其周围薄壁细胞含草酸钙方晶，形成晶纤维。草酸钙簇晶散在或存在于薄壁细胞中。螺纹导管多见。

（2）取本品粉末 0.5 g，加 80% 甲醇 25 ml，加热回流 30 分钟，放冷，滤过，滤液加盐酸 2 ml，加热回流 1 小时，浓缩至约 5 ml，加水 5 ml，用乙酸乙酯振摇提取 3 次，每次 10 ml，合并乙酸乙酯液，蒸干，残渣加甲醇 1 ml 使溶解，作为供试品溶液。另取槲皮素对照品、山柰酚对照品，分别加甲醇制成每 1 ml 含 1 mg 的溶液，作为对照品溶液。照薄层色谱法（通则 0502）试验，吸取上述三种溶液各 5 ～ 10 μl，分别点于同一硅胶 G 薄层板上，以甲苯 – 乙酸乙酯 – 甲酸（5∶2∶1）为展开剂，展开，取出，晾干，喷以三氯化铝试液，在 105℃加热至斑点显色清晰，置紫外光灯（365 nm）下检视。供试品色谱中，在与对照品色谱相应的位置上，显相同颜色的荧光斑点。

【检查】 **水分** 不得过 13.0%（通则 0832 第二法）。

总灰分 不得过 5.0%（通则 2302）。

酸不溶性灰分 不得过 2.0%（通则 2302）。

【浸出物】 照醇溶性浸出物测定法（通则 2201）项下的热浸法测定，用稀乙醇作溶剂，不得少于 20.0%。

【含量测定】 照高效液相色谱法（通则 0512）测定。

色谱条件与系统适用性试验 以十八烷基硅烷键合硅胶为填充剂；以乙腈 – 水（35∶65）为流动相；检测波长为 366 nm。理论板数按山柰酚计算应不低于 5 000。

对照品溶液的制备 取山柰酚对照品适量，精密称定，加甲醇制成每 1 ml 含 75 μg 的溶液，即得。

供试品溶液的制备　取本品粉末（过三号筛）约 0.5 g，精密称定，置具塞锥形瓶中，精密加入甲醇 – 盐酸（4∶1）混合溶液 50 ml，称定重量，加热回流 1 小时，放冷，再称定重量，用甲醇 – 盐酸（4∶1）混合溶液补足减失的重量，摇匀，滤过，取续滤液，即得。

测定法　分别精密吸取对照品和供试品溶液各 10 μl，注入液相色谱仪，测定，即得。

本品按干燥品计算，含山柰酚（$C_{15}H_{10}O_6$）不得少于 0.10%。

饮　片

【炮制】　除去杂质。

【性味与归经】　味苦、涩，性微温；白药。归肺、脾、心、肠经。

【功能与主治】　收敛固涩，解毒，止血。用于泄泻痢疾，便血，痔血，脱肛，小儿疝气，面黚，疮疡久不收口。

【用法与用量】　3 ～ 15 g。外用适量。

【贮藏】　置阴凉干燥处。

栎叶质量标准起草说明

壳斗科栎属多种植物的果实、种仁、茎叶等在我国多地区民间均有药用习惯，在《本草纲目》《新修本草》《证类本草》《植物名实图考》《本草衍义》《全国中草药名鉴》《中华本草》《四川常用中草药》《贵州草药》等均有记载。《本草纲目》记载："叶如槠叶，而文理皆斜向……山林宜皂物。柞、栗之属。即此也。其嫩叶可煎饮代茶。"《新修本草》《证类本草》记载：果实"味苦，微温，无毒。主下利，厚肠胃，肥健人。其壳为散及煮汁服，亦主利，并堪染用。一名杼斗，槲栎皆有斗，以栎为胜。所在山谷中皆有"。

栓皮栎 *Quercus variabilis* Bl. 在《全国中草药名鉴》《中华本草》《河北中草药》中均有记载，药用部位多为果实，我省果实和叶都有入药习惯。经调研，阿坝州茂县、汶川县，绵阳市北川县等羌族聚居地多以栓皮栎的叶入药，用于治疗泄泻痢疾、便血、痔血、脱肛、小儿疝气、面黚、疮疡久不收口、乳腺炎等，尤其在治疗痔疮、脱肛等方面效果明显。

供标准起草的 10 批样品分别采集于四川省阿坝州茂县、汶川县，绵阳市北川县等地。

【名称】　依据《全国中草药名鉴》《贵州草药》文献的记载，结合植物属名及药用部位，药材中文名确定为"栎叶"，当地习称"索义思福"。

【来源】　经西南民族大学刘圆教授对羌医临床使用的"栎叶"药材进行鉴定，基原为壳斗科植物栓皮栎 *Quercus variabilis* Bl.。

【植物形态】　落叶乔木，高达 30 m；树皮深纵裂，木栓层发达。小枝无毛。叶卵状披针形或长椭圆状披针形，长 8 ～ 15（～ 20）cm，先端渐尖，基部宽楔形或近圆，具刺芒状锯齿，老叶下面密被灰白色星状毛，侧脉 13 ～ 18 对，直达齿端。壳斗杯状，包着坚果 2/3，连条形小苞片直径 2.5 ～ 4 cm，小苞片反曲，被短毛。果宽卵圆形或近球形，直径约 1.5 cm，顶端平圆。花期 3—4 月，果期翌年 9—10 月。

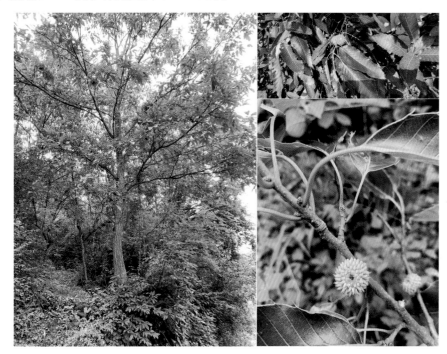

栎叶植物图

【**分布及生态环境**】分布于四川、贵州、云南等地。生于海拔 800 ～ 3 000 m。

【**性状**】根据药材样品据实描述。

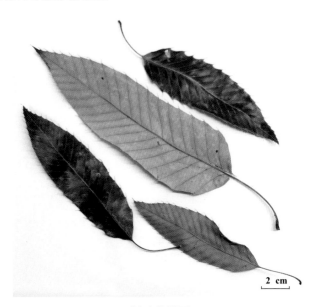

栎叶药材图

【**鉴别**】（1）显微鉴别　经对本品粉末显微特征的观察，其叶表皮细胞及气孔、非腺毛、晶纤维等特征明显，收入标准正文。

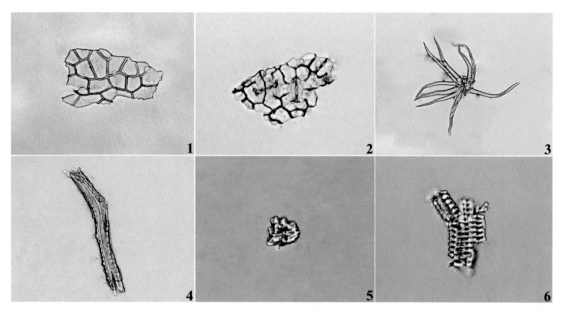

栎叶粉末显微特征图

1—叶表皮细胞　2—气孔　3—非腺毛　4—晶纤维　5—草酸钙簇晶　6—导管

（2）薄层鉴别　建立了以槲皮素对照品和山柰酚对照品为对照的薄层色谱鉴别方法，方法的分离度及重现性均较好。

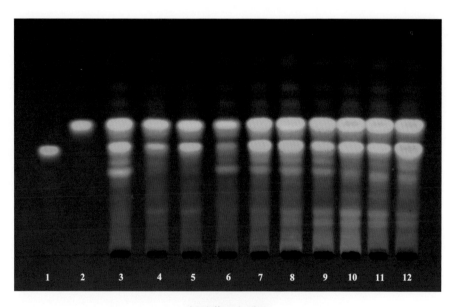

栎叶薄层色谱图

1—槲皮素对照品　2—山柰酚对照品　3～12—药材样品

【检查】　**水分**　10 批样品水分测定结果为 6.8% ～ 9.2%，平均值为 8.5%，结合"药材和饮片检定通则（通则 0212）"相关要求，规定限度不得过 13.0%。

总灰分　10 批样品总灰分测定结果为 4.0% ～ 5.0%，平均值为 4.3%，规定限度不得过 5.0%。

酸不溶性灰分　10 批样品酸不溶性灰分测定结果为 0.5% ～ 1.3%，平均值为 1.0%，规定限度不得过 2.0%。

【浸出物】 10 批样品浸出物测定结果为 20.2% ～ 30.6%，平均值为 26.7%，规定限度不得少于 18.0%。

【含量测定】 采用 HPLC 法，建立了栎叶药材中山柰酚含量测定方法。经方法验证，山柰酚在 9.5 ～ 189.5 μg /ml 范围内线性关系良好（r=0.999 6），加样回收率为 97.5 ～ 100.1%，平均回收率为 99.6%，RSD 为 3.5%。10 批样品山柰酚测定结果为 0.20% ～ 0.61%，平均值为 0.36%。根据测定结果，规定"本品按干燥品计算，含山柰酚（$C_{15}H_{10}O_6$）不得少于 0.10%"。

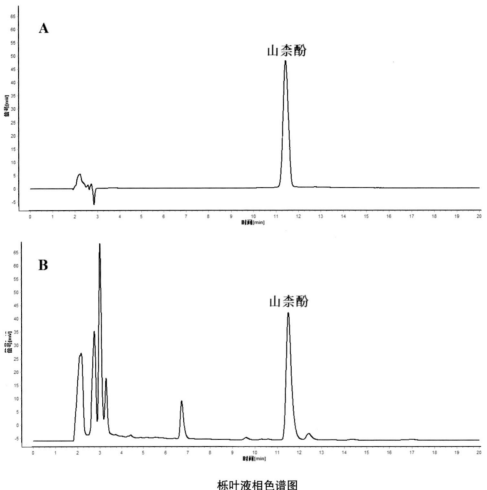

栎叶液相色谱图

A—山柰酚对照品　B—药材样品

【性味与归经】【功能与主治】【用法与用量】 在《本草纲目》《中华本草》《羌族医药》等文献记载内容的基础上，经中羌医专家审定并规范术语而确定。

起草单位：西南民族大学、四川中医药高等专科学校
起草人：夏　清　赵雪莲　俸明康　向海燕　张志强
　　　　李　波　汤丹丹　李文兵　刘　圆
复核单位：四川省药品检验研究院

铁牛皮

Tieniupi

DAPHNES ACUTILOBAE CORTEX

本品为瑞香科植物尖瓣瑞香 *Daphne acutiloba* Rehd. 的干燥茎皮及枝皮。夏、秋二季采收，剥皮，干燥。

【性状】 本品呈卷筒状或双卷筒状，长 3 ～ 30 cm，厚 0.05 ～ 0.3 cm。外表面绿色至暗绿色，粗糙，较易剥落，剥落后显黄绿色。内表面黄白色至浅绿色，具细密纵纹。质坚硬，不易折断；断面呈纤维性片状，淡黄色或绿色。气微香，味淡、微辛。

【鉴别】 （1）本品粉末浅绿色。淀粉粒多为单粒，类球形，直径 5 ～ 30 μm，复粒由 2 ～ 3 粒组成。纤维细长，单个散在。木栓细胞表面观呈多角形。多见螺纹导管。

（2）取本品粉末 0.5 g，加甲醇 25 ml，超声处理 30 分钟，滤过，滤液浓缩至约 1 ml，作为供试品溶液。另取祖师麻甲素对照品，加甲醇制成每 1 ml 含 0.2 mg 的溶液，作为对照品溶液。照薄层色谱法（通则 0502）试验，吸取上述两种溶液各 5 ～ 8 μl，分别点于同一硅胶 G 薄层板上，以三氯甲烷 – 乙酸乙酯 – 甲酸 – 乙醚（10：1：1：3）为展开剂，展开，取出，晾干，喷以三氯化铝试液，在 105℃加热至斑点显色清晰，置紫外光灯（365 nm）下检视。供试品色谱中，在与对照品色谱相应的位置上，显相同颜色的荧光斑点。

【检查】 **水分** 不得过 13.0%（通则 0832 第二法）。

总灰分 不得过 6.0%（通则 2302）。

【浸出物】 照醇溶性浸出物测定法（通则 2201）项下的热浸法测定，用稀乙醇作溶剂，不得少于 20.0%。

【含量测定】 照高效液相色谱法（通则 0512）测定。

色谱条件与系统适用性试验 以十八烷基硅烷键合硅胶为填充剂；以甲醇 – 0.5% 醋酸溶液（25：75）为流动相；检测波长为 327 nm。理论板数按祖师麻甲素峰计算应不低于 5 000。

对照品溶液的制备 取祖师麻甲素对照品适量，精密称定，加甲醇制成每 1 ml 含 50 μg 的溶液，即得。

供试品溶液的制备 取本品粉末（过四号筛）约 1 g，精密称定，置具塞锥形瓶中，精密加入 85% 甲醇 25 ml，称定重量，超声处理（功率 500 W，频率 40 kHz）30 分钟，放冷，再称定重量，用 85% 甲醇补足减失的重量，摇匀，滤过，取续滤液，即得。

测定法 分别精密吸取对照品溶液和供试品溶液各 10 μl，注入液相色谱仪，测定，即得。

本品按干燥品计算，含祖师麻甲素（$C_9H_6O_4$）不得少于 0.050%。

饮　片

【炮制】 除去杂质，切段。

【性状】 本品呈不规则的段，其余主要特征同药材。

【鉴别】【检查】【浸出物】【含量测定】 同药材。

【性味与归经】 味微辛、苦，性温；黑药。归心、肝、脑经。

【功能与主治】 祛风止痛，活血散瘀。用于风湿痹痛，跌打损伤。

【用法与用量】 3～10 g。

【贮藏】 置通风干燥处。

铁牛皮质量标准起草说明

铁牛皮，又名"滇瑞香"，是我国多民族医民间习用药，羌医使用尤其广泛，在《中华本草》《羌族医药》《中国民族药辞典》《中药大辞典》《神农架中药资源图志》等文献中均有记载，基原为瑞香科植物尖瓣瑞香 *Daphne acutiloba* Rehd.。《中国植物志》记载的滇瑞香植物基原为 *D. feddei* Lévl.，根据《羌族医药》的记载，滇瑞香药材的别名为"铁牛皮"，为避免混淆，此次标准起草采用"铁牛皮"作为药材中文名。《中华本草》记载："味辛、苦，性温，小毒。祛风除湿，活络行气止痛。主治风湿痹痛，跌打损伤，胃痛。"《羌族医药》记载："味微辛、苦，温，祛风止痛，活血散瘀。治跌打损伤，腰扭伤，风湿痹痛等。"

经对阿坝州茂县、绵阳市北川县、成都市等羌医医疗机构及民间医生进行调研与走访，铁牛皮羌医多以茎皮及枝皮入药，用于治疗跌打损伤、四肢疼痛、风湿痹痛等。

供标准起草用的 10 批样品采集于四川省阿坝州汶川县、茂县，雅安市石棉县等地。

【名称】 依据《羌族医药》的记载，药材中文名确定为"铁牛皮"，当地习称"得思兰巴"。

【来源】 经西南民族大学刘圆教授和黄艳菲博士对羌医临床使用的"铁牛皮"药材进行鉴定，基原为瑞香科植物尖瓣瑞香 *Daphne acutiloba* Rehd.。

【植物形态】 常绿灌木，高达 2 m。幼枝被平伏淡黄色绒毛，老枝无毛，紫红或棕红色。叶互生，革质，披针形或长圆状披针形，长 4～10 cm，先端渐尖或钝尖，稀凹下，两面无毛。花 5～7 朵组成顶生头状花序；苞片卵形或长圆状披针形，早落。花白色，具短梗；萼筒长 0.9～1.2 cm，无毛，裂片 4，长卵形，长 5～6 mm，先端渐尖；雄蕊 8，花盘环状，边缘整齐。果红色，椭圆形。花期 4—5 月，果期 7—9 月。

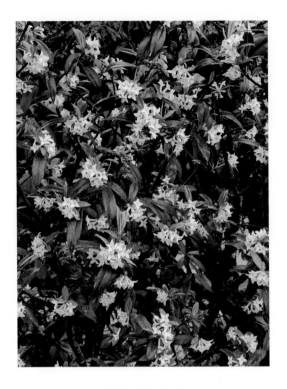

铁牛皮植物图

【分布及生态环境】分布于四川、云南、湖北、贵州等地。生于海拔 1 400 ～ 3 000 m 的丛林中。

【性状】根据药材样品据实描述。

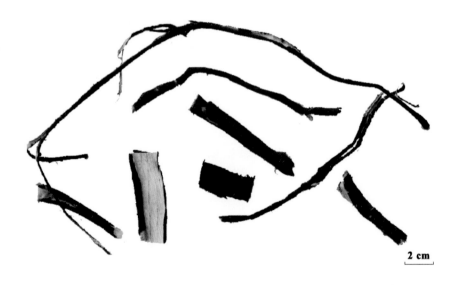

2 cm

铁牛皮药材图

【鉴别】（1）显微鉴别　经对本品粉末显微特征的观察，其淀粉粒、纤维、木栓细胞等特征明显，收入标准正文。

285

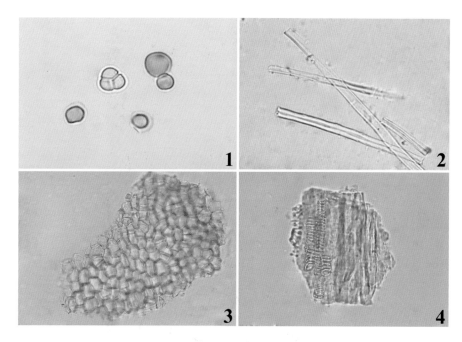

铁牛皮粉末显微特征图

1—淀粉粒　2—纤维　3—木栓细胞　4—导管

（2）薄层鉴别　建立了以祖师麻甲素对照品为对照的薄层色谱鉴别方法，方法的分离度及重现性均较好。

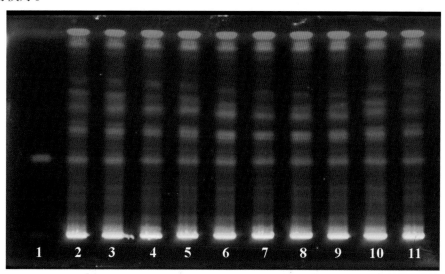

铁牛皮薄层色谱图

1—祖师麻甲素对照品　2～11—药材样品

【检查】　**水分**　10 批样品水分的测定结果为 5.7%～9.9%，平均值为 8.5%，结合"药材和饮片检定通则（通则 0212）"相关要求，规定限度不得过 13.0%。

总灰分　10 批样品总灰分的测定结果为 3.8%～5.2%，平均值为 4.1%，规定限度不得过 6.0%。

【浸出物】 10 批样品浸出物测定结果为 20.9% ～ 32.8%，平均值为 28.8%，规定限度不得少于 20.0%。

【含量测定】 采用 HPLC 法，建立了铁牛皮药材中祖师麻甲素含量测定方法。经方法验证，祖师麻甲素在 6.262 ～ 100.200 μg/ml 范围内线性关系良好（r=0.999 9），加样回收率为 95.4% ～ 98.8%，RSD 为 2.6%。10 批铁牛皮样品中祖师麻甲素含量测定结果为 0.064% ～ 0.118%，平均值为 0.091%。根据测定结果，规定"本品按干燥品计算，含祖师麻甲素（$C_9H_6O_4$）不得少于 0.050%"。

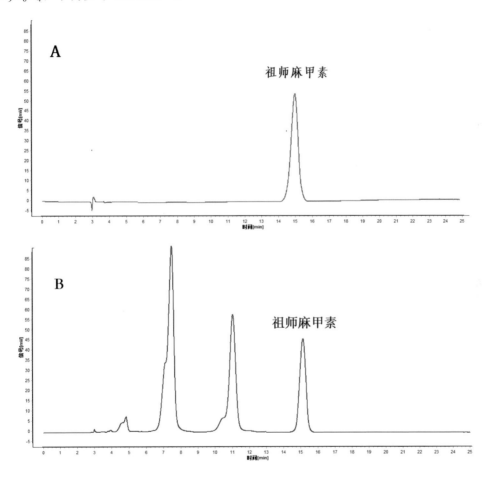

铁牛皮液相色谱图

A—祖师麻甲素对照品　B—药材样品

【性味与归经】【功能与主治】【用法与用量】 在《羌族医药》《中华本草》等文献记载内容的基础上，经中羌医专家审定并规范术语而确定。

起草单位：西南民族大学

起草人：黄艳菲　马　权　孔苑琳　刘　圆　李文兵

复核单位：四川省药品检验研究院

缺裂千里光

Quelieqianliguang

SENECIONIS INCISI HEBRA

本品为菊科植物缺裂千里光 *Senecio scandens* var. *incisus* Franch. 的干燥地上部分。花期采收，除去杂质，干燥。

【性状】 本品茎呈细圆柱形，稍弯曲，上部有分枝；表面灰绿色、黄棕色或紫褐色，具纵棱，部分残留灰白色柔毛。叶互生，多皱缩破碎，完整叶片展平后呈大头状羽状深裂，基部常有 1～6 小侧裂片，边缘有不规则锯齿，两面有细柔毛。头状花序，总苞钟形；花黄色至棕色，冠毛白色。气微，味苦。

【鉴别】 （1）本品粉末灰绿色。叶表皮细胞不规则形；气孔不定式或不等式，副卫细胞 3～5 个。非腺毛 2～12 细胞，顶端细胞渐尖或者钝圆，多弯曲，壁稍增厚，表面有疣状突起。纤维多单个散在，细长。花粉粒类球形，直径 30～55 μm，具 3 个萌发孔，外壁有刺状突起。冠毛较多，呈分枝状，各分枝单细胞，先端渐尖。螺纹导管多见。

（2）取本品粉末 1 g，加 70% 甲醇 15 ml，超声处理 30 分钟，滤过，滤液作为供试品溶液。另取金丝桃苷对照品，加甲醇制成每 1 ml 含 0.2 mg 的溶液，作为对照品溶液。照薄层色谱法（通则 0502）试验，吸取上述两种溶液各 1～3 μl，分别点于同一聚酰胺薄膜上，以甲醇－冰醋酸－水（4：2：5）为展开剂，展开，取出，晾干，喷以三氯化铝试液，在 105℃加热 3～5 分钟，置紫外光灯（365 nm）下检视。供试品色谱中，在与对照品色谱相应的位置上，显相同颜色的荧光斑点。

【检查】 **水分** 不得过 13.0%（通则 0832 第二法）。

总灰分 不得过 9.0%（通则 2302）。

酸不溶性灰分 不得过 2.0%（通则 2302）。

【浸出物】 照醇溶性浸出物测定法（通则 2201）项下的热浸法测定，用 30% 乙醇作溶剂，不得少于 18.0%。

【含量测定】 照高效液相色谱法（通则 0512）测定。

色谱条件与系统适用性试验 以十八烷基硅烷键合硅胶为填充剂；以乙腈－0.1% 甲酸溶液（17：83）为流动相；检测波长为 354 nm。理论板数按金丝桃苷峰计算应不低于 3 000。

对照品溶液的制备 取金丝桃苷对照品适量，精密称定，加甲醇制成每 1 ml 含金丝桃苷 20 μg 的溶液，即得。

供试品溶液的制备 取本品粉末（过三号筛）1 g，精密称定，置具塞锥形瓶中，精密加入 70% 甲醇 25 ml，称定重量，加热回流 1 小时，放冷，再称定重量，用 70% 甲醇补足减失的重量，摇匀，滤过，取续滤液，即得。

测定法 分别精密吸取对照品和供试品溶液各 10 μl，注入液相色谱仪，测定，即得。

本品按干燥品计算，含金丝桃苷（$C_{21}H_{20}O_{12}$）不得少于 0.050%。

饮 片

【炮制】除去杂质，切段。

【性状】本品呈不规则的段，其余主要特征同药材。

【鉴别】【检查】【浸出物】【含量测定】同药材。

【性味与归经】味苦，性寒；黑药。归肺、肝、肠经。

【功能与主治】清热，解毒，利湿。用于痈肿疮毒，感冒发热，目赤肿痛，泄泻（谷司沙），痢疾，湿疮。

【用法与用量】9 ～ 15 g。外用适量。

【贮藏】置阴凉干燥处。

缺裂千里光质量标准起草说明

千里光及其变种在我国不同民族地区多作为千里光使用。千里光 *Senecio scandens* Buch.–Ham. 收载于《中国药典》，缺裂千里光 *S. scandens* var. *incisus* Franch. 为千里光的变种之一，在《药用植物辞典》《世界药用植物速查辞典》《兰坪中药资源图谱》《贵州中草药资源研究》《贵州麻阳河自然保护区生物多样性研究》等文献中均有记载，其药用部位、功效与主治等与千里光基本一致。《分类草药性》记载："千里光，一名一扫光。治诸疮，恶毒烂疮。洗可用，煎汤服更佳。"《药用植物辞典》记载："清热解毒、凉血消肿、清肝明目、杀虫。"《贵州中草药资源研究》记载："清热解毒，明目退翳，杀虫止痒。主治流感，菌痢，黄疸型肝炎，目赤肿痛，翳障，滴虫性阴道炎等。"

对阿坝州茂县、绵阳市北川县的千里光资源进行考察，并结合羌医医疗机构及民间医生的调研，缺裂千里光在羌族地区资源丰富，民间使用广泛，羌医多用于治疗痈肿疮毒、感冒发热、目赤肿痛、泄泻痢疾、皮肤湿疹等；外用煎水熏洗，治疗湿疹、过敏性皮炎、痔疮等。

供标准起草用的 11 批样品采集于四川省阿坝州茂县、理县及绵阳市北川县等地。

【名称】依据《兰坪中药资源图谱》《贵州中草药资源研究》《药用植物辞典》的记载，药材中文名确定为"缺裂千里光"，当地习称"什额革勒思"。

【来源】经西南民族大学刘圆教授对羌医临床使用的"缺裂千里光"药材进行鉴定，基原为菊科植物缺裂千里光 *Senecio scandens* var. *incisus* Franch.。

【植物形态】 多年生攀援草本。茎长达 5 m，多分枝。叶卵状披针形或长三角形，长 2.5 ～ 12 cm，羽状浅裂，具大顶生裂片，基部常有 1 ～ 6 小侧裂片。头状花序有舌状花，排成复聚伞圆锥花序；分枝和花序梗被柔毛；总苞圆柱状钟形，长 5 ～ 8 mm；总苞片 12 ～ 13，线状披针形。舌状花 8 ～ 10，舌片黄色，长圆形，长约 1 cm；管状花多数，花冠黄色。瘦果圆柱形，被柔毛；冠毛白色。花期 8 月至翌年 2 月。

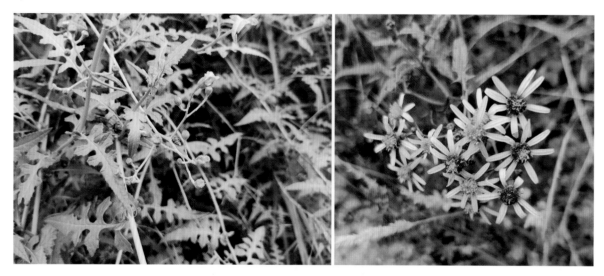

缺裂千里光植物图

【分布及生态环境】 分布于四川、青海、西藏等地。生于海拔 1 500 ～ 3 000 m 的灌丛中。

【性状】 根据药材样品据实描述。

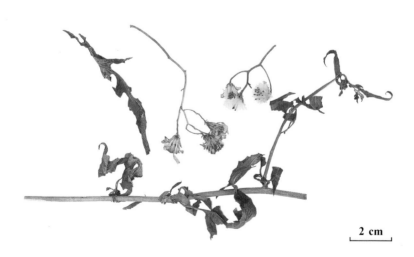

2 cm

缺裂千里光药材图

【鉴别】 （1）显微鉴别 经对本品粉末显微特征的观察，其叶表皮细胞及气孔、非腺毛、纤维等特征明显，收入标准正文。

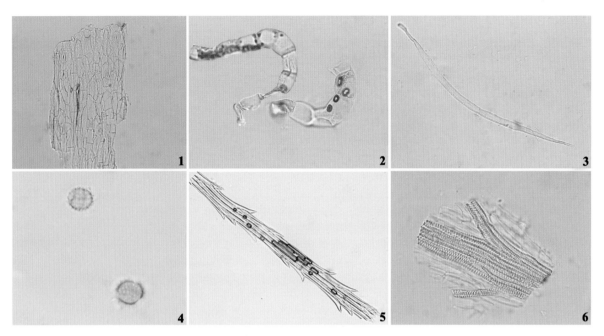

缺裂千里光粉末显微特征图

1—叶表皮细胞及气孔　2—非腺毛　3—纤维　4—花粉粒　5—冠毛　6—导管

（2）薄层鉴别　建立了以金丝桃苷为对照的薄层色谱鉴别方法，方法的分离度及重现性均较好。

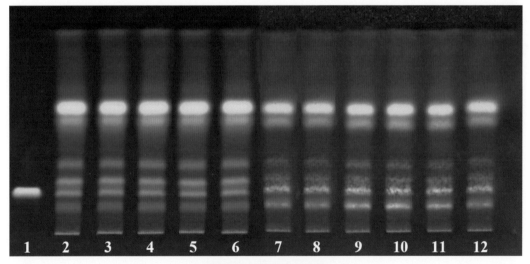

缺裂千里光薄层色谱图

1—金丝桃苷对照品　2～12—药材样品

【检查】　**水分**　11批样品水分的测定结果为4.9%～6.2%，平均值为5.6%，结合"药材和饮片检定通则（通则0212）"相关要求，规定限度不得过13.0%。

总灰分　11批样品总灰分的测定结果为5.3%～8.0%，平均值为6.7%，规定限度不得过9.0%。

酸不溶性灰分　11批样品酸不溶性灰分的测定结果为0.6%～1.6%，平均值为0.9%，规定限度不得过 2.0%。

【浸出物】 11 批样品浸出物测定结果为 20.8% ～ 36.7%，平均值为 26.8%，规定限度不得少于 18.0%。

【含量测定】 采用 HPLC 法，建立了缺裂千里光药材中金丝桃苷含量测定方法。经方法验证，金丝桃苷在 10.5 ～ 261.3 μg/ml 范围内线性关系良好（r=0.999 6）。加样回收率在 96.0% ～ 102.8%，RSD 为 2.7%，11 批缺裂千里光样品中的金丝桃苷含量范围为 0.05% ～ 0.42%，平均值为 0.19%，根据测定结果，规定："本品按干燥品计算，含金丝桃苷（$C_{21}H_{20}O_{12}$）不得少于 0.050%"。

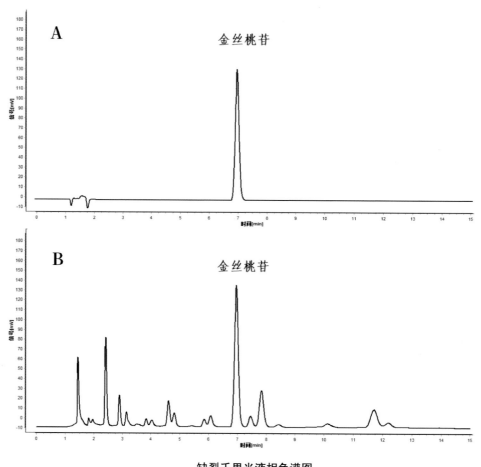

缺裂千里光液相色谱图

A—金丝桃苷对照品　B—药材样品

【性味与归经】【功能与主治】【用法与用量】 在《中国药典》（2020 年版）、《分类草药性》等文献基础上，经中羌医专家审定并规范术语而确定。

起草单位：西南民族大学

起草人：刘　圆　俸明康　曲别军长

田一凡　张绍山　李文兵

复核单位：四川省药品检验研究院

高山金挖耳

Gaoshanjinwaer

CARPESII LIPSKYI HERBA

本品为菊科植物高原天名精 *Carpesium lipskyi* Winkl. 的干燥全草。夏、秋二季采收，除去泥沙，洗净，干燥。

【性状】 本品根茎短，根小，表面棕黄色至棕红色。茎呈圆柱形，表面黄绿色或黄棕色，有众多纵棱及柔毛，有的局部具紫斑，质坚韧，上部多分枝。叶互生，多皱缩或脱落，展平后呈卵状椭圆形或宽卵形或披针形，被柔毛，上表面棕褐色，下表面灰绿色，质脆。头状花序多数，下垂，单生于枝端。气微，味微苦。

【鉴别】 （1）本品粉末呈黄绿色。叶表皮细胞排列紧密，不规则形，垂周壁波状弯曲；气孔不定式，副卫细胞 4～6 个。非腺毛由 2～3 个细胞组成。花粉粒类球状，外壁有刺状突起，直径 20～40 μm。纤维细长，成束或散在，纹孔明显，多断裂。螺纹导管多见。

（2）取本品粉末 1 g，加乙酸乙酯 25 ml，超声处理 30 分钟，滤过，滤液蒸干，残渣加甲醇 1 ml 使溶解，作为供试品溶液。另取 β－谷甾醇对照品，加甲醇制成每 1 ml 含 1 mg 的溶液，作为对照品溶液。照薄层色谱法（通则 0502）试验，吸取上述两种溶液各 10 μl，分别点于同一硅胶 G 薄层板上，以石油醚（60～90℃）－乙酸乙酯（5∶1）为展开剂，展开，取出，晾干，喷以 10% 硫酸乙醇溶液，在 105℃加热至斑点显色清晰。供试品色谱中，在与对照品色谱相应的位置上，显相同颜色的斑点。

【检查】 **水分** 不得过 13.0%（通则 0832 第二法）。

总灰分 不得过 15.0%（通则 2302）。

酸不溶性灰分 不得过 4.0%（通则 2302）。

【浸出物】 照醇溶性浸出物测定法（通则 2201）项下的热浸法测定，用稀乙醇作溶剂，不得少于 16.0%。

【含量测定】 **对照品溶液的制备** 取芦丁对照品 25 mg，精密称定，置 50 ml 量瓶中，加乙醇适量，超声处理使溶解，放冷，加乙醇至刻度，摇匀。精密量取 20 ml，置 50 ml 量瓶中，加水至刻度，摇匀，即得（每 1 ml 中含芦丁 0.2 mg）。

标准曲线的制备 精密量取对照品溶液 1 ml、2 ml、3 ml、4 ml、5 ml、6 ml，分别置 25 ml 量瓶中，各加水至 6.0 ml，加 5% 亚硝酸钠溶液 1 ml，摇匀，放置 6 分钟，加 10% 硝酸铝溶液 1 ml，摇匀，放置 6 分钟，加氢氧化钠试液 10 ml，再加水至刻度，摇匀，放置 15 分钟，以相应试剂为空白，照紫外－可见分光光度法（通则 0401），在 510 nm 的波长处测定

293

吸光度，以吸光度为纵坐标，浓度为横坐标，绘制标准曲线。

测定法 取本品细粉约 1 g，精密称定，置索氏提取器中，加石油醚（60 ～ 90℃）适量，加热回流提取至提取液无色，弃去石油醚液，药渣挥去石油醚，加甲醇适量，加热回流至提取液无色，用甲醇少量洗涤容器，洗液并入提取液，蒸干，残渣加稀乙醇溶解，转移至 50 ml 量瓶中，加稀乙醇至刻度，摇匀，滤过，精密量取续滤液 5 ml，置 25 ml 量瓶中，加水稀释至刻度，摇匀。精密量取 2 ml，置 25 ml 量瓶中，照标准曲线制备项下的方法，自"加水至 6.0 ml"起，依法测定吸光度，从标准曲线上读出供试品溶液中芦丁的重量（μg），计算，即得。

本品按干燥品计算，含总黄酮以芦丁（$C_{27}H_{30}O_{16}$）计，不少于 3.0%。

饮 片

【炮制】除去杂质，切段。

【性状】本品呈不规则的段，其余主要特征同药材。

【鉴别】【检查】【浸出物】【含量测定】同药材。

【性味与归经】味苦，性微寒；白药。归心、肺、脾经。

【功能与主治】清热解毒，祛痰，截疟。用于无名肿毒，红肿热痛，淋证，咳嗽痰多，疟疾。

【用法与用量】9 ～ 15 g。外用适量。

【贮藏】置通风干燥处。

高山金挖耳质量标准起草说明

天名精类药材在羌、藏等多民族民间均有使用习惯，始见于《神农本草经》。《新修晶珠本草》《迪庆藏药》《全国中草药汇编》《药用植物辞典》《中国民族药志要》记载的基原有天名精 *Carpesium abrotanoides* L.、高原天名精 *C. lipskyi* Winkl.、尼泊尔天名精 *C. nepalense* Less. 等同属多种植物。《神农本草经》记载："味甘，寒。主瘀血，血瘕欲死，下血。止血，利小便。"《滇南本草》记载："味甘而辛，寒。专疗伤折、金疮，拔肿毒疔痈。"《新修晶珠本草》记载："清热，解毒，止痛。治咽喉肿痛、胃痛、疮疖红肿、虫蛇咬伤。"《全国中草药汇编》记载："高原天名精"又名"高山金挖耳"，具有"清热解毒，祛痰，截疟"等功效。

《上海市中药材标准》（1994 年版）、《湖南省中药材标准》（2009 年版）、《江苏省中药材标准》（2016 版）、《湖北省中药材标准》（2018 年版）等地方标准中以"天名精"之名收载，基原为天名精 *C. abrotanoides* L.，药用部位为地上部分或全草。

在四川省主要羌族聚居地的资源考察中发现，分布的天名精属植物主要为高原天名精

C. lipskyi Winkl.，对阿坝州茂县、绵阳市北川县、成都市等羌医医疗机构及民间医生进行调研与走访，发现羌医习用的天名精药材多为高原天名精 *C.lipskyi* Winkl. 的全草，又称"高山金挖耳""因多什卜"，主要用于急性红肿热痛、跌打损伤、无名肿毒、骨折肿痛、疮毒、淋证、咳嗽痰多、疟疾等。

供标准起草用的 10 批样品分别采集于四川省茂县、汶川县等地。

【名称】 依据《全国中草药汇编》《药用植物辞典》的记载，药材中文名确定为"高山金挖耳"，当地习称"因多什卜"。

【来源】 经西南民族大学吕露阳副教授对羌医临床使用的"高山金挖耳"药材进行鉴定，基原为菊科植物高原天名精 *Carpesium lipskyi* Winkl.。

【植物形态】 多年生草本。茎高达 70 cm，初被较密长柔毛，后渐稀；茎下部叶椭圆形或匙状椭圆形，长 7～15 cm，近全缘，有腺体状胼胝或具小齿，上面被基部膨大倒伏柔毛，下面被白色疏长柔毛，两面有腺点，叶柄长 1.5～6 cm；上部叶椭圆形或椭圆状披针形，无柄；头状花序单生茎、枝端或腋生，花序梗较长，花时下垂；苞叶 5～7，披针形，长 0.8～1.6 cm，反折，被疏长柔毛；总苞盘状，径 1～1.5 cm；苞片 4 层，外层披针形，上半部草质，下部干膜质，背面被柔毛，常反折，中层干膜质，披针形，内层线状披针形；两性花长 3～3.5 mm，筒部被白色柔毛，冠檐漏斗状，5 齿裂；雌花窄漏斗状，冠檐 5 齿裂。

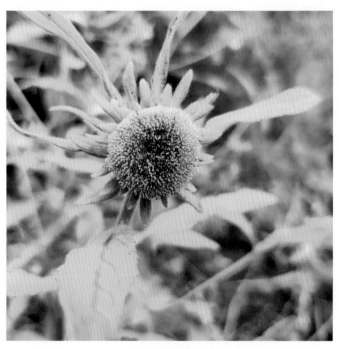

高山金挖耳植物图

【分布及生态环境】 分布于四川西部、云南西北部、甘肃、青海等地。生于海拔 2 000～3 500 m 的山坡灌丛、路边及林下。

【性状】 根据药材样品据实描述。

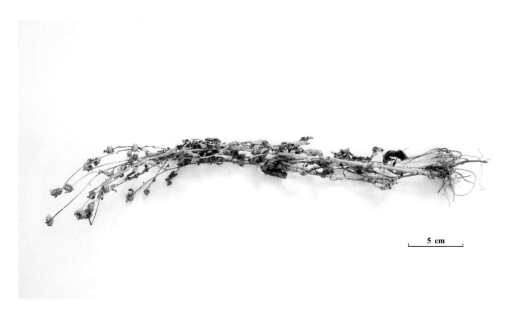

高山金挖耳药材图

【鉴别】（1）显微鉴别　经对本品粉末显微特征的观察，其叶表皮细胞及气孔、非腺毛、花粉粒等特征明显，收入标准正文。

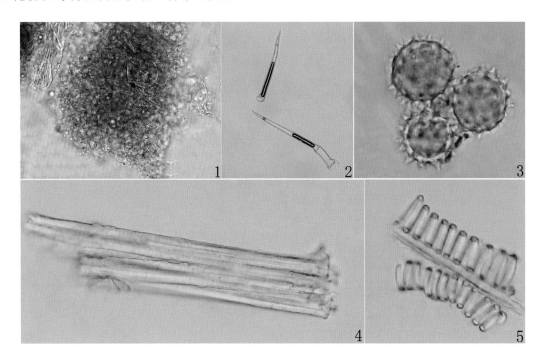

高山金挖耳粉末显微特征图
1—叶表皮细胞及气孔　2—非腺毛　3—花粉粒　4—纤维　5—导管

（2）薄层鉴别　建立了以 β-谷甾醇对照品为对照的薄层色谱鉴别方法，方法的分离度及重现性均较好。

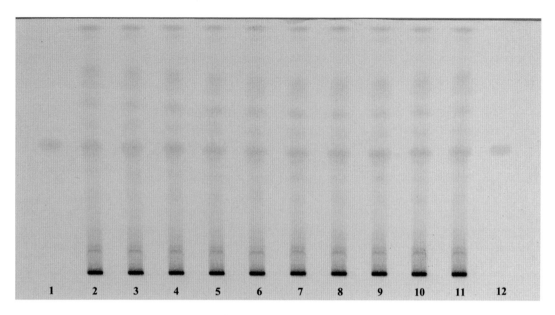

高山金挖耳薄层色谱图

1，12—β–谷甾醇对照品　2～11—药材样品

【检查】　**水分**　10 批样品测定结果为 10.4%～12.3%，平均值为 11.2%。结合"药材和饮片检定通则（通则 0212）"相关要求，规定限度不得过 13.0%。

总灰分　10 批样品总灰分的测定结果为 8.0%～14.7%，平均值为 11.9%，规定限度不得过 15.0%。

酸不溶性灰分　10 批样品酸不溶性灰分的测定结果为 1.0%～3.1%，平均值为 2.2%，规定限度不得过 4.0%。

【浸出物】　10 批样品浸出物测定结果为 16.8%～26.8%，平均值为 21.2%，规定限度不得少于 16.0%。

【含量测定】　采用紫外–可见分光光度法，建立了高山金挖耳药材中总黄酮含量测定方法。经方法验证，总黄酮在 8～48 μg/ml 范围内线性关系良好（r=0.999 7），加样回收率为 98.6%～100.4%，RSD 为 0.77%。10 批高山金挖耳样品的总黄酮含量测定结果为 4.21%～5.63%，平均值为 4.58%。根据测定结果，规定"本品按干燥品计算，含总黄酮以芦丁（$C_{27}H_{30}O_{16}$）计，不得少于 3.0%"。

【性味与归经】【功能与主治】【用法与用量】　在《全国中草药汇编》《药用植物辞典》《中国民族药志要》等文献记载内容的基础上，经中羌医专家审定并规范术语而确定。

起草单位：西南民族大学

起草人：吕露阳　王伟钰　鲁雪梅　董儒银

　　　　刘　圆　李文兵　韩彩容　邬娠媛

复核单位：四川省药品检验研究院

救兵粮

Jiubingliang

PYRACANTHAE FORTUNEANAE FRUCTUS

本品为蔷薇科植物火棘 *Pyracantha fortuneana* (Maxim.) Li 的干燥成熟果实。秋季果实成熟时采收，除去杂质，干燥。

【性状】 本品呈扁球形或球形，直径 4～6 mm。表面红色或暗红色，皱缩，顶端具宿存花萼残基，基部有果柄或果柄痕。果肉柔软，种子 5，半月形，表面棕黑色，有光泽。气微，味微酸、涩。

【鉴别】 （1）本品粉末红褐色。石细胞多见，类长方形或椭圆形，壁厚，纹孔及孔沟明显，直径 18～120 μm。果皮表皮细胞表面观类多角形、方形或不规则形，细胞壁略厚，垂周壁平直。草酸钙方晶多见，直径 20～35 μm。可见螺纹导管。

（2）取本品粉末 2 g，加石油醚（60～90℃）50 ml，加热回流 1 小时，滤过，药渣挥干溶剂，加甲醇 50 ml，超声处理 30 分钟，滤过，滤液蒸干，残渣加水 20 ml 使溶解，用乙酸乙酯振摇提取 2 次，每次 20 ml，合并乙酸乙酯溶液，蒸干，残渣加甲醇 1 ml 使溶解，作为供试品溶液。另取槲皮素对照品，加甲醇制成每 1 ml 含 0.2 mg 的溶液，作为对照品溶液。照薄层色谱法（通则 0502），吸取上述两种溶液各 2～5 μl，分别点于同一硅胶 G 薄层板上，以甲苯 - 乙酸乙酯 - 甲酸（5∶2∶1）为展开剂，展开，取出，晾干，喷以 1% 三氯化铝乙醇溶液，热风吹干，置紫外光灯（365 nm）下检视。供试品色谱中，在与对照品色谱相应的位置上，显相同颜色的荧光斑点。

【检查】 **水分** 不得过 13.0%（通则 0832 第二法）

总灰分 不得过 7.0%（通则 2302）

酸不溶性灰分 不得过 3.0%（通则 2302）

【浸出物】 照水溶性浸出物测定法（通则 2201）项下的热浸法测定，不得少于 20.0%。

【含量测定】 照高效液相色谱法（通则 0512）测定

色谱条件与系统适用性试验 以十八烷基硅烷键合硅胶为填充剂；以甲醇为流动相 A，以 0.2% 磷酸溶液为流动相 B，按下表中的规定进行梯度洗脱；检测波长 370 nm。理论板数按槲皮素峰计算应不低于 4 000。

时间（分钟）	流动相 A（%）	流动相 B（%）
0～10	30→40	70→60
10～20	40→50	60→50
20～30	50→70	50→30
30～35	70	30

对照品溶液的制备　取槲皮素对照品适量，精密称定，加甲醇制成每 1 ml 含 10 μg 的溶液，即得。

供试品溶液的制备　取本品粉末（过四号筛）1.5 g，精密称定，精密加入甲醇 50 ml，称定重量，加热回流 1 小时，放冷，再称定重量，用甲醇补足减失的重量，摇匀，滤过，精密量取续滤液 20 ml，置具塞锥形瓶中，加入盐酸 3 ml，加热回流 1 小时，放冷，转移至 25 ml 量瓶中，用少量甲醇洗涤容器，洗液并入量瓶中，加甲醇至刻度，摇匀，滤过，取续滤液，即得。

测定法　分别精密吸取对照品溶液和供试品溶液各 10 μl，注入液相色谱仪，测定，即得。

本品按干燥品计算，含槲皮素（$C_{15}H_{10}O_7$）不得少于 0.030%。

饮　片

【炮制】除去杂质。

【性味与归经】味酸、涩，性平；和药。归胃，肝经。

【功能与主治】健胃，消食，活血。用于食积不消，脘腹胀满，痢疾，泄泻（谷饲沙），崩漏，带下，跌打损伤。

【用法与用量】12～30 g。外用适量。

【贮藏】置通风干燥处，防霉，防蛀。

救兵粮质量标准起草说明

救兵粮又名"赤阳子"，为蔷薇科植物火棘 *Pyracantha fortuneana* (Maxim.) Li 的干燥成熟果实，始载于《滇南本草》，在《中华本草》《中药大辞典》《四川中药志》《尔玛思柏——中国羌药谱》等中均有记载。《滇南本草》记载："赤阳子，生大川平野间，坟园多以为墙，今处处有之。枝大有刺，结细子，色赤甚繁。"《中华本草》记载：赤阳子"味酸、涩，性平"，具有"健脾消食，收涩止痢，止痛"之功效，主治"食积停滞，脘腹胀满，痢疾，泄泻，崩漏，带下，跌打损伤"。《尔玛思柏——中国羌药谱》记载：救兵粮"消积止痢，活血止血。用于小儿疳积，肠炎，痢疾，崩漏，白带，产后腹痛"。

　　经对四川省羌医医疗机构及民间医生使用情况的调研与走访，救兵粮在羌医临床上常用于治疗食积不消、脘腹胀满、痢疾、泄泻（谷饲沙）、崩漏、带下、跌打损伤等，当地也有食用的习惯。

　　供标准起草的 10 批样品分别采集于四川省阿坝州汶川县、茂县，绵阳市北川县等地。

　　【名称】　依据《中华本草》《尔玛思柏——中国羌药谱》等记载名称，药材中文名确定为"救兵粮"，当地习称"额比戈西咪"。

　　【来源】　经西南交通大学宋良科副教授对羌医临床使用的"救兵粮"药材进行鉴定，基原为蔷薇科植物火棘 *Pyracantha fortuneana* (Maxim.) Li。

　　【植物形态】　常绿灌木，高达 3 m。侧枝短，先端刺状。叶倒卵形或倒卵状长圆形，长 1.5 ～ 6 cm，先端圆钝或微凹，有钝锯齿，近基部全缘，两面无毛。复伞房花序径 3 ～ 4 cm，花序梗和花梗近无毛。萼筒钟状，无毛；花瓣白色，近圆形；子房密被白色柔毛。果近球形，径约 5 mm，桔红或深红色。花期 3—5 月，果期 8—11 月。

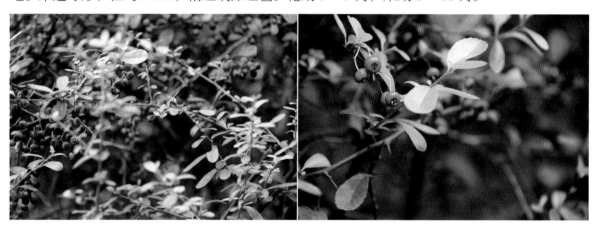

救兵粮植物图

　　【分布及生态环境】　分布于四川、贵州、云南等省。生于海拔 500 ～ 2 800 m 的山地、丘陵地阳坡灌丛草地及河沟路旁。

　　【性状】　根据药材样品据实描述。

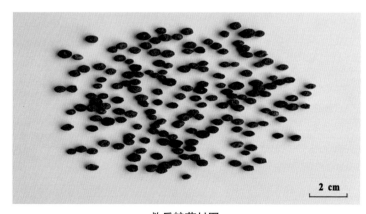

2 cm

救兵粮药材图

【鉴别】（1）显微鉴别 经对本品粉末显微特征的观察，其石细胞、果皮表皮细胞、草酸钙方晶等特征明显，收入标准正文。

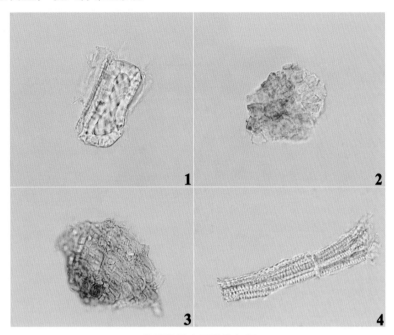

救兵粮粉末显微特征图

1—石细胞 2—果皮表皮细胞 3—草酸钙方晶 4—导管

（2）薄层鉴别 建立了以槲皮素对照品为对照的薄层色谱鉴别方法，方法的分离度及重现性均较好。

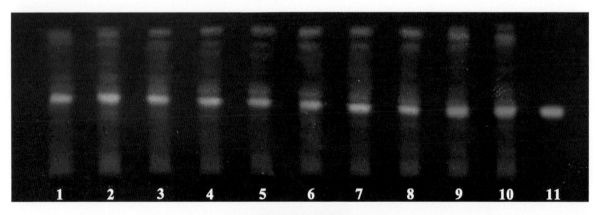

救兵粮薄层色谱图

1～10—药材样品 11—槲皮素对照品

【检查】**水分** 10 批样品的水分测定结果为 6.7% ～ 12.3%，平均值为 10.0%。结合"药材和饮片检定通则（通则 0212）"相关要求，规定限度不得过 13.0%。

总灰分 10 批样品的总灰分测定结果为 3.6% ～ 6.5%，平均值为 4.8%。规定限度不得过 7.0%。

酸不溶性灰分 10 批样品酸不溶性灰分测定结果为 0.2% ～ 2.5%，平均值为 0.7%。规定限度不得过 3.0%。

【浸出物】 10 批样品浸出物测定结果为 20.8% ～ 41.0%，平均值为 29.9%，规定限度不得少于 20.0%。

【含量测定】 采用 HPLC 法，建立了救兵粮药材中槲皮素含量测定方法。经方法验证，槲皮素在 5.00 ～ 40.00 μg/ml 范围内线性关系良好（r=0.999 2），加样回收率为 97.3% ～ 98.4%，RSD 为 0.5%。10 批样品槲皮素测定结果为 0.04% ～ 0.11%，平均值为 0.08%。根据测定结果，规定"本品按干燥品计算，含槲皮素（$C_{21}H_{20}O_{11}$）不得少于 0.030%"。

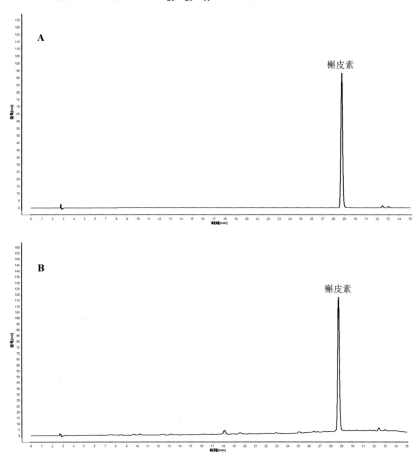

救兵粮液相色谱图

A—槲皮素对照品　B—药材样品

【性味与归经】【功能与主治】【用法与用量】 在《滇南本草》《中华本草》《中药大辞典》《尔玛思柏——中国羌药谱》等文献记载内容的基础上，经中羌医专家审定并规范术语而确定。

起草单位：西南交通大学

起草人：谭 睿 张 群 唐飞飞

张静妍 吴晓青 宋良科

复核单位：四川省药品检验研究院

野西瓜苗

Yexiguamiao

HIBISCITRIONI HERBA

本品为锦葵科植物野西瓜苗 *Hibiscus trionum* L. 的干燥全草。夏、秋二季采收，除去杂质，洗净，干燥。

【性状】　本品主根长圆锥形，表面浅黄色至浅黄棕色。茎圆柱形，表面灰棕色至棕褐色，多分枝，有的被粗毛，断面浅黄色，中空。叶易脱落，完整者展开呈掌状，3～5裂，下表面疏被粗毛。有时可见花或蒴果；花淡黄棕色；蒴果长圆球形，多开裂，被硬毛，宿存花萼钟形，膜质，具纵向深棕色条纹。气微，味淡。

【鉴别】　（1）本品粉末灰绿色至棕褐色。非腺毛单生或星状簇生。纤维成束或散在，直径25～50μm。草酸钙簇晶直径11～45μm。叶表皮细胞类长方形或不规则形；气孔多为不等式，副卫细胞3～4个。螺纹导管多见，直径9～35μm。

（2）取本品粉末0.5g，加甲醇-盐酸（4:1）的混合溶液20ml，加热回流30分钟，滤过，滤液蒸干，残渣加甲醇1ml使溶解，作为供试品溶液。另取野西瓜苗对照药材0.5g，同法制成对照药材溶液。照薄层色谱法（通则0502）试验，吸取上述两种溶液各2～5μl，分别点于同一硅胶G薄层板上，以正己烷-乙酸乙酯-甲酸（7:5:0.8）为展开剂，展开，取出，晾干，喷以三氯化铝试液，在105℃加热至斑点显色清晰，置紫外光灯（365nm）下检视。供试品色谱中，在与对照药材色谱相应的位置上，显相同颜色的荧光斑点。

【检查】　水分　不得过13.0%（通则0832第二法）。

总灰分　不得过15.0%（通则2302）。

酸不溶性灰分　不得过4.0%（通则2302）。

【浸出物】　照水溶性浸出物测定法（通则2201）项下的热浸法测定，不得少于15.0%。

【含量测定】　照高效液相色谱法（通则0512）测定。

色谱条件与系统适用性试验　以十八烷基硅烷键合硅胶为填充剂；以乙腈-0.4%磷酸溶液（35:65）为流动相；检测波长为360nm。理论板数按槲皮素峰计算应不低于5 000。

对照品溶液的制备　取槲皮素对照品适量，精密称定，加甲醇制成每1ml含5μg的溶液，即得。

供试品溶液的制备　取本品粉末（过四号筛）约0.5g，精密称定，置具塞锥形瓶中，精密加入甲醇-盐酸（4:1）的混合溶液25ml，称定重量，加热回流1小时，放冷，再称定重量，用甲醇-盐酸（4:1）的混合溶液补足减失的重量，摇匀，滤过，取续滤液，即得。

测定法　分别精密吸取对照品溶液与供试品溶液各 10 μl，注入液相色谱仪，测定，即得。

本品按干燥品计算，含槲皮素（$C_{15}H_{10}O_7$）不得少于 0.020%。

饮　片

【炮制】　除去杂质，切段。

【性状】　本品呈不规则的段，其余主要特征同药材。

【鉴别】【检查】【浸出物】【含量测定】同药材。

【性味与归经】　味甘，性寒；黑药。归肺经。

【功能与主治】　清热解毒，利咽止咳。用于咽喉肿痛，咳嗽（措布露），泻痢，疮毒（毒隐僻），烫伤。

【用法与用量】　15 ～ 30 g。外用适量。

【贮藏】　置阴凉干燥处。

野西瓜苗质量标准起草说明

野西瓜苗是羌医习用药材，为锦葵科植物野西瓜苗 *Hibiscus trionum* L. 的干燥全草，在《救荒本草》《中华本草》《中国民族药辞典》《羌族医药》《云南中草药续集》等文献中均有记载。《救荒本草》记载："苗高一尺许，叶似家西瓜叶而小，颇硬，叶间生蒂，开五瓣银褐花，紫心黄蕊，花罢作蒴，蒴内结实，如楝子大。苗叶味微苦。"《中华本草》记载："清热解毒，利咽止咳。主治咽喉肿痛，咳嗽，泻痢，疮毒，烫伤。"《羌族医药》记载："健胃，消肿。"《云南中草药续集》记载："润肺止咳，滋肾柔肝，消炎止痛。"

经对四川省阿坝州、凉山州、绵阳市北川县、成都市等羌医医疗机构及民间医生的调研与走访，羌医使用野西瓜苗多以全草入药，用于咽喉肿痛、咳嗽（措布露）、泻痢、疮毒（毒隐僻）、烫伤等。

供标准起草的 12 批样品分别采集于四川省阿坝州茂县、汶川县，凉山州盐源县、木里县、普格县等地。

【名称】　依据《救荒本草》《羌族医药》的记载，药材中文名确定为"野西瓜苗"，当地习称"日禾达西禾"。

【来源】　经西南民族大学李文兵副研究员对羌医临床使用的"野西瓜苗"药材进行鉴定，基原为锦葵科植物野西瓜苗 *Hibiscus trionum* L.。

【植物形态】　一年生草本，常平卧。茎柔软，被白色星状粗毛。茎下部叶圆形，不裂或稍浅裂，上部叶掌状 3 ～ 5 深裂，直径 3 ～ 6 cm，裂片常羽状全裂，上面近无毛或疏被粗硬毛，下面疏被星状粗刺毛。花单生叶腋。小苞片12，线形，被长硬毛，基部合生；花萼钟形，裂片5，膜质，三角形，具紫色纵条纹，被长硬毛或星状硬毛，中部以下合生；花冠淡黄色，内面基部紫色，花瓣5，疏被柔毛。蒴果长圆状球形，直径约1 cm，被硬毛。花期7—10月。

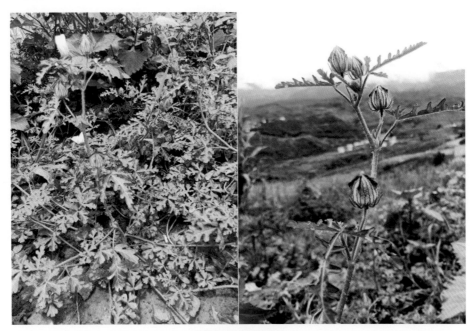

野西瓜苗植物图

【**分布及生态环境**】 分布于全国各地，生长于平原、山野、丘陵或田埂。

【**性状**】 根据药材样品描述。

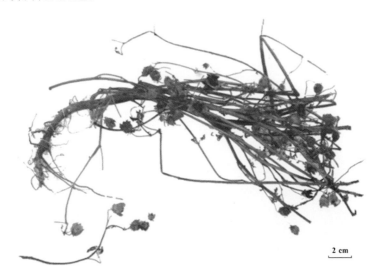

2 cm

野西瓜苗药材图

【**鉴别**】 （1）显微鉴别　经对本品粉末显微特征的观察，其非腺毛、纤维、草酸钙簇晶等特征明显，收入标准正文。

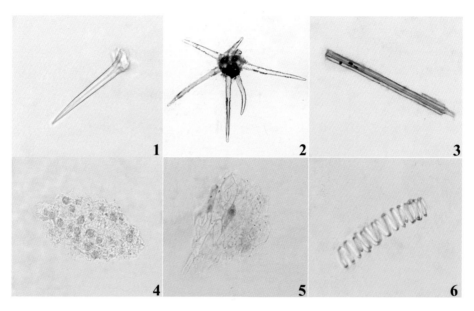

野西瓜苗粉末显微特征图

1—非腺毛　2—星状非腺毛　3—纤维　4—草酸钙簇晶　5—叶表皮细胞及气孔　6—导管

（2）薄层鉴别　建立了以野西瓜苗对照药材为对照的薄层色谱鉴别方法，方法的分离度及重现性均较好。

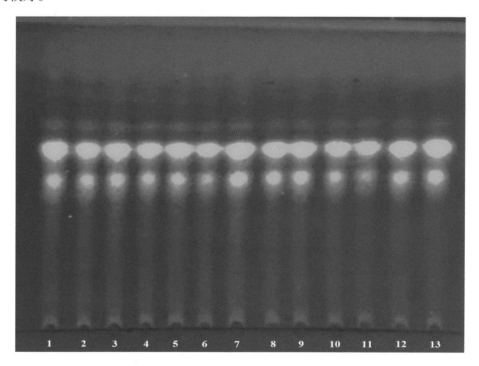

野西瓜苗薄层色谱图

1—野西瓜苗对照药材　2～13—药材样品

【检查】　**水分**　12批样品水分的测定结果为7.7%～12.9%，平均值为11.4%，结合"药材和饮片检定通则（通则0212）"相关要求，规定限度不得过13.0%。

总灰分 12 批样品总灰分的测定结果为 10.4% ～ 14.6%，平均值为 12.4%，规定限度不得过 15.0%。

酸不溶性灰分 12 批样品酸不溶性灰分的测定结果为 1.9% ～ 3.6%，平均值为 2.8%，规定限度不得过 4.0%。

【浸出物】 12 批样品浸出物测定结果为 16.6% ～ 21.8%，平均值为 18.9%，故规定限度不得少于 15.0%。

【含量测定】 采用 HPLC 法，建立了野西瓜苗药材中槲皮素含量测定方法。经方法验证，槲皮素在 4.1 ～ 205.6 μg/ml 范围内线性关系良好，加样回收率为 98.4% ～ 104.6%，RSD 为 2.7%。12 批样品槲皮素测定结果为 0.02% ～ 0.15%，平均值为 0.08%。根据测定结果，规定"本品按干燥品计算，含槲皮素（$C_{15}H_{10}O_7$）不得少于 0.020%"。

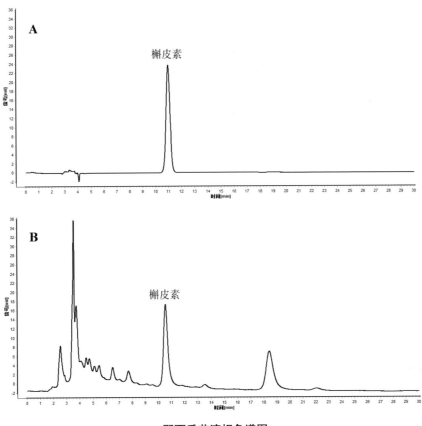

野西瓜苗液相色谱图

A—槲皮素对照品　B—药材样品

【性味与归经】【功能与主治】【用法与用量】 在《中华本草》《羌族医药》等文献记载内容的基础上，经中羌医专家审定并规范术语而确定。

起草单位：西南民族大学

起草人：李文兵　文　阳　卢君蓉　海来约布

盛华春　李　莹　刘　圆

复核单位：四川省药品检验研究院

野杜仲

Yeduzhong

EUONYMI RAMULUS ET FOLIUM

本品为卫矛科植物大花卫矛 *Euonymus grandiflorus* Wall. 的干燥枝和叶。5—10 月采收，割取枝叶，干燥。

【性状】 本品茎枝呈圆柱形，直径 0.2 ～ 1.5 cm；表面灰绿色至灰棕色，有细密纵皱纹；质硬，不易折断，断面白色，纤维性。叶多脱落或破碎，表面灰绿色，背面浅棕黄色。可见残存花，黄白色，偶见蒴果近球形，具四条翅状窄棱。气微，味淡，微涩。

【鉴别】 （1）本品粉末呈浅绿色至棕绿色。草酸钙簇晶多见，单个散在或存在于薄壁细胞中，直径 16 ～ 72 μm，棱角较钝。淀粉粒多见，多呈类圆形。木纤维成束或散在。花粉粒偶见，类圆形或椭圆形，表面有细密颗粒状雕纹，具 3 个萌发孔，直径 20 ～ 30 μm。

（2）取本品粉末 1 g，加乙酸乙酯 10 ml，超声处理 30 分钟，滤过，滤液蒸干，残渣加乙酸乙酯 1 ml 使溶解，作为供试品溶液。另取野杜仲对照药材 1 g，同法制成对照药材溶液。照薄层色谱法（通则 0502）试验，吸取上述两种溶液各 5 ～ 10 μl，分别点于同一硅胶 G 薄层板上，以环己烷 – 乙酸乙酯（6∶1.5）为展开剂，展开，取出，晾干，喷以 10% 硫酸乙醇溶液，在 105℃加热至斑点显色清晰。供试品色谱中，在与对照药材色谱相应的位置上，显相同颜色的斑点。

【检查】 **水分** 不得过 13.0%（通则 0832 第二法）。

总灰分 不得过 9.0%（通则 2302）。

酸不溶性灰分 不得过 2.0%（通则 2302）。

【浸出物】 照醇溶性浸出物测定法（通则 2201）项下的热浸法测定，用 30% 乙醇作溶剂，不得少于 17.0%。

【含量测定】 照高效液相色谱法（通则 0512）测定。

色谱条件与系统适用性试验 以十八烷基硅烷键合硅胶为填充剂；以乙腈 – 水（49∶51）为流动相；检测波长为 370 nm。理论板数按槲皮素计算应不低于 5 000。

对照品溶液的制备 取槲皮素对照品、山柰酚对照品适量，精密称定，加甲醇制成每 1 ml 含槲皮素 40 μg、山柰酚 20 μg 的混合溶液，即得。

供试品溶液的制备 取本品粉末（过二号筛）约 0.5 g，精密称定，置具塞锥形瓶中，精密加入甲醇 – 盐酸（4∶1）混合溶液 25 ml，称定重量，加热回流 1 小时，放冷，再称定重量，用甲醇－盐酸（4∶1）混合溶液补足减失的重量，摇匀，滤过，取续滤液，即得。

测定法　分别精密吸取对照品和供试品溶液各 10 μl，注入液相色谱仪，测定，即得。

本品按干燥品计算，含槲皮素（C$_{15}$H$_{10}$O$_7$）和山柰酚（C$_{15}$H$_{10}$O$_6$）的总量不得少于 0.20%。

饮　片

【**炮制**】除去杂质，切段。

【**性状**】本品呈不规则的段，其余主要特征同药材。

【**鉴别**】【**检查**】【**浸出物**】【**含量测定**】同药材。

【**性味与归经**】味微苦、涩，性平；白药。归肝、肾经。

【**功能与主治**】祛风除湿，通络止痛，补肝肾。用于风湿疼痛，瘀血闭经，痛经，腰膝酸软。

【**用法与用量**】10 ～ 30 g。

【**贮藏**】置阴凉干燥处。

野杜仲质量标准起草说明

卫矛属多种植物在我国不同民族地区均有使用，多以树皮、根皮、果、叶入药，始载于《植物名实图考》，在《中华本草》《全国中草药汇编》《中国民族药辞典》《药用植物辞典》等文献中均有记载，其基原植物有：卫矛 *Euonymus alatus* (Thunb.) Sieb.、大花卫矛 *E. grandiflorus* Wall.。《浙江省中草药加工炮制标准》（1977 年版）、《安徽省中药饮片炮制规范》（2005 年版）均收载了卫矛。大花卫矛在《中华本草》以"野杜仲"之名收载，其"味辛、微苦，性平，归肝经"，具有"祛风除湿，活血通经，化瘀散结"功效，用于"风湿疼痛，跌打损伤，腰痛，经闭，痛经，瘰疬痰核"。

野杜仲为灌木或乔木，在我省阿坝州茂县、绵阳市北川县等羌族聚居地多以枝和叶入药（利于资源保护），羌医常用于治疗风湿疼痛、瘀血闭经、痛经、腰膝酸软等。此次标准起草根据羌医的使用习惯，确定药用部位为枝和叶。

用于标准起草的 10 批样品采集于阿坝州茂县、绵阳市北川县、凉山州美姑县等地。

【**名称**】依据《中华本草》《中药大辞典》的记载，药材中文名确定为"野杜仲"，当地习称"哈得依戈尔子"。

【**来源**】经西南民族大学刘圆教授对羌医临床使用的"野杜仲"药材进行鉴定，基原为卫矛科大花卫矛 *E. grandiflorus* Wall.。

【**植物形态**】半常绿灌木或乔木，高达 10 m。叶对生，近革质，窄长椭圆形或窄倒卵形，长 4 ～ 10 cm，先端圆或尖，基部楔形，具细密极浅锯齿；叶柄长达 1 cm。聚伞花序疏松，有 3～9 花。花 4 数，黄白色；花萼裂片极短；花瓣近圆形，中央具皱褶；雄蕊具长约 2 mm 的花丝；子房四棱锥形，每室有 6～12 胚珠。蒴果近球形，直径达 7 mm，常具 4 条翅状窄棱。种子长圆形，盔状红色假种皮包被种子上半部。花期 6—7 月，果期 9—10 月。

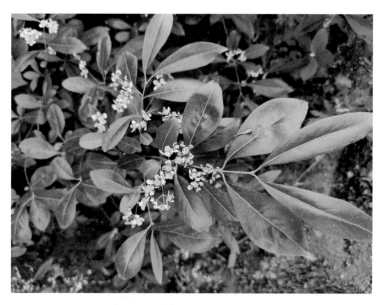

野杜仲植物图

【分布及生态环境】 主要分布于四川、陕西、甘肃等地的山地丛林、溪边、河谷处。

【性状】 根据药材样品据实描述。

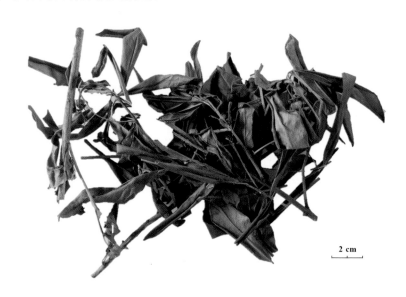

2 cm

野杜仲药材图

【鉴别】 （1）显微鉴别 经对本品粉末显微特征的观察，其草酸钙簇晶、淀粉粒、木纤维等特征明显，收入标准正文。

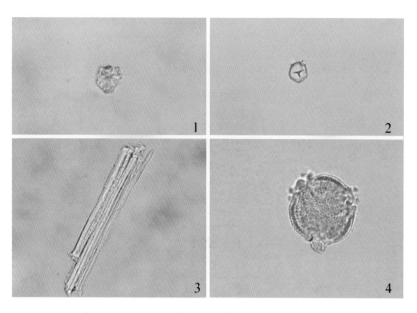

野杜仲粉末显微特征图

1—草酸钙簇晶 2—淀粉粒 3—木纤维 4—花粉粒

（2）薄层鉴别 建立了以野杜仲对照药材为对照的薄层色谱鉴别方法，方法的分离度及重现性均较好。

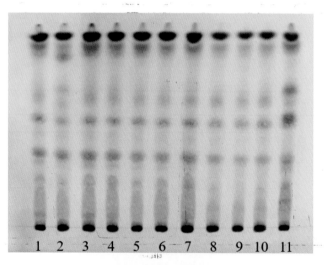

野杜仲薄层色谱图

1—野杜仲对照药材 2～11—药材样品

【检查】 **水分** 10 批样品水分的测定结果为 6.9%～9.6%，平均值为 7.8%，结合"药材和饮片检定通则（通则 0212）"相关要求，规定限度不得过 13.0%。

总灰分 10 批样品总灰分的测定结果为 6.1%～8.1%，平均值为 7.1%，规定限度不得过 9.0%。

酸不溶性灰分 10 批样品酸不溶性灰分的测定结果为 0.7%～1.6%，平均值为 1.2%，规定限度不得过 2.0%。

【浸出物】 10 批样品浸出物测定结果为 17.6% ～ 27.1%，平均值为 24.9%，规定限度不得少于 17.0%。

【含量测定】 采用 HPLC 法，建立了野杜仲槲皮素和山柰酚的含量测定方法。经方法验证槲皮素在 0.01 ～ 0.16 mg/ml 范围内线性关系良好（r=0.999 7），加样回收率为 92.4% ～ 103.0%，RSD 为 3.9%。山柰酚在 0.01 ～ 0.12 mg/ml 范围内线性关系良好（r=0.999 7），加样回收率为 97.2% ～ 104.0%，RSD 为 2.9%。10 批野杜仲样品槲皮素和山柰酚的总量测定结果为 0.23% ～ 0.44%，平均值为 0.38%。根据测定结果，规定"本品按干燥品计算，含槲皮素（$C_{15}H_{10}O_7$）和山柰酚（$C_{15}H_{10}O_6$）的总量不得少于 0.20%"。

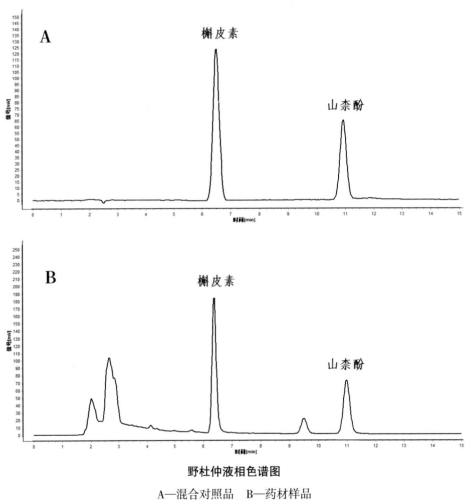

野杜仲液相色谱图

A—混合对照品　B—药材样品

【性味与归经】 【功能与主治】 【用法与用量】 在《中华本草》《中国民族药辞典》《全国中草药汇编》等文献记载内容的基础上，经中羌医专家审定并规范术语而确定。

起草单位：西南民族大学

起草人：李　莹　崔　琪　刘　圆　李文兵

复核单位：四川省药品检验研究院

野塘蒿

Yetanghao

CONYZAE BONARIENSIS HERBA

本品为菊科植物香丝草 *Conyza bonariensis* (L.) Cronq. 的干燥全草。夏、秋二季花果期采收,除去杂质,洗净,干燥。

【性状】 本品根呈纺锤状,直径 0.1 ～ 0.6 cm,表面黄褐色,地上部分密被白色糙毛。茎呈圆柱形,黄绿色至黄褐色,中部以上常分枝,直径 0.1 ～ 0.5 cm;表面具纵棱;质硬脆,易折断,断面黄白色。叶绿色至灰绿色,卷缩或破碎,完整者呈披针形或线形。可见总状圆锥花序或果序。气微香,味微苦。

【鉴别】 (1)本品粉末黄绿色。叶表皮细胞多角形;气孔不定式,副卫细胞 3 ～ 5 个。非腺毛众多,大多碎断,顶端渐尖。花粉粒球形,外壁有刺状突起。纤维细长,多呈束。可见具缘纹孔导管、网纹导管及螺纹导管。

(2)取本品粉末 1 g,加甲醇 10 ml,超声处理 30 分钟,滤过,取滤液作为供试品溶液。另取绿原酸对照品和 3,5 – *O* – 二咖啡酰基奎宁酸对照品,加甲醇分别制成每 1 ml 含 0.2 mg 的溶液,作为对照品溶液。照薄层色谱法(通则 0502)试验,吸取上述三种溶液各 5 μl,分别点于同一硅胶 H 薄层板上,以乙酸丁酯 – 甲酸 – 水(14:5:5)的上层溶液为展开剂,展开,取出,晾干,置紫外光灯(365 nm)下检视。供试品色谱中,在与对照品色谱相应的位置上,显相同颜色的荧光斑点。

【检查】 **水分** 不得过 13.0 %(通则 0832 第二法)。

总灰分 不得过 12.0%(通则 2302)。

酸不溶性灰分 不得过 3.0%(通则 2302)。

【浸出物】 照水溶性浸出物测定法(通则 2201)项下的热浸法测定,不得少于 14.0%。

【含量测定】 照高效液相色谱法(通则 0512)测定。

色谱条件与系统适用性试验 以十八烷基硅烷键合硅胶为填充剂;以乙腈为流动相 A,以 0.1% 磷酸溶液为流动相 B,按下表中的规定进行梯度洗脱;检测波长为 327 nm。理论板数按绿原酸峰计应不低于 5 000。

时间(分钟)	流动相 A(%)	流动相 B(%)
0 ～ 12	10	90
12 ～ 15	10 → 30	90 → 70
15 ～ 25	30 → 10	70 → 90

对照品溶液的制备 取绿原酸对照品适量，精密称定，加 80% 甲醇制成每 1 ml 含 40 μg 的溶液，即得。

供试品溶液的制备 取本品粉末（过二号筛）约 0.1 g，精密称定，置具塞锥形瓶中，精密加入 80% 甲醇 10 ml，称定重量，超声处理（功率 250 W，频率 45 kHz）1 小时，放冷，再称定重量，用 80% 甲醇补足减失的重量，摇匀，滤过，取续滤液，即得。

测定法 分别精密吸取对照品溶液与供试品溶液各 5 ～ 10 μl，注入液相色谱仪，测定，即得。

本品按干燥品计算，含绿原酸（$C_{16}H_{18}O_9$）不得少于 0.20%。

饮　片

【炮制】 除去杂质，切段。

【性状】 本品呈不规则的段，其余主要特征同药材。

【鉴别】【检查】【浸出物】【含量测定】 同药材。

【性味与归经】 味苦，性凉；黑药。归心、肝经。

【功能与主治】 清热解毒，除湿止痛，止血。用于感冒、疟疾、风湿痹痛、疮疡脓肿、外伤出血。

【用法与用量】 9 ～ 12 g。外用适量。

【贮藏】 置通风干燥处。

野塘蒿质量标准起草说明

野塘蒿又名"香丝草"，为菊科植物香丝草 *Conyza bonariensis* (L.) Cronq. 的全草，是羌医民间习用药材，在《中华本草》《中药大辞典》《全国中草药汇编》《羌族医药》等均有记载。《中华本草》中记载：野塘蒿"味苦，性凉"，具有"清热解毒，除湿止痛，止血"的功效，主治"感冒，疟疾，风湿性关节炎，疮疡脓肿，外伤出血"。《羌族医药》续表记载了野塘蒿，羌语音译为"尼姑果活"，当地习称"米卜果活"。

经对四川省阿坝州、凉山州、雅安市、宜宾市、乐山市等地羌医医疗机构及民间医生使用情况进行调研，发现羌医使用野塘蒿多以全草入药，用于治疗感冒、疟疾、急性关节炎及外伤出血等。

供标准起草的 10 批样品分别采集于四川省阿坝州茂县、汶川县，凉山州盐源县，乐山市峨眉山市等地。

【名称】 依据《中华本草》《中药大辞典》等文献记载，药材中文名确定为"野塘蒿"，当地习称"米卜果活"。

【来源】 经西南交通大学宋良科副教授对羌医临床使用的"野塘蒿"药材进行鉴定，基原为菊科植物香丝草 *Conyza bonariensis* (L.) Cronq.。

【植物形态】 一至二年生草本，根纺锤状。茎高达 50 cm，密被贴短毛和开展的疏长毛。叶密集，下部叶倒披针形或长圆状披针形，长 3 ～ 5 cm，通常具粗齿或羽状浅裂，中部和上部叶狭披针形或线形，中部叶具齿，两面均密被贴糙毛。头状花序多数，直径约 8 ～ 10 mm，在茎端排列成总状或总状圆锥花序；总苞椭圆状卵形，长约 5 mm，总苞片 2 ～ 3 层，线形，背面密被灰白色短糙毛。雌花多层，白色，无舌片或顶端仅有 3 ～ 4 个细齿；冠毛 1 层，淡红褐色。花期 5—10 月。

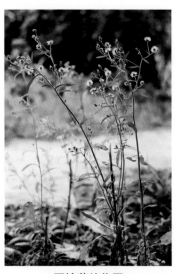

野塘蒿植物图

【分布及生态环境】 分布于四川阿坝州、甘孜州等地。生于海拔 285 ～ 3 000 m 的荒地、田边及路旁。

【性状】 根据药材样品据实描述。

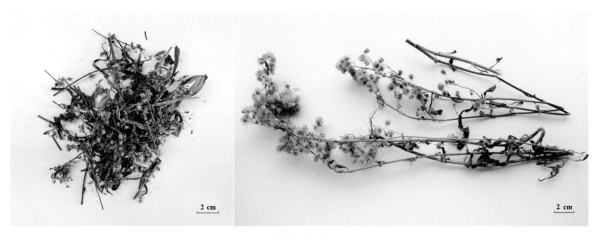

野塘蒿药材图

【鉴别】 （1）显微鉴别 经对本品粉末显微特征的观察，其叶表皮细胞及气孔、非腺毛、花粉粒等特征明显，收入标准正文。

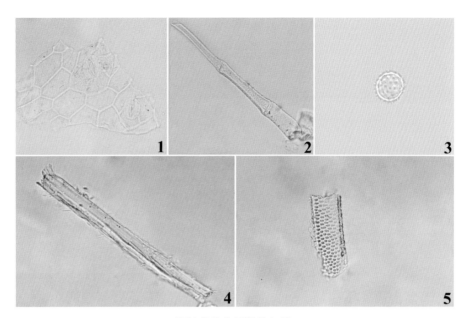

野塘蒿粉末显微特征图

1—叶表皮细胞及气孔 2—非腺毛 3—花粉粒 4—纤维 5—导管

（2）薄层鉴别　建立了以绿原酸、3，5-O-二咖啡酰基奎宁酸对照品为对照的薄层色谱鉴别方法，方法的分离度及重现性均较好。

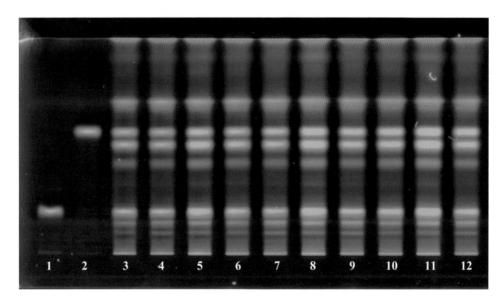

野塘蒿薄层色谱图

1—绿原酸对照品　2—3，5-O-二咖啡酰基奎宁酸对照品　3～12—药材样品

【检查】　**水分**　10 批样品水分测定结果为 7.8% ～ 10.4%，平均值为 9.1%，结合"药材和饮片检定通则（通则 0212）"相关要求，规定限度不得过 13.0%。

　　总灰分　10 批样品总灰分测定结果为 7.5% ～ 10.8%，平均值为 9.8%，规定限度不得过 12.0%。

酸不溶性灰分 10 批样品酸不溶性灰分测定结果为 1.7%～3.2%，平均值为 2.6%，规定限度不得过 3.0%。

【**浸出物**】 10 批样品浸出物测定结果为 14.7%～23.4%，平均值为 17.2%，规定限度不得少于 14.0%。

【**含量测定**】 采用 HPLC 法，建立了野塘蒿药材中绿原酸含量测定方法。经方法验证，绿原酸在 0.02～0.10 mg/ml 范围内线性关系良好（r=0.999 7），加样回收率为 98.1%～101.0%，RSD 为 1.3%。10 批样品绿原酸测定结果为 0.28%～0.53%，平均值为 0.39%。根据测定结果，规定"本品按干燥品计算，含绿原酸（$C_{16}H_{18}O_9$）不得少于 0.20%"。

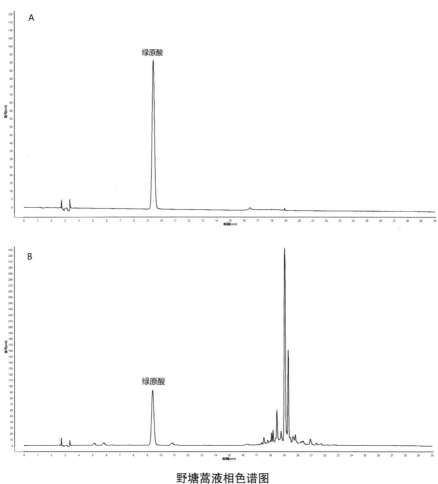

野塘蒿液相色谱图

A—绿原酸对照品　B—药材样品

【**性味与归经**】【**功能与主治**】【**用法与用量**】 在《中华本草》《中药大辞典》等文献记载内容的基础上，经中羌医专家审定并规范术语而确定。

起草单位：西南交通大学

起草人：蒋合众　李雨芯　陈　芳

宋良科　魏　屹　谭　睿

复核单位：四川省药品检验研究院

偏头七

Piantouqi

SMILACINAE JAPONICAE RADIX ET RHIZOMA

本品为百合科植物鹿药 *Smilacina japonica* A. Gray 或管花鹿药 *Smilacina henryi* (Baker) Wang et Tang 的干燥根及根茎。春、秋二季采挖，除去杂质，洗净，干燥。

【性状】 本品根茎略呈结节状，弯曲，结节膨大，长 3 ～ 15 cm，直径 0.5 ～ 1 cm。表面灰黄色至棕褐色，具皱纹，有凹陷的茎痕和突起的芽；质较硬，不易折断，断面黄白色。根茎周围着生多数细长须根，表面黄白色至棕褐色，可见绒毛。气微，味甜、微辛，嚼之微有黏性。

【鉴别】 （1）本品粉末为浅灰色至灰棕色。草酸钙针晶散在或成束存在于黏液细胞中。导管多为螺纹导管，可见具缘纹孔导管和孔纹导管。淀粉粒多为单粒，类球形，脐点点状，直径 5 ～ 30 μm。

（2）取本品粉末 0.5 g，加乙醇 10 ml，超声处理 30 分钟，滤过，滤液加盐酸 1 ml，加热回流 1 小时，立即冷却，用石油醚（60 ～ 90℃）振摇提取 2 次，每次 10 ml，合并石油醚液，蒸干，残渣加乙醇 2 ml 使溶解，作为供试品溶液。另取薯蓣皂苷元对照品，加甲醇制成每 1 ml 含 0.5 mg 的溶液，作为对照品溶液。照薄层色谱法（通则 0502）试验，吸取上述两种溶液各 2 μl，分别点于同一硅胶 G 薄层板上，以环己烷 – 乙酸乙酯（2∶1）为展开剂，展开，取出，晾干，喷以 10% 硫酸乙醇溶液，在 105℃加热至斑点显色清晰，置紫外光灯（365 nm）下检视。供试品色谱中，在与对照品色谱相应位置上，显相同颜色的荧光斑点。

【检查】 **水分** 不得过 13.0%（通则 0832 第二法）。

总灰分 不得过 9.0%（通则 2302）。

酸不溶性灰分 不得过 4.0%（通则 2302）。

【浸出物】 照醇溶性浸出物测定法（通则 2201）项下的冷浸法测定，用 25% 乙醇作溶剂，不得少于 20.0%。

饮　片

【炮制】 除去杂质，切段。

【性状】 本品呈不规则的段，其余主要特征同药材。

【鉴别】【检查】【浸出物】同药材。

【性味与归经】味甘、微辛，性温；白药。归肝、肾经。

【功能与主治】补肾壮阳，活血化瘀，祛风止痛。用于肾虚阳痿，月经不调，偏正头痛，风湿痹痛，筋骨疼痛，跌打损伤。

【用法与用量】6～15 g。外用适量。

【贮藏】置阴凉干燥处。

偏头七质量标准起草说明

偏头七又名"鹿药"，是羌族等多民族民间习用药材，在《证类本草》《神农本草经疏》《中华本草》《中药大辞典》《尔玛思柏——中国羌药谱》等文献中均有记载。《证类本草》记载：鹿药"性温，味甘……主风血，去诸冷，益老起阳。浸酒服之"。《尔玛思柏——中国羌药谱》中记载：偏头七"味甘、微辛，性温。入肝、肾二经"。《中华本草》《中药大辞典》《陕西中草药》等记载的"鹿药"或"偏头七"药材为鹿药 *Smilacina japonica* A. Gray. 或管花鹿药 *S.henryi* (Baker) Wang et Tang. 的干燥根及根茎。

经对四川羌医医疗机构及民间医生使用情况的调研，羌医多用"偏头七"治疗肾虚、水肿，还有接骨强筋的效果，治疗筋骨疼痛、跌打损伤等各种肌肉关节痛。对调研采集到的对口药材及羌医使用的"偏头七"进行鉴定，基原植物为鹿药 *S. japonica* A. Gray. 或管花鹿药 *S. henryi* (Baker) Wang et Tang.，药用部位为根及根茎。

供标准起草的 12 批样品分别采集于四川省阿坝州茂县、汶川县，甘孜州泸定县等地。

【名称】依据《陕西中草药》《陕西省药材标准》（2015 年版）记载名称，药材中文名确定为"偏头七"，当地习称"路时鲁尔"。

【来源】经四川省食品药品学校祝世杰老师对羌医临床使用的"偏头七"药材进行鉴定，基原为百合科植物鹿药 *Smilacina japonica* A. Gray. 或管花鹿药 *Smilacina henryi.* (Baker) Wang et Tang.。

【植物形态】**鹿药**　植株高达 60 cm；根状茎横走，有时具膨大结节。茎中部以上或仅上部被粗伏毛。叶卵状椭圆形、椭圆形或长圆形，长 6～13（～15）cm，先端近短渐尖，两面疏被粗毛或近无毛。圆锥花序长 3～6 cm，有毛。花单生，白色；花被片分离或仅基部稍合生；花柱与子房近等长，柱头几不裂。浆果近球形，成熟时红色，具 1～2 粒种子。花期5—6 月，果期 8—9 月。

管花鹿药　与鹿药的主要区别为通常为总状花序，花淡黄色或带紫褐色，花被高脚碟状，筒部长 6～10 mm，柱头 3 裂；浆果具 2～4 粒种子。

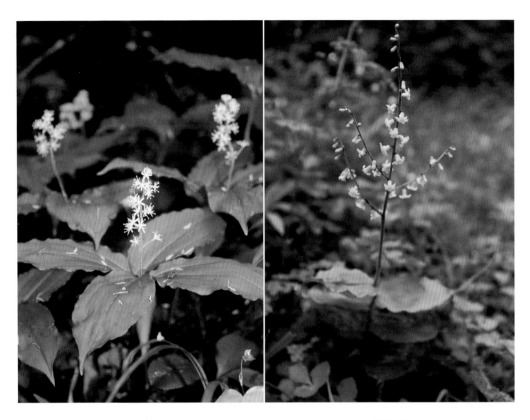

鹿药　　　　　　　　　　　　　　　　管花鹿药

偏头七植物图

【分布及生态环境】　**鹿药**　分布于四川、贵州、湖北等地。生于海拔 900 ～ 1 950 m 的林下荫湿处或岩缝中。

　　管花鹿药　分布于四川、西藏、甘肃等地。生于海拔 1 300 ～ 4 000 m 的林下、灌丛下、水旁湿地或林缘。

【性状】　根据药材样品据实描述。

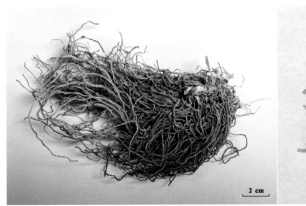

鹿药　　　　　　　　　　　　　　　　管花鹿药

偏头七药材图

【鉴别】（1）显微鉴别 经对本品粉末显微特征的观察，其草酸钙针晶、螺纹导管、淀粉粒等特征明显，收入标准正文。

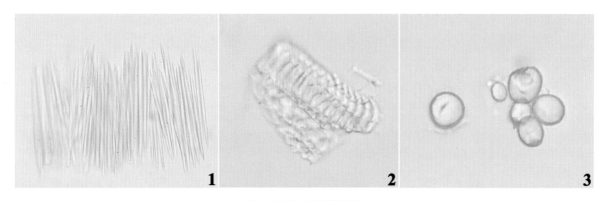

偏头七粉末显微鉴别图

1—草酸钙针晶 2—螺纹导管 3—淀粉粒

（2）薄层鉴别 建立了以薯蓣皂苷元对照品为对照的薄层色谱鉴别方法，方法的分离度及重现性均较好。

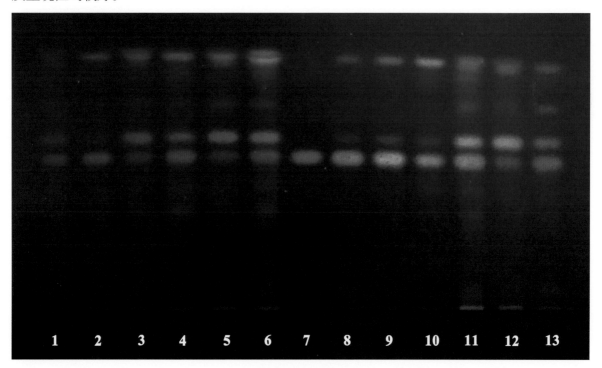

偏头七薄层色谱图

7—薯蓣皂苷元对照品 1～6，8～13—药材样品

【检查】 **水分** 12批样品水分测定结果为6.9%～10.4%，平均值为8.8%，结合"药材和饮片检定通则（通则0212）"相关要求，规定限度不得过13.0%。

总灰分 12 批样品总灰分测定结果为 2.3% ～ 8.7%，平均值为 4.2%，规定限度不得过 9.0%。

酸不溶性灰分 12 批样品酸不溶性灰分测定结果为 0.2% ～ 3.9%，平均值为 1.3%，规定限度不得过 4.0%。

【浸出物】 12 批样品浸出物测定结果为 21.2% ～ 57.9%，平均值为 32.6%，规定限度不得少于 20.0%。

【性味与归经】【功能与主治】【用法与用量】 在《尔玛思柏——中国羌药谱》、《陕西省药材标准》（2015 年版）、《羌族医药》等文献基础上，经中羌医专家审定并规范术语而确定。

起草单位：成都中医药大学

起草人：刘 茜 刘 佳 张 艺

复核单位：四川省药品检验研究院

假酸浆草

Jiasuanjiangcao

NICANDRAE PHYSALOIDIS HERBA

本品为茄科植物假酸浆 *Nicandra physaloides* (L.) Gaertn. 的干燥全草。果期采挖，除去杂质，洗净，干燥。

【性状】 本品根呈长锥形，密生须根。茎类方形，具 4 ～ 5 纵棱，直径 2 ～ 4 cm，表面黄褐色，断面中空。叶黄绿色，多皱缩破碎，完整者展开后呈卵形或椭圆形，长 4 ～ 12 cm，宽 2 ～ 8 cm。宿存花萼浅棕黄色，薄革质，5 深裂，裂片先端尖锐，基部心形，表面具网状纹理。果实球形，直径 1 ～ 2.5 cm，表面黄色至黄褐色，5 室。种子多数，扁圆形，棕褐色。气微，味甘、微苦。

【鉴别】 （1）本品茎横切面：表皮细胞 1 列，扁平，类方形。皮层为数列薄壁细胞，可见通气组织，由类圆形薄壁细胞构成，排列成网状，有腔隙。韧皮部较窄。木质部发达，维管束环状排列，束间被射线分隔；导管径向排列，多单个散在，或 2 至数个相聚；纤维束发达，与导管相间排列，呈放射状。髓部宽广，薄壁细胞较大。

粉末淡黄棕色。草酸钙方晶散在或成片存在于叶薄壁细胞中，直径 5 ～ 20 μm。果皮表皮细胞淡黄色，类方形或类多角形。种皮石细胞黄棕色，表面观不规则多角形，壁厚，波状弯曲，层纹清晰。可见梯纹导管、螺纹导管及具缘纹孔导管。

（2）取本品粉末 2 g，加无水乙醇 – 浓氨试液（1∶1）混合溶液 4 ml，二氯甲烷 20 ml，超声处理 30 分钟，滤过，滤液蒸干，残渣加无水乙醇 2 ml 使溶解，作为供试品溶液。另取假酸浆草对照药材 2 g，同法制成对照药材溶液。照薄层色谱法（通则 0502）试验，吸取上述两种溶液各 5 ～ 10 μl，分别点于同一硅胶 G 薄层板上，以乙酸乙酯 – 甲醇 – 氨水（8∶2∶1）为展开剂，展开，取出，晾干，置紫外光灯（365 nm）下检视。供试品色谱中，在与对照药材色谱相应位置上，显相同颜色的荧光斑点。

【检查】 **水分** 不得过 13.0%（通则 0832 第二法）。

总灰分 不得过 14.0%（通则 2302）。

酸不溶性灰分 不得过 2.0%（通则 2302）。

【浸出物】 照水溶性浸出物测定法（通则 2201）项下的热浸法测定，不得少于 20.0%。

【含量测定】 **对照品溶液的制备** 取芦丁对照品 50 mg，精密称定，置 25 ml 量瓶中，加甲醇适量，置水浴上微热使溶解，放冷，加甲醇至刻度，摇匀。精密量取 10 ml，置 100 ml 量瓶中，加水至刻度，摇匀，即得（每 1 ml 中含芦丁 0.2 mg）。

标准曲线的制备 精密量取芦丁对照品溶液 2 ml、3 ml、4 ml、5 ml、6 ml、8 ml，分别置 25 ml 量瓶中，各加水至 8.0 ml，加 5% 亚硝酸钠溶液 1 ml，摇匀，放置 6 分钟，加 10% 硝酸铝溶液 1 ml，摇匀，放置 6 分钟，加氢氧化钠试液 10 ml，再加水至刻度，摇匀，放置 15 分钟，以相应的试剂为空白，照紫外 – 可见分光光度法（通则 0401），在 500 nm 波长处测定吸光度，以吸光度为纵坐标，浓度为横坐标，绘制标准曲线。

测定法 取本品粗粉约 0.5 g，精密称定，置具塞锥形瓶中，精密加入甲醇 50 ml，称定重量，超声处理（功率 250 W，频率 25 kHz）30 分钟，放冷，再称定重量，用甲醇补足减失的重量，摇匀，滤过。精密量取续滤液 5 ml，置 25 ml 量瓶中，照标准曲线制备项下的方法，自"加水至 8.0 ml"起，依法测定吸光度，从标准曲线上读出供试品溶液中含芦丁的重量（μg），计算，即得。

本品按干燥品计算，含总黄酮以芦丁（$C_{27}H_{30}O_{16}$）计，不得少于 1.3%。

饮 片

【炮制】除去杂质，切段。

【性状】本品呈不规则的段，其余主要特征同药材。

【鉴别】【检查】【浸出物】【含量测定】同药材。

【性味与归经】味甘，微苦，性平；和药。归心、肺、肝经。

【功能与主治】清热解毒，利尿，宁神镇惊。用于感冒发热，鼻渊，热淋，痈肿疮疖，癫痫。

【用法与用量】2 ～ 9 g。

【贮藏】置阴凉干燥处。

假酸浆草质量标准起草说明

假酸浆草基原植物为茄科假酸浆 *Nicandra physaloides* (L.) Gaertn.，为多地区民间习用药材，在《中华本草》《中药大辞典》《中国民族药辞典》《全国中草药汇编》《贵州草药》《云南中草药》等文献中均有全草入药的记载。《中华本草》记载：假酸浆"味甘、微苦、性平，小毒"，具有"清热解毒，利尿，镇静"的功效，主治"感冒发热，鼻渊，热淋，痈肿疮疖，癫痫，狂犬病"。《中药大辞典》记载：假酸浆"清热解毒，利尿。主治感冒发热，鼻渊，热淋，疮疖"。假酸浆在《羌族医药》中有记载，当地习称"马贺迪最滋卜"。

经对四川省羌医医疗机构及民间医生使用情况进行调研，发现假酸浆在羌医民间多用全草入药，具有清热解毒、利尿、镇静等功效，常用于治疗感冒发热、鼻渊、热淋、痈肿疮疖、癫痫等。

供标准起草的 10 批样品分别采集于四川省阿坝州茂县、汶川县，绵阳市北川县等地。

【名称】 依据《中华本草》《中国民族药辞典》《羌族医药》等文献记载内容，并结合药用部位，药材中文名确定为"假酸浆草"，当地习称"马贺迪最滋卜"。

【来源】 经西南交通大学宋良科副教授对羌医临床使用的"假酸浆草"药材进行鉴定，基原为茄科植物假酸浆 *Nicandra physaloides* (L.) Gaertn.。

【植物形态】 茎直立，有棱条，无毛，高 0.4 ～ 1.5 m，上部交互不等的二歧分枝。叶卵形或椭圆形，草质，长 4 ～ 12 cm，宽 2 ～ 8 cm，顶端急尖或短渐尖，基部楔形，边缘有具圆缺的粗齿或浅裂，两面有稀疏毛；叶柄长约为叶片长的 1/3 ～ 1/4。花单生于枝腋而与叶对生，通常具较叶柄长的花梗，俯垂；花萼 5 深裂，裂片顶端尖锐，基部心脏状箭形，有 2 尖锐的耳片，果时包围果实，直径 2.5 ～ 4 cm；花冠钟状，浅蓝色，直径达 4 cm，檐部有折襞，5 浅裂。浆果球状，直径 1.5 ～ 2 cm，黄色。种子淡褐色，直径约 1 mm。花果期夏秋季。

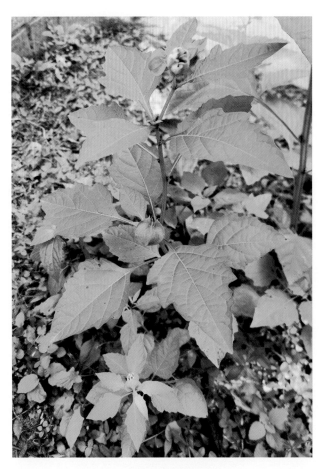

假酸浆草植物图

【分布及生态环境】 分布于四川、甘肃、贵州等省。生于田边、荒地或住宅区。

【性状】 根据药材样品据实描述。

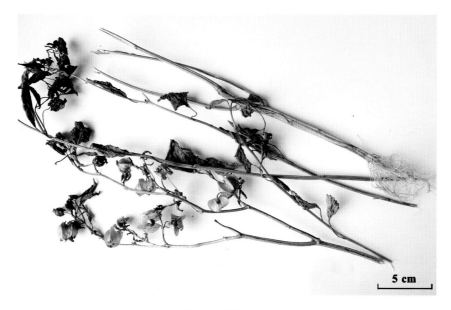

假酸浆草药材图

【鉴别】 （1）显微鉴别 经对本品茎横切面及粉末显微特征的观察，其茎表皮细胞、皮层、韧皮部及草酸钙方晶、果皮表皮细胞、种皮石细胞等特征明显，收入标准正文。

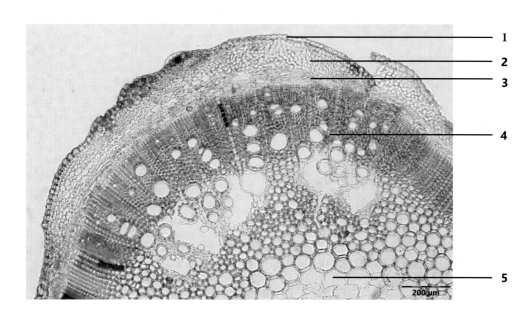

假酸浆草茎横切面显微特征图

1—表皮细胞 2—皮层 3—韧皮部 4—木质部 5—髓部

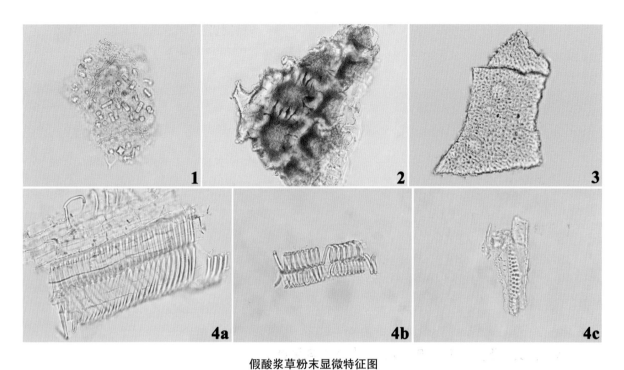

假酸浆草粉末显微特征图

1—草酸钙方晶　2—种皮石细胞　3—果皮表皮细胞　4a，4b，4c—导管

（2）薄层鉴别　建立了以假酸浆草对照药材为对照的薄层色谱鉴别方法，方法的分离度及重现性均较好。

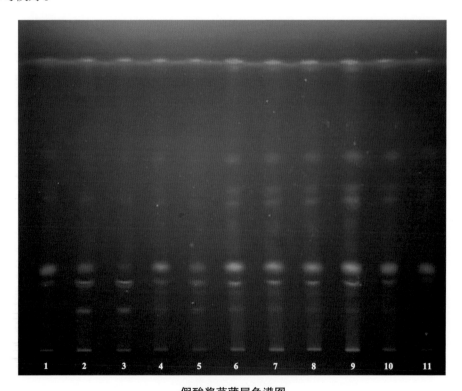

假酸浆草薄层色谱图

1—假酸浆草对照药材　2～11—假酸浆草药材样品

【检查】水分　10 批样品水分的测定结果为 8.9% ～ 9.6%，平均值为 9.1%，结合"药材和饮片检定通则（通则 0212）"相关要求，规定限度不得过 13.0%。

总灰分　10 批样品总灰分的测定结果为 6.0% ～ 13.4%，平均值为 9.6%，规定限度不得过 14.0%。

酸不溶性灰分　10 批样品酸不溶性灰分的测定结果为 0.3% ～ 1.7%，平均值为 0.9%，规定限度不得过 2.0%。

【浸出物】 10 批样品浸出物的测定结果为 22.7% ～ 26.8%，平均值为 24.7%，规定限度不得少于 20.0%。

【含量测定】 采用紫外 – 可见分光光度法，建立了假酸浆草药材中总黄酮含量测定方法。经方法验证，芦丁在 0.016 ～ 0.064 mg/ml 范围内线性关系良好（ r =0.999 6），平均加样回收率为 98.6%，RSD 为 0.9%。10 批样品总黄酮的含量测定结果为 1.5% ～ 2.6%，平均值为 1.9%。根据测定结果，规定"本品按干燥品计算，含总黄酮以芦丁（ $C_{27}H_{30}O_{16}$ ）计，不得少于 1.3%"。

【性味与归经】【功能与主治】【用法与用量】 在《中华本草》《中药大辞典》《中国民族药辞典》等文献记载内容基础上，经中羌医专家审定并规范术语而确定。

起草单位：西南交通大学

起草人：魏　屹　张伯言　张静妍

任瑶瑶　宋良科　谭　睿

复核单位：四川省药品检验研究院

紫背金盘

Zibeijinpan

AJUGAE NIPPONENSIS HERBA

本品为唇形科植物紫背金盘 *Ajuga nipponensis* Makino 的干燥全草。春、夏二季采收，除去杂质，洗净，干燥。

【性状】　本品全株长 15 ～ 50 cm。须根细小。茎方形，常分枝，紫色或黄褐色，被疏毛。叶多皱缩，叶片展平后呈阔椭圆形或倒卵状椭圆形，基部楔形，边缘有不整齐的波状圆齿，两面被柔毛。可见轮伞花序或小坚果。气微，味苦。

【鉴别】　（1）本品粉末灰绿色。非腺毛多碎断，完整者 1 ～ 6 细胞，壁具疣状突起。叶表皮细胞呈不规则形；气孔多为直轴式。小腺毛头部圆形或扁圆形，多为 1 ～ 2 细胞，直径22 ～ 32 μm，含黄棕色分泌物。草酸钙簇晶散在。可见螺纹导管、网纹导管。

（2）取本品粉末 1 g，加甲醇 10 ml，超声处理 30 分钟，滤过，取滤液作为供试品溶液。另取乙酰哈巴苷对照品，加甲醇制成每 1 ml 含 1 mg 的溶液，作为对照品溶液。照薄层色谱法（通则 0502）试验，吸取上述两种溶液各 2 ～ 5 μl，分别点于同一硅胶 G 薄层板上，以乙酸乙酯 – 无水乙醇 – 水（4∶1∶0.6）为展开剂，展开，取出，晾干，喷以香草醛硫酸试液，在 105℃加热至斑点显色清晰。供试品色谱中，在与对照品色谱相应的位置上，显相同颜色的斑点。

【检查】　水分　不得过 13.0%（通则 0832 第二法）。

总灰分　不得过 11.0%（通则 2302）。

酸不溶性灰分　不得过 4.0%（通则 2302）。

【浸出物】　照水溶性浸出物测定法（通则 2201）项下的热浸法测定，不得少于 23.0%。

【含量测定】　照高效液相色谱法（通则 0512）测定。

色谱条件与系统适用性试验　以十八烷基硅烷键合硅胶为填充剂；以乙腈为流动相 A，以水为流动相 B，按下表中的规定进行梯度洗脱；检测波长为 210 nm。理论板数按乙酰哈巴苷峰计算应不低于 8 000。

时间（分钟）	流动相 A（%）	流动相 B（%）
0 ～ 5	5	95
5 ～ 10	5 → 8	95 → 92
10 ～ 15	8 → 18	92 → 82
15 ～ 28	18 → 25	82 → 75

对照品溶液的制备 取哈巴苷对照品、乙酰哈巴苷对照品适量，精密称定，加甲醇制成每 1 ml 含哈巴苷 50 μg、乙酰哈巴苷 200 μg 的混合溶液，即得。

供试品溶液的制备 取本品粉末（过三号筛）约 0.5 g，精密称定，置具塞锥形瓶中，精密加入甲醇 50 ml，称定重量，超声处理（功率 250 W，频率 40 kHz）30 分钟，放冷，再称定重量，用甲醇补足减失的重量，摇匀，滤过，取续滤液，即得。

测定法 分别精密吸取对照品溶液和供试品溶液各 10 μl，注入液相色谱仪，测定，即得。

本品按干燥品计算，含哈巴苷（$C_{15}H_{24}O_{10}$）不得少于 0.23%，乙酰哈巴苷（$C_{17}H_{26}O_{11}$）不得少于 1.0%。

饮 片

【炮制】 除去杂质，切段。

【性状】 本品呈不规则的段，其余主要特征同药材。

【鉴别】【检查】【浸出物】【含量测定】 同药材。

【性味与归经】 味苦，性寒。归肺经。

【功能与主治】 清热解毒，凉血散瘀，消肿止痛。用于肺热咯血，咽喉肿痛，痔疮出血，外伤出血，跌打肿痛。

【用法与用量】 15～30 g。外用适量。

【贮藏】 置阴凉干燥处。

紫背金盘质量标准起草说明

紫背金盘为唇形科植物紫背金盘 *Ajuga nipponensis* Makino 的干燥全草，是羌医民间习用药材，药用历史悠久，在《本草图经》《神农本草经注》《植物名实图考》《中华本草》《中国民族药志要》《中国民族药辞典》《全国中草药汇编》《中药大辞典》等中均有记载。《本草图经》记载：紫背金盘"苗高一尺以来，叶背紫，无花"。《神农本草经注》中记载：紫背金盘"采无时，土人单用此物洗净去粗皮，焙干，捣罗，温酒调服半钱匕。治妇人血气，能消胎气，孕妇不可服"。紫背金盘在《四川中药志》以"破血丹"收载，其性味"苦，寒"，具有"清热解毒，消肿止痛，凉血平肝"的功效，用于治疗"外感风热，扁桃体炎，咽喉炎，支气管炎，肺炎，高血压，阑尾炎，痈疖肿痛，跌打肿痛，外伤出血"。《羌族医药》记载了紫背金盘，当地习称"萨特姆杭"。

经对阿坝州茂县、绵阳市北川县、成都市等羌医医疗机构及民间医生的调研与走访，羌医使用紫背金盘多以全草入药，用于治疗肺热咳血、咽喉肿痛、跌打损伤、血瘀肿痛等。

供标准起草的 10 批样品分别采集于四川省阿坝州茂县、黑水县，绵阳市北川县等地。

【名称】 依据《本草图经》《植物名实图考》《本草纲目》《羌族医药》等文献记载，药材中文名确定为"紫背金盘"，当地习称"萨特姆杭"。

【来源】 经西南交通大学宋良科副教授对羌医临床使用的"紫背金盘"药材进行鉴定，基原为唇形科植物紫背金盘 *Ajuga nipponensis* Makino。

【植物形态】 一至二年生草本，高达 20 cm。茎直立，稀平卧或上升，被长柔毛或疏柔毛。基生叶无或少；茎生叶倒卵形、宽椭圆形、近圆形或匙形，长 2 ～ 4.5 cm，先端钝，基部楔形下延，具粗齿或不整齐波状圆齿，两面疏被糙伏毛或柔毛。轮伞花序多花，组成穗状花序；苞叶卵形或宽披针形。花萼钟形，萼齿三角形；花冠淡蓝或蓝紫色，稀白或白绿色，具深色条纹，冠筒长（0.6）0.8 ～ 1.1 cm，疏被短柔毛，内面近基部具毛环。花期 12 月至翌年 3 月，果期翌年 1—5 月。

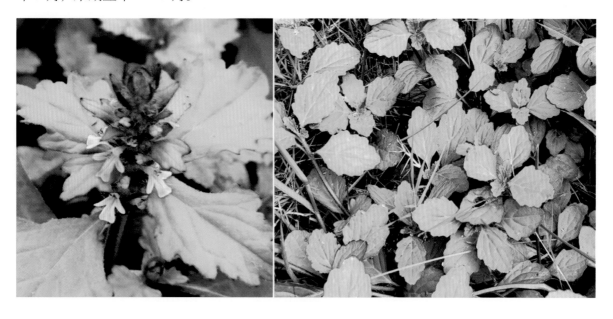

紫背金盘植物图

【分布及生态环境】 分布于我国东部、南部及西南各省（区），西北至秦岭南坡。生于海拔 100 ～ 2 300 m 的田边、矮草地湿润处、林内及向阳坡地。

【性状】 根据药材样品据实描述。

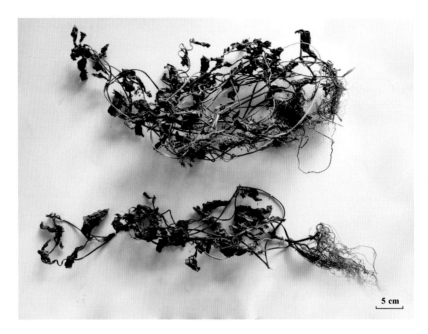

紫背金盘药材图

【鉴别】（1）显微鉴别　对本品粉末显微特征进行观察，其非腺毛、叶表皮细胞及气孔、小腺毛等特征明显，收入标准正文。

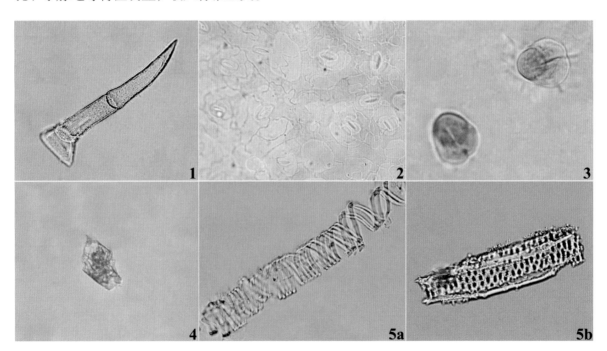

紫背金盘粉末显微特征图

1—非腺毛　2—叶表皮细胞及气孔　3—小腺毛　4—草酸钙簇晶　5a，5b—导管

（2）薄层鉴别　建立了以乙酰哈巴苷对照品为对照的薄层色谱鉴别方法，方法的分离度及重现性均较好。

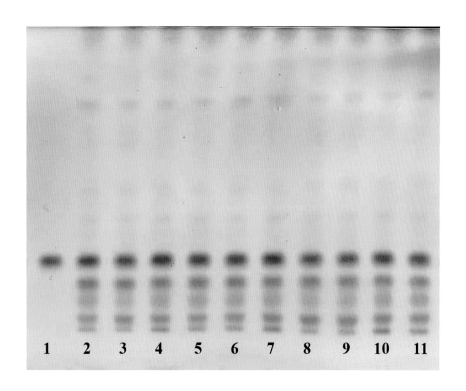

紫背金盘薄层色谱图

1—乙酰哈巴苷对照品　2～11—药材样品

【检查】　**水分**　10 批样品水分测定结果为 7.9%～11.9%，平均值为 10.4%，结合"药材和饮片检定通则（通则 0212）"相关要求，规定限度不得过 13.0%。

总灰分　10 批样品总灰分测定结果为 7.6%～10.7%，平均值为 9.9%，规定限度不得过 11.0%。

酸不溶性灰分　10 批样品酸不溶性灰分测定结果为 1.5%～3.6%，平均值为 2.7%，规定限度不得过 4.0%。

【浸出物】　10 批样品浸出物测定结果为 23.8%～40.7%，平均值为 30.6%，规定限度不得少于 23.0%。

【含量测定】　采用 HPLC 法，建立了紫背金盘药材中哈巴苷与乙酰哈巴苷含量测定方法。经方法验证，哈巴苷在 8～160 μg/ml 范围内线性关系良好（r=0.999 9），乙酰哈巴苷在 12～230 μg/ml 范围内线性关系良好（r=0.999 8）。哈巴苷的加样回收率为 95.5%～98.3%，RSD 为 0.86%；乙酰哈巴苷的加样回收率为 95.2%～97.8%，RSD 为 0.92%。10 批紫背金盘中哈巴苷和乙酰哈巴苷的含量范围分别为 0.2%～1.0% 和 1.0%～4.4%，平均含量分别为 0.54% 和 2.1%。根据测定结果，规定"本品按干燥品计算，含哈巴苷（$C_{15}H_{24}O_{10}$）不得少于 0.23%，含乙酰哈巴苷（$C_{17}H_{26}O_{11}$）不得少于 1.0%"。

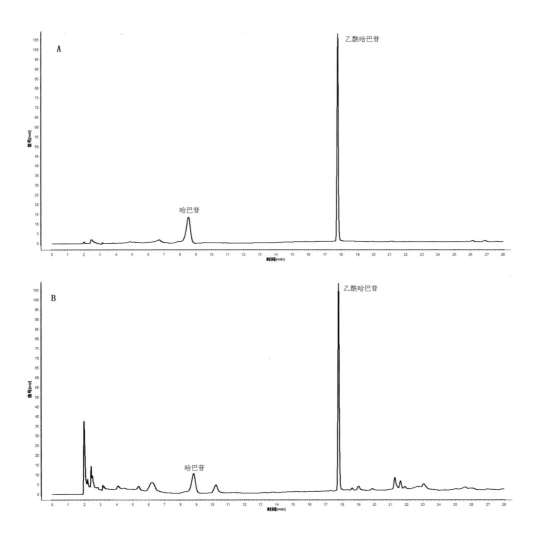

紫背金盘液相色谱图

A—混合对照品　B—药材样品

【性味与归经】【功能与主治】【用法与用量】 在《全国中草药汇编》《四川中药志》等文献记载内容的基础上，经中羌医专家审定并规范术语而确定。

起草单位：西南交通大学

起草人：谭　睿　李　洁　邢慧颖　魏　屹　宋良科

复核单位：四川省药品检验研究院

筋筋留

Jinjinliu

CERASTII FURCATI HERBA

本品为石竹科植物缘毛卷耳 *Cerastium furcatum* Cham. et Schlecht. 的干燥全草。夏、秋二季采收，除去杂质，洗净，干燥。

【性状】 本品根及根茎细小。茎圆柱形，纤细，表面灰黄色至棕黄色，被柔毛，有纵沟棱，断面中空。叶对生，多皱缩，完整者展开后卵状披针形至椭圆形，表面浅黄色至浅绿色，被柔毛。聚伞花序或果序顶生，可见宿存花萼或蒴果。气微，味微甘。

【鉴别】 （1）本品粉末浅黄棕色。叶表皮细胞垂周壁波状弯曲；气孔不定式或不等式，副卫细胞 3～6 个。花粉粒球形，外壁具瘤状雕纹。非腺毛星状，2～7 分叉。草酸钙簇晶散在或成片存在薄壁细胞中，直径 15～60 μm。螺纹导管、网纹导管及具缘纹孔导管，直径 19～112 μm。

（2）取本品粉末 0.5 g，加甲醇 10 ml，超声处理 30 分钟，滤过，滤液作为供试品溶液。另取筋筋留对照药材 0.5 g，同法制成对照药材溶液。照薄层色谱法（通则 0502）试验，吸取上述两种溶液各 2～5 μl，分别点于同一硅胶 G 薄层板上，以乙酸乙酯 - 甲酸 - 水（7:2.5:7）为展开剂，展开，取出，晾干，喷以 10% 硫酸乙醇溶液，在 105℃加热至斑点显色清晰，置紫外光灯（365 nm）下检视。供试品色谱中，在与对照药材色谱相应的位置上，显相同颜色的荧光斑点。

【检查】 **水分** 不得过 13.0%（通则 0832 第二法）。

总灰分 不得过 15.0%（通则 2302）。

【浸出物】 照醇溶性浸出物测定法（通则 2201）项下的热浸法测定，用 70% 乙醇作溶剂，不得少于 8.0%。

饮　片

【炮制】除去杂质，切段。

【性状】本品呈不规则的段，其余主要特征同药材。

【鉴别】【检查】【浸出物】同药材。

【性味与归经】味微甘，性凉；黑药。归心经。

【功能与主治】解毒消肿。用于乳痈初期，疔疮肿毒。

【用法与用量】6 ～ 15 g。外用适量（可鲜用）。

【贮藏】置阴凉干燥处。

筋筋留质量标准起草说明

石竹科卷耳属多种植物在四川羌族地区和涉藏地区均有使用习惯。《晶珠本草》记载：卷耳"解毒，滋阴，补阳。治体虚乏力，食物中毒"。《羌族医药》以"高山卷耳"之名记载，别名"筋筋留"，其基原植物为高山卷耳 *Cerastium furcatum* Cham.et Schlecht，与《中国植物志》收载的缘毛卷耳 *C. furcatum* Cham. et Schlecht 为同一物种，并在《中国民族药辞典》《云南天然药物图鉴》《世界药用植物速查辞典》等文献中均有记载。《羌族医药》记载：筋筋留具有"解毒、消肿"之功效，用于治疗"感冒，乳痈初期，疔疮肿毒"。

经对阿坝州茂县、绵阳市北川县、成都市等羌医医疗机构、诊所及民间医生的调研与走访，缘毛卷耳当地习称"筋筋留"，多以全草入药，用于治疗乳痈初期、疔疮肿毒、高血压等，鲜品常用于疮痈。

供标准起草的 10 批样品分别采集于四川省阿坝州汶川县、茂县、黑水县等地。

【名称】依据《羌族医药》《中国民族药辞典》等文献记载，药材中文名确定为"筋筋留"。

【来源】经西南民族大学刘圆教授对羌医临床使用的"筋筋留"药材进行鉴定，基原为石竹科缘毛卷耳 *Cerastium furcatum* Cham. et Schlecht.。

【植物形态】多年生草本，高达 55 cm。茎单生或丛生，近直立，被长柔毛，上部兼有腺毛。基生叶匙形，茎生叶卵状披针形，长 1 ～ 3 cm，稍被柔毛。聚伞花序具 5 ～ 11 花。花梗细，长 1 ～ 3.5 cm，密被柔毛及腺毛，果时下弯；萼片长圆状披针形，长约 5 mm，被柔毛；花瓣长圆形或倒卵形，先端 2 裂，基部具缘毛；雄蕊疏被长柔毛；花柱 5。蒴果长圆形。花期 5—8 月，果期 7—9 月。

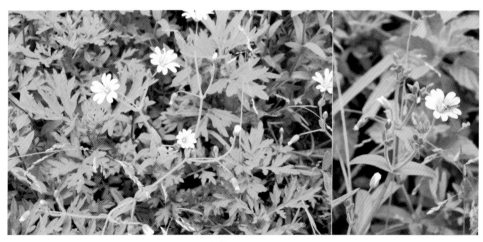

筋筋留植物图

【分布及生态环境】　分布于四川、云南、甘肃等地。生于海拔 2 300 ～ 3 800 m 的高山林缘及草甸。

【性状】　根据药材样品据实描述。

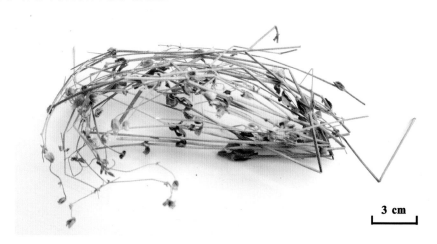

筋筋留药材图

【鉴别】　（1）显微鉴别　经对本品粉末显微特征的观察，其叶表皮细胞及气孔、花粉粒、非腺毛等特征明显，收入标准正文。

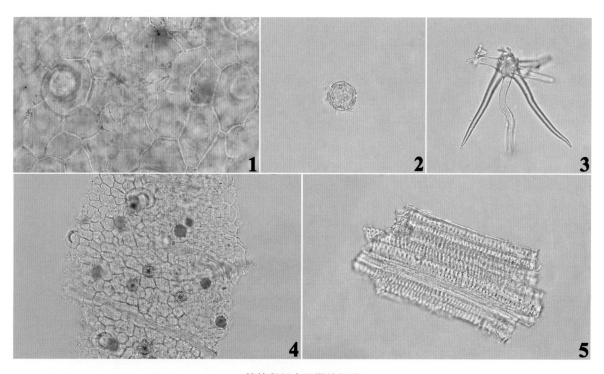

筋筋留粉末显微特征图

1—叶表皮细胞及气孔　2—花粉粒　3—非腺毛　4—草酸钙簇晶　5—导管

（2）薄层鉴别　建立了以筋筋留对照药材为对照的薄层色谱鉴别方法，方法的分离度及重现性均较好。

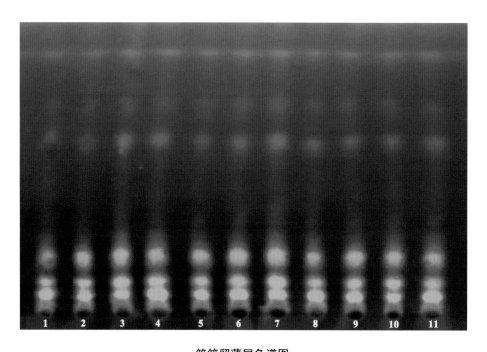

筋筋留薄层色谱图

1—筋筋留对照药材　2～11—药材样品

【检查】　**水分**　10 批样品水分测定结果为 5.8%～10.0%，平均值为 7.4%，结合"药材和饮片检定通则（通则 0212）"相关要求，规定限度不得过 13.0%。

　　总灰分　10 批样品总灰分测定结果为 8.9%～13.9%，平均值为 11.8%，规定限度不得过 15.0%。

【浸出物】　10 批样品测定结果为 8.8%～15.4%，平均值为 11.7%，规定限度不得少于 8.0%。

【性味与归经】【功能与主治】【用法与用量】　在《中国民族药辞典》《羌族医药》等文献记载内容的基础上，经中羌医专家审定并规范术语而确定。

起草单位：西南民族大学

起草人：张绍山　曲别军长　俸明康

曲别阿香　刘　圆　李文兵

复核单位：四川省药品检验研究院

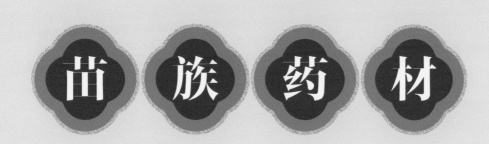

苗族药材

九子连环草

Jiuzilianhuancao

CALANTHIS PSEUDOBULBUS ET RADIX

本品为兰科植物肾唇虾脊兰 *Calanthe brevicornu* Lindl. 干燥假鳞茎及须根。春、夏二季花后采收，除去杂质，洗净，干燥。

【性状】 本品假鳞茎圆锥形，排列成串珠状，直径 0.2～1.5 cm；表面深灰色至浅棕色，有 2～4 个环节，节上残留较多丝状纤维；基部密生细长须根，密被灰色至灰白色绒毛。质较硬脆，断面不整齐，类白色至浅紫色。气微，味甘。

【鉴别】 （1）本品粉末灰棕色。假鳞茎表皮细胞椭圆形或类长方形，内含蓝色颗粒状物质。草酸钙针晶多成束，长 41～177 μm。非腺毛多碎断，表面常有单螺旋状纹理。淀粉粒多见，广卵形、长卵形或扁三角形。纤维多呈束，壁较薄。可见螺纹导管、具缘纹孔导管及网纹导管。

（2）取本品粉末 1 g，加甲醇 20 ml，超声处理 30 分钟，滤过，滤液蒸干，残渣加甲醇 2 ml 使溶解，作为供试品溶液。另取靛玉红对照品，加甲醇制成每 1 ml 含 30 μg 的溶液，作为对照品溶液。照薄层色谱法（通则 0502）试验，吸取上述两种溶液各 5～10 μl，分别点于同一硅胶 G 薄层板上，以石油醚（60～90℃）-乙酸乙酯（2∶1）为展开剂，展开，取出，晾干。供试品色谱中，在与对照品色谱相应的位置上，显相同颜色的斑点。

【检查】 **水分** 不得过 13.0%（通则 0832 第二法）。

总灰分 不得过 15.0%（通则 2302）。

酸不溶性灰分 不得过 7.0%（通则 2302）。

【浸出物】 照醇溶性浸出物测定法（通则 2201）项下的热浸法测定，用 70% 乙醇作溶剂，不得少于 18.0%。

饮 片

【炮制】 除去杂质，切段。

【性状】 本品呈不规则的段，其余主要特征同药材。

【鉴别】【检查】【浸出物】 同药材。

【性味与归经】 味辛、微苦，性微凉。入热经。

【功能与主治】 清热解毒，软坚散结，活血止痛。用于瘰疬（团鱼症），疮疡（皮毒疮，恶毒疮），痈肿，咽喉肿痛（豆喉症），痔疮，风湿热痹，跌打损伤，腰肌劳损等。

【用法与用量】 9 ～ 15 g。外用适量。

【贮藏】 置通风干燥处，防虫、防潮。

九子连环草质量标准起草说明

九子连环草又称"肉连环""连环草""九子莲"等，源自兰科虾脊兰属多种植物，在我国多地区民间均有药用习惯。《中华本草》《中国民族药辞典》《四川中药志》《云南民族药名录》《贵州草药》等文献记载的基原有：肾唇虾脊兰 *Calanthe brevicornu* Lindl.、虾脊兰 *C. discolor* Lindl.、流苏虾脊兰 *C. fimbriata* Franch.、剑叶虾脊兰 *C. davidii* Franch. 等 11 种。《分类草药性新编》记载：九子连环草"解毒，退火。治疮子，瘰疬"。《中华本草》记载：九子连环草"味辛、微苦，性微寒……清热解毒，活血止痛。主治瘰疬、痈肿，咽喉肿痛，痔疮，风湿痹痛，跌打损伤"。《四川中药志》记载：九子连环草"苦、微辛，凉。软坚散结，清热解毒。用于痰核瘰疬，疮疖痈肿，痔疮，咽喉肿痛"。

经对四川省苗医医疗机构及民间医生使用情况的实地调研，虾脊兰属植物在苗医民间均作为"九子连环草"使用，当地习称"细抓"，多以假鳞茎及须根入药，煎汤内服治疗瘰疬（团鱼症）、疮疡（皮毒疮，恶毒疮）、痈肿（脓包）、咽喉肿痛（豆喉症）、痔疮、风湿热痹（热毒钻节风），外用治疗跌打损伤（伤肿症、伤筋症）、腰肌劳损（伤力腰痛症）等。苗医使用的"九子连环草"主流品种为肾唇虾脊兰，故本次标准以"九子连环草"之名收载肾唇虾脊兰 *C. brevicornu* Lindl. 干燥假鳞茎及须根。

供标准起草用的 10 批样品分别采集于四川省宜宾市兴文县，泸州市叙永县、古蔺县等地。

【名称】 依据《分类草药性新编》《中华本草》《四川中药志》等文献记载，药材中文名确定为"九子连环草"，当地习称"细抓"。

【来源】 经四川省中医药科学院周毅研究员对"九子连环草"药材进行鉴定，基原为兰科植物肾唇虾脊兰 *Calanthe brevicornu* Lindl.。

【植物形态】 假鳞茎圆锥形。叶椭圆形或倒卵状披针形，长约 30 cm，基部收狭为鞘状柄。花葶密被短毛；总状花序；萼片和花瓣黄绿色；中萼片及侧萼片长圆形，背面被短毛；花瓣长圆状披针形，比萼片短；唇瓣基部具短爪，与蕊柱中部以下的蕊柱翅合生，3 裂；中裂片近肾形或圆形，基部具短爪，先端通常具宽凹缺并在凹处具 1 个短尖，或有时先端圆形并且细尖；唇盘粉红色，具 3 条黄色的高褶片；距长约 2 mm。花期 5—6 月。

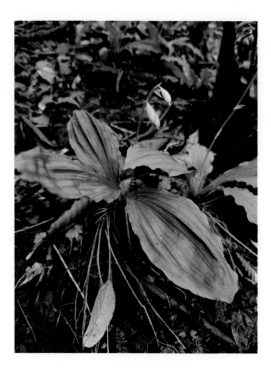

九子连环草植物图

【**分布及生态环境**】分布于四川、贵州、云南等地。生于海拔 1 600 ～ 2 700 m 的山地密林下。

【**性状**】根据药材样品据实描述。

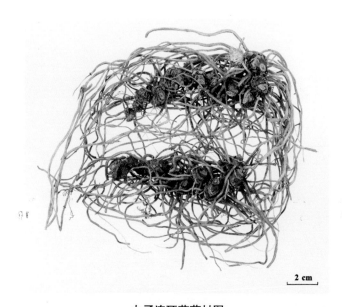

九子连环草药材图

【**鉴别**】（1）显微鉴别　经对本品粉末显微特征的观察，其假鳞茎表皮细胞、草酸钙针晶、非腺毛等特征明显，收入标准正文。

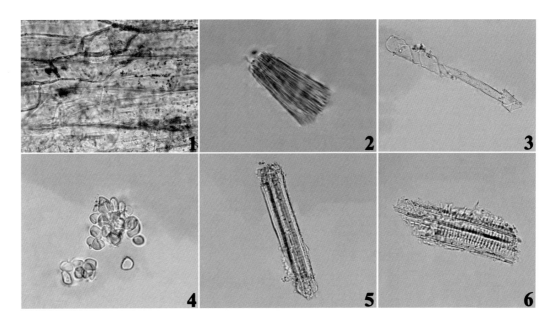

九子连环草粉末显微特征图

1—假鳞茎表皮细胞　2—草酸钙针晶　3—非腺毛　4—淀粉粒　5—纤维　6—导管

（2）薄层鉴别　建立了以靛玉红对照品为对照的薄层色谱鉴别方法，方法的分离度及重现性均较好。

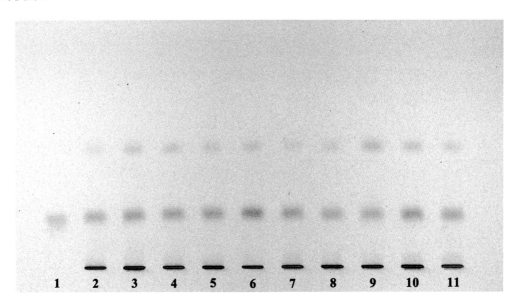

九子连环草薄层色谱图

1—靛玉红对照品　2～11—药材样品

【检查】水分　10 批样品水分测定结果为 5.8%～8.0%，平均值为 6.6%，结合"药材和饮片检定通则（通则 0212）"相关要求，规定限度不得过 13.0%。

总灰分　10 批样品总灰分测定结果为 4.3% ～ 21.0%，平均值为 12.6%，规定限度不得过 15.0%。

酸不溶性灰分　10 批样品酸不溶性灰分结果为 1.1% ～ 7.3%，平均值为 5.2%，规定限度不得过 7.0%。

【浸出物】　10 批样品浸出物测定结果为 16.0% ～ 28.4%，平均值为 23.3%，规定限度不得少于 18.0%。

【性味与归经】【功能与主治】【用法与用量】　在《分类草药性新编》《中华本草》《四川中药志》《贵州草药》《中国民族药辞典》等文献记载内容基础上，经中苗医专家审定并规范术语而确定。

起草单位：四川省中医药科学院

起草人：周　毅　陈　雏　杨　萍　吴　燕

　　　　朱文涛　李　彬　王红兰　杜玖珍

复核单位：成都市药品检验研究院

牛泷草

Niulongcao

CIRCAEAE CORDATAE HERBA

本品为柳叶菜科植物露珠草 *Circaea cordata* Royle 的干燥全草。夏、秋二季花果期采收，除去杂质，洗净，干燥。

【性状】 本品根茎圆柱形，黄棕色至褐色，须根细长。茎圆柱形，直径 1～5 mm；表面黄绿色或浅褐色，密被柔毛，断面中空，节膨大。叶对生，常皱缩卷曲，完整者展平后呈狭卵形至宽卵形，基部常心形，中部叶片长 3～12 cm，宽 2～7 cm；下表面叶脉隆起，被柔毛，近全缘，纸质。可见总状或聚伞圆锥状花序顶生，密生柔毛。果实被硬勾毛。气微，味微辛。

【鉴别】 （1）本品粉末呈浅黄绿色。叶表皮细胞不规则形，垂周壁波状弯曲；气孔不定式。非腺毛单细胞，有两种：一种先端渐尖；另一种壁增厚，先端呈钩状。草酸钙针晶成束，长 80～263 μm。螺纹导管和具缘纹孔导管，直径 6～36 μm。

（2）取本品粉末 0.5 g，加甲醇 10 ml，超声处理 30 分钟，滤过，滤液浓缩至约 2 ml，作为供试品溶液。另取牛泷草对照药材 0.5 g，同法制成对照药材溶液。照薄层色谱法（通则 0502）试验，吸取上述两种溶液各 10 μl，分别点于同一硅胶 G 薄层板上，以乙酸乙酯 – 丙酮 – 甲酸 – 水（6∶2∶1∶1）为展开剂，展开，取出，晾干，喷以 10% 硫酸乙醇溶液，在 105℃加热至斑点显色清晰，置紫外光灯（365 nm）下检视。供试品色谱中，在与对照药材色谱相应的位置上，显相同颜色的荧光斑点。

【检查】 **水分** 不得过 13.0%（通则 0832 第二法）。

总灰分 不得过 14.0%（通则 2302）。

酸不溶性灰分 不得过 3.0%（通则 2302）。

【浸出物】 照水溶性浸出物测定法（通则 2201）项下的热浸法测定，不得少于 20.0%。

饮 片

【炮制】除去杂质，切段。

【性状】本品呈不规则的段，其余主要特征同药材。

【鉴别】【检查】【浸出物】同药材。

【**性味与归经**】 味辣，性冷。入热经。

【**功能与主治**】 清热解毒，利湿，止血生肌。用于疮痈肿毒，皮肤瘙痒，白疕（鱼鳞癣），外伤出血。

【**用法与用量**】 6～15 g。外用适量。

【**贮藏**】 置通风干燥处。

牛泷草质量标准起草说明

牛泷草又名"露珠草"，为柳叶菜科植物露珠草 *Circaea cordata* Royle 的干燥全草，是我国多民族习用药材，在《中华本草》《中华本草·苗药卷》《中国苗族药物彩色图集》《苗族医药学》《中华藏本草》《四川中药资源志要》等文献均有记载。《中华本草》记载：牛泷草"味苦、辛，性微寒"，具有"清热解毒，止血生肌"的功效，主治"疮痈肿毒，疥疮，外伤出血"。《中华本草·苗药卷》记载：牛泷草具有"清热解毒，止血生肌"的功效，主治"疮痈肿毒，疥疮，外伤出血"。《中华藏本草》记载：露珠草具有"生热、解毒、生肌"的功效，治"疮疖，痈肿，创伤，刀伤"。

经对四川省苗医医疗机构及民间医生使用情况的实地调研，牛泷草在苗医民间多以全草入药，煎汤内服，治疗疮痈肿毒、皮肤瘙痒、白疕（鱼鳞癣），捣碎外敷治疗皮肤瘙痒、外伤出血等。

供标准起草的 10 批样品分别采集于四川省宜宾市兴文县，泸州市叙永县、古蔺县等地。

【**名称**】 依据《中华本草·苗药卷》《中国苗族药物彩色图集》等文献记载，药材中文名确定为"牛泷草"。

【**来源**】 经四川省中医药科学院周毅研究员对"牛泷草"药材进行鉴定，基原为柳叶菜科植物露珠草 *Circaea cordata* Royle。

【**植物形态**】 多年生粗壮草本，高达 150 cm，被柔毛和腺毛；不具块茎。叶狭卵形至宽卵形，中部的长 4～11（～13）cm，基部常心形，边缘具锯齿至近全缘。顶生总状花序，基部多分枝；花芽被直或微弯稀具钩的长毛；萼片开花时反曲，花瓣白色，先端倒心形，凹缺深至花瓣长度的 1/2～2/3；蜜腺全部藏于花管之内。果实斜倒卵形至透镜形。花期 6—8 月，果期 7—9 月。

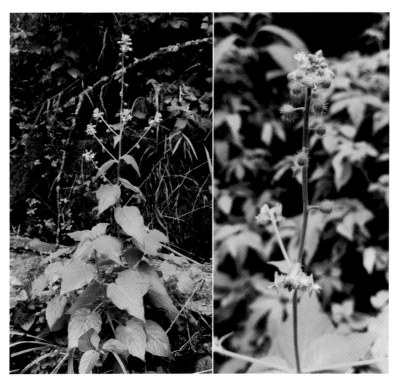

牛泷草植物图

【分布及生态环境】分布于四川、贵州、云南等省。生于海拔 3 500 m 以下的落叶林。

【性状】根据药材样品据实描述。

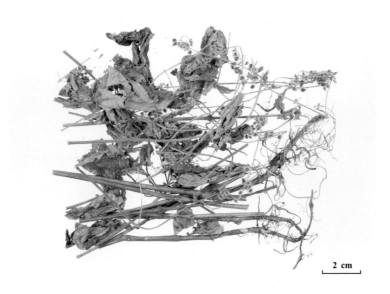

牛泷草药材图

【鉴别】（1）显微鉴别　经对本品粉末显微特征的观察，其叶表皮细胞及毛孔、非腺毛、草酸钙针晶等特征明显，收入标准正文。

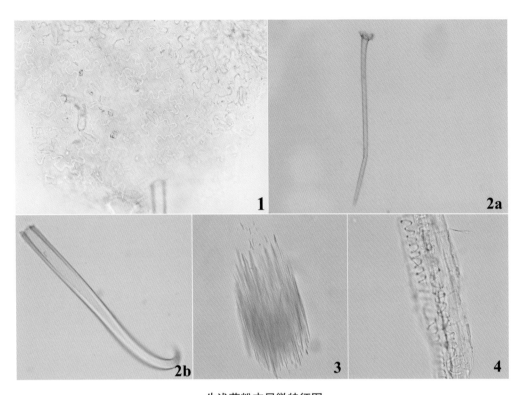

牛泷草粉末显微特征图

1—叶表皮细胞及气孔　2a，2b—非腺毛　3—草酸钙针晶　4—导管

（2）薄层鉴别　建立了以牛泷草对照药材为对照的薄层色谱鉴别方法，方法的分离度及重现性均较好。

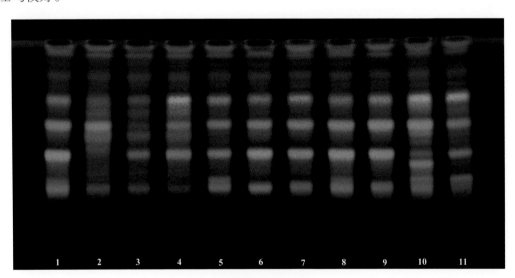

牛泷草薄层色谱图

1—牛泷草对照药材　2～11—药材样品

【检查】水分　10批样品水分测定结果为6.1%～9.7%，平均值为7.4%，结合"药材和饮片检定通则（通则0212）"相关要求，规定限度不得过13.0%。

总灰分 10 批样品总灰分测定结果为 6.2% ～ 14.4%，平均值为 11.7%，规定限度不得过 14.0%。

酸不溶性灰分 10 批样品酸不溶性灰分测定结果为 0.5% ～ 2.6%，平均值为 2.1%，规定限度不得过 3.0%。

【浸出物】 10 批样品浸出物测定结果为 20.2% ～ 34.3 %，平均值为 28.3 %，规定限度不得少于 20.0%。

【性味与归经】【功能与主治】【用法与用量】 在《中华本草·苗药卷》《中国苗族药物彩色图集》等文献记载内容的基础上，经中苗医专家审定并规范术语而确定。

起草单位：四川省中医药科学院

起草人：周　毅　陈　雏　杨　萍　吴　燕

　　　　朱文涛　李　彬　王红兰　杜玖珍

复核单位：四川省药品检验研究院

玉接骨

Yujiegu

ASYSTASIELLAE NEESIANAE HERBA

本品为爵床科植物白接骨 *Asystasiella neesiana* (Wall.) Lindau 的干燥全草。夏、秋二季采收，除去杂质，洗净，干燥。

【性状】 本品根茎膨大，有的呈竹节状，节上有多数须根；表面浅棕色至棕褐色，质硬，断面略呈角质样。茎呈扁四棱形，黄棕色至棕褐色，节略膨大，质较脆，断面中空。叶对生，多皱缩，易破碎，墨绿色。可见总状花序或果序。气微，味淡。

【鉴别】 （1） 本品粉末黄绿色至灰棕色。叶表皮细胞表面观不规则形，壁多波状弯曲，气孔直轴式。腺鳞较多，头部扁球形，直径 32～49 μm。非腺毛多断裂，多由 1～6 个细胞组成，中部常有一个或几个细胞缢缩，顶端细胞锐尖或圆钝。花粉粒类圆形或椭圆形，表面具颗粒状雕纹。纤维多成束，壁较薄。石细胞众多，类方形、类圆形或长条形，壁薄，层纹细密，直径 53～140 μm。可见螺纹导管、网纹导管。

（2） 取本品粉末 1 g，加甲醇 20 ml，超声处理 30 分钟，滤过，滤液蒸干，残渣加甲醇 2 ml 使溶解，作为供试品溶液。另取玉接骨对照药材 1 g，同法制成对照药材溶液。照薄层色谱法（通则 0502）试验，吸取上述两种溶液各 2 μl，分别点于同一硅胶 G 薄层板上，以二氯甲烷 - 乙酸乙酯 - 甲醇（6：4：1）为展开剂，取出，晾干，喷以 10% 硫酸乙醇溶液，在 105℃加热至斑点显色清晰，置紫外光灯（365 nm）下检视。供试品色谱中，在与对照药材色谱相应位置上，显相同颜色的荧光斑点。

【检查】 **水分** 不得过 13.0%（通则 0832 第二法）。

酸不溶性灰分 不得过 2.0%（通则 2302）。

【浸出物】 照醇溶性浸出物测定法（通则 2201）项下的热浸法测定，用稀乙醇作溶剂，不得少于 25.0%。

饮 片

【炮制】除去杂质，切段。

【性状】本品呈不规则的段，其余主要特征同药材。

【鉴别】【检查】【浸出物】同药材。

【性味与归经】味苦，性冷。入热经。

【功能与主治】 化瘀止血，续筋接骨，利尿消肿，清热解毒。用于跌打扭伤，骨折，风寒痹痛，关节拘挛（木马症），皮肤瘙痒，腹水水肿（水臌病），吐血，便血，咽喉肿痛（豆喉症、乳蛾症），丹毒，疖肿。

【用法与用量】 9 ～ 15 g。外用适量。

【贮藏】 置通风干燥处。

玉接骨质量标准起草说明

玉接骨又名"玉龙盘""无骨苎麻""白接骨"，是我国多省（区）民间习用药材，在《百草镜》《本草纲目拾遗》《中华本草》《全国中草药汇编》《四川省中药资源志要》等均有收载，基原植物为爵床科白接骨 *Asystasiella neesiana* (Wall.) Lindau。《百草镜》记载："玉龙盘，一名无骨苎麻。叶类苎麻而薄小，背不白，茎如箸，色明透，至九月，茎白，明如水晶，上有细红点子，十月萎……"《本草纲目拾遗》记载：无骨苎麻（玉接骨）"性凉，味甘淡，入肺经血分，治吐血肠红下血，跌打损伤"。《四川省中药资源志要》记载：白接骨以叶及根茎入药，具"清热解毒，凉血止血，消肿"之功效，用于"肺热咳嗽，便血，吐衄，跌打损伤，全身软弱无力"。

经对四川省苗医医疗机构及民间医生使用情况的实地调研，苗医临床上习称"玉接骨"，多以全草入药，煎汤内服或外用，治疗跌打扭伤、骨折、风寒痹痛、关节拘挛（木马症）、皮肤瘙痒、腹水水肿（水臌病）、吐血、便血、咽喉肿痛（豆喉症、乳蛾症）、丹毒、疖肿等，在兴文县有一定规模的玉接骨药材人工种植基地。白接骨 *A. neesiana* (Wall.) Lindau 在《湖北省中药材质量标准》（2018 年版）以"白接骨"之名收载，药用部位为根茎。为与四川苗医使用的"全草"有所区别，此次标准以"玉接骨"之名收载。

供标准起草用的 10 批样品分别采集于四川省宜宾市兴文县，泸州市叙永县、古蔺县等地，其中 2 批样品采自兴文县人工种植基地。

【名称】 依据《本草纲目拾遗》及四川苗医临床习用名称，药材中文名确定为"玉接骨"。

【来源】 经四川省中医药科学院周毅研究员对"玉接骨"药材进行鉴定，基原为爵床科植物白接骨 *Asystasiella neesiana* (Wall.) Lindau。

【植物形态】 多年生草本，富黏液，竹节形根状茎；茎高达 1 m；略呈 4 棱形。叶卵形至椭圆状矩圆形，顶端尖至渐尖，边缘微波状至具浅齿，基部下延成柄，叶片疏被微毛。总状花序顶生；花单生或对生；花萼裂片 5，主花轴和花萼被有柄腺毛；花冠淡紫红色，漏斗状，花冠筒细长，长 3.5 ～ 4 cm，裂片 5；雄蕊二强。蒴果长 18 ～ 22 mm，上部具 4 粒种子，下部实心细长似柄。花期 6—9 月，果期 10 月至翌年 1 月。

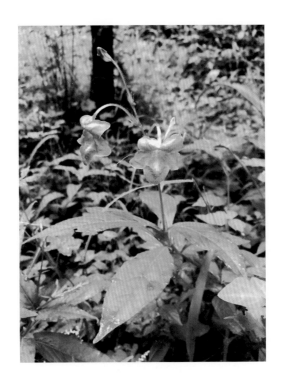

玉接骨植物图

【**分布及生态环境**】分布于四川、贵州、云南等省。生于林下或溪边。

【**性状**】根据药材样品据实描述。

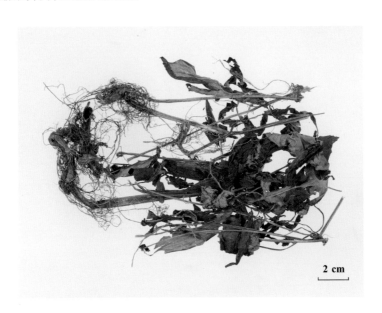

2 cm

玉接骨药材图

【**鉴别**】（1）显微鉴别　经对本品粉末显微特征的观察，其叶表皮细胞及气孔、腺鳞、非腺毛等特征明显，收入标准正文。

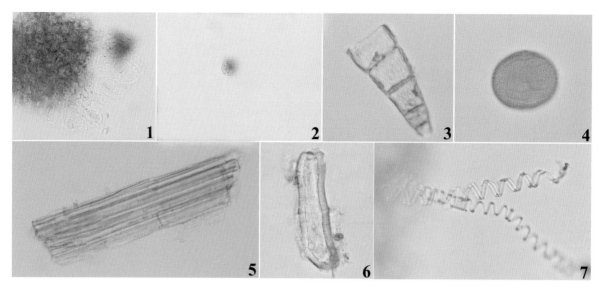

玉接骨粉末显微特征图

1—叶表皮细胞及气孔　2—腺鳞　3—非腺毛　4—花粉粒　5—纤维　6—石细胞　7—导管

（2）薄层鉴别　建立了以玉接骨对照药材为对照的薄层色谱鉴别方法，方法的分离度及重现性均较好。

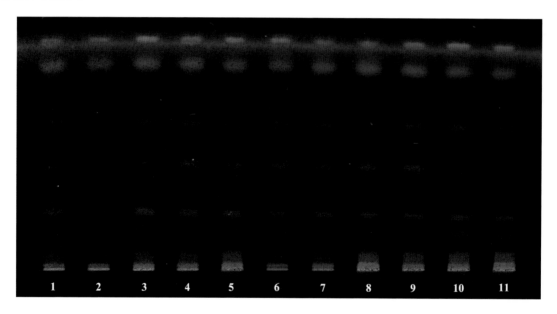

玉接骨薄层色谱图

1—玉接骨对照药材　2～11—药材样品

【检查】**水分**　10 批样品水分测定结果为 7.5% ～ 10.7%，平均值为 9.2%，结合"药材和饮片检定通则（通则 0212）"相关要求，规定限度不得过 13.0%。

酸不溶性灰分　10 批样品酸不溶性灰分测定结果为 0.6% ～ 2.5%，平均值为 1.3%，规定限度不得过 2.0%。

　　【浸出物】　10 批样品浸出物测定结果为 27.8% ～ 38.0%，平均值为 33.7%，规定限度不得少于 25.0%。

　　【性味与归经】【功能与主治】【用法与用量】　在《本草纲目拾遗》《中华本草》《四川省中药资源志要》等文献记载内容基础上，经中苗医专家审定并规范术语而确定。

起草单位：四川省中医药科学院

起草人：周　毅　陈　雏　朱文涛　杨　萍

　　　　吴　燕　李　彬　王红兰　杜玖珍

复核单位：四川省药品检验研究院

羊蹄叶

Yangtiye

RUMICIS JAPONICATIS FOLIUM

本品为蓼科植物羊蹄 *Rumex japonicus* Houtt. 的干燥叶。叶茂盛时采收，除去杂质，干燥。

【性状】 本品多皱缩卷曲，有的破碎。完整叶片展平后呈长圆形或披针状长圆形，长 5～25（～45）cm；表面黄绿色至黄棕色，先端急尖，全缘，叶脉明显。叶柄扁圆柱形，黄绿色至棕褐色，基部扩大成鞘，边缘呈白色膜质状。气微，味微苦。

【鉴别】 （1）本品粉末灰绿色至黄绿色。叶表皮细胞表面观呈类多角形或不规则形，壁稍弯曲；气孔平轴式或不等式。腺鳞多见，直径 17～40 μm。草酸钙簇晶棱角锐尖，直径 13～90 μm。螺纹导管直径 5～50 μm。

（2）取本品粉末 0.5 g，加 70％乙醇 10 ml，超声处理 30 分钟，滤过，滤液作为供试品溶液。另取羊蹄叶对照药材 0.5 g，同法制成对照药材溶液。照薄层色谱法（通则 0502）试验，吸取上述两种溶液各 3 μl，分别点于同一硅胶 G 薄层板上，以乙酸丁酯－甲醇－甲酸－水（6∶3∶0.5∶1）为展开剂，展开，取出，晾干，喷以 1％三氯化铝乙醇溶液，晾干，置紫外光灯（365 nm）下检视。供试品色谱中，在与对照药材色谱相应位置上，显相同颜色的荧光斑点。

【检查】 水分 不得过 13.0％（通则 0832 第二法）。

酸不溶性灰分 不得过 2.0％（通则 2302）。

【浸出物】 照醇溶性浸出物测定法（通则 2201）项下的热浸法测定，用稀乙醇作溶剂，不得少于 25.0％。

【含量测定】 照高效液相色谱法（通则 0512）测定。

色谱条件与系统适用性试验 以十八烷基硅烷键合硅胶为填充剂；以乙腈－0.1％磷酸溶液（16∶84）为流动相；检测波长为 256 nm。理论板数按槲皮苷峰计算不低于 5 000。

对照品溶液的制备 取槲皮苷对照品适量，精密称定，加稀乙醇制成每 1 ml 含 20 μg 的溶液，即得。

供试品溶液的制备 取本品粉末（过三号筛）约 0.2 g，精密称定，置具塞锥形瓶中，精密加入稀乙醇 50 ml，称定重量，超声处理（功率 250 W，频率 40 kHz）30 分钟，放冷，再称定重量，用稀乙醇补足减失的重量，摇匀滤过，取续滤液，即得。

测定法 分别精密吸取对照品溶液与供试品溶液各 10 μl，注入液相色谱仪，测定，即得。

按干燥品计算，本品含槲皮苷（$C_{21}H_{20}O_{11}$）不得少于 0.45%。

饮 片

【炮制】除去杂质，切丝。

【性状】本品呈丝条状，其余主要特征同药材。

【鉴别】【检查】【浸出物】【含量测定】同药材。

【性味与归经】味苦、酸，性冷。入热经。

【功能与主治】凉血止血，通便，解毒消肿，燥湿止痒。用于肠风便血，跌打损伤，便秘，痈疮肿毒，皮肤瘙痒，肝胆湿热（肝架湿热毒）。

【用法与用量】5～15 g。外用适量。

【贮藏】置通风干燥处。

羊蹄叶质量标准起草说明

羊蹄叶为蓼科植物羊蹄 *Rumex japonicus* Houtt. 的干燥叶，是苗族等多民族民间习用药材。羊蹄在《神农本草经》《本草图经》《本草纲目》《滇南本草》《中华本草》《苗族医药学》《湖北苗药》等文献均有记载，药用部位为根或叶。《神农本草经》记载：羊蹄"味苦，寒。主头秃，疥搔，除热，女子阴蚀……生川泽"。《滇南本草》记载：羊蹄"采叶，贴太阳穴，治暴赤火眼疼痛效"。《苗族医药学》中记载：羊蹄的根和叶"质征苦，酸，咬，冷，热。善攻毒败毒赶毒"。

经对四川省苗医医疗机构及民间医生使用情况的实地调研，羊蹄在苗医民间多以叶入药，煎汤内服治疗肠风便血、便秘、痈疮肿毒、皮肤瘙痒、肝胆湿热（肝架湿热毒）等，研末外敷治疗骨折、跌打损伤。羊蹄是宜宾市非物质文化遗产（苗族特效接骨医药）"杨二太医"秘方用药之一。

供标准起草的 10 批样品分别采集于四川省宜宾市兴文县，泸州市叙永县、古蔺县等地。

【名称】依据《中华本草》等文献记载，药材中文名确定为"羊蹄叶"。

【来源】经四川省中医药科学院周毅研究员对"羊蹄叶"药材进行鉴定，基原为蓼科植物羊蹄 *Rumex japonicus* Houtt.。

【植物形态】多年生草本。茎直立，高达 100 cm。基生叶长圆形或披针状长圆形，长 8～25 cm，宽 3～10 cm，顶端急尖，基部圆形或心形。花序圆锥状，多花轮生；花被片淡绿色，内花被片果时增大，宽心形，边缘具不整齐的小齿，齿长 0.3～0.5 mm，全部具小瘤。瘦果宽卵形，具 3 锐棱。花期 5—6 月，果期 6—7 月。

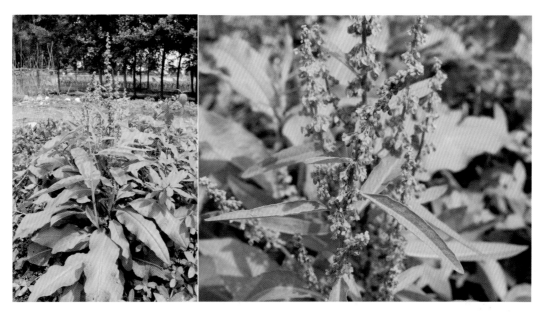

羊蹄叶植物图

【分布及生态环境】 分布于四川、贵州、云南等地。生于海拔 30 ～ 3 400 m 的田边路旁、河滩、沟边湿地。

【性状】 根据药材样品据实描述。

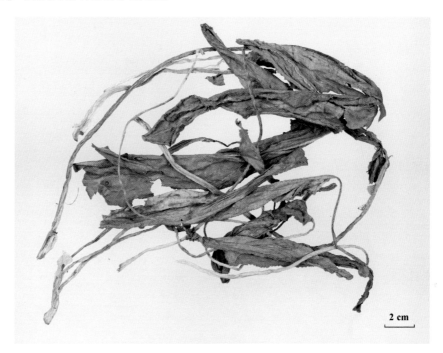

羊蹄叶药材图

【鉴别】 （1）显微鉴别 经对本品粉末显微特征的观察，其叶表皮细胞及气孔、腺鳞、草酸钙簇晶等特征明显，收入标准正文。

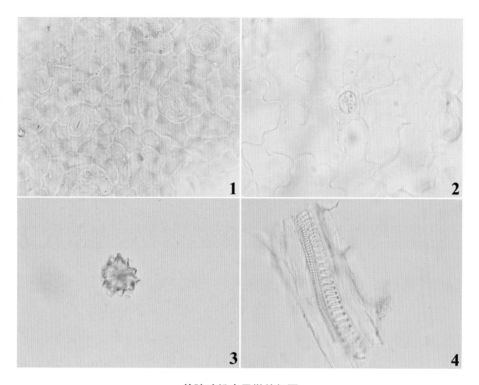

羊蹄叶粉末显微特征图

1—叶表皮细胞及气孔　2—腺鳞　3—草酸钙簇晶　4—导管

（2）薄层鉴别　建立了以羊蹄叶对照药材为对照的薄层色谱鉴别方法，方法的分离度及重现性均较好。

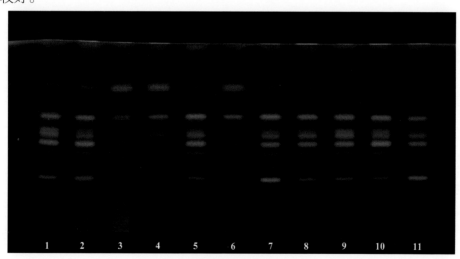

羊蹄叶薄层色谱图

1—羊蹄叶对照药材　2～11—药材样品

【检查】**水分**　10批样品水分测定结果为5.5%～9.5%，平均值为7.0%，结合"药材和饮片检定通则（通则0212）"相关要求，规定限度不得过13.0%。

酸不溶性灰分　10批样品酸不溶性灰分测定结果为0.5%～1.8%，平均值为1.3%，规定

限度不得过 2.0%。

【浸出物】 10 批样品浸出物测定结果为 27.5% ～ 38.9%，平均值为 34.8%，规定限度不得少于 25.0%。

【含量测定】 采用 HPLC 法，建立了羊蹄叶药材中槲皮苷含量测定方法。经方法验证，槲皮苷在 2.364 ～ 75.636 μg/ml 范围内线性关系良好（r=0.999 9），加样回收率为 102.2% ～ 105.1%，RSD 值为 1.1%。10 批样品槲皮苷测定结果为 0.23% ～ 0.85%，平均值为 0.61%。根据测定结果，规定"本品按干燥品计算，含槲皮苷（$C_{21}H_{20}O_{11}$）不得少于 0.45%"。

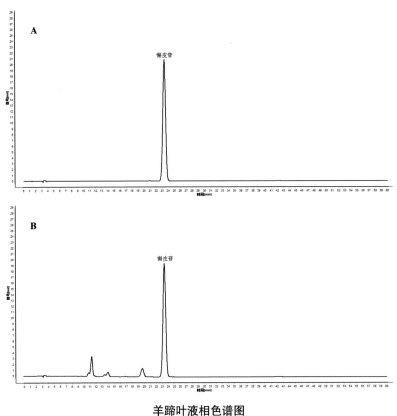

羊蹄叶液相色谱图

A—槲皮苷对照品　B—药材样品

【性味与归经】【功能与主治】【用法与用量】 在《本草纲目》《滇南本草》《中华本草》《苗族医药学》等文献记载内容基础上，经中苗医专家审定并规范术语而确定。

备注：《中华本草》记载"脾虚泄泻者慎服"。按《药物单次给药毒性研究技术指导原则》相关要求，将羊蹄叶水煎液（0.44 g /ml）单次灌胃（小鼠）得到 LD$_{50}$ 为 23.58 g /kg。按 60 kg 体重计算，相当于人用日服剂量（5 ～ 15 g）的 10 ～ 31 倍。

起草单位：四川省中医药科学院

起草人：周　毅　陈　雏　吴　燕　朱文涛

杨　萍　李　彬　王红兰　杜玖珍

复核单位：四川省药品检验研究院

豆尖爻

Doujianyao

CEPHALOTAXI FORTUNEI FOLIUM

本品为三尖杉科植物三尖杉 *Cephalotaxus fortunei* Hooker 的干燥叶。全年可采收，除去杂质，干燥。

【性状】　本品呈披针状长条形，长 3 ～ 9 cm，宽 0.3 ～ 0.4 cm。叶上部渐窄，先端有渐尖的长尖头，基部楔形。上表面绿色至深绿色，中脉隆起；下表面具两条灰白色气孔带，中脉明显。革质。气微，味微苦。

【鉴别】　（1）本品粉末浅绿色至深绿色。叶表皮细胞呈多角形或类长方形，垂周壁不均匀增厚，细胞纵向延长，排列整齐。平轴式气孔多见，常多个整齐排列。螺纹管胞散在或多个并列。

（2）取本品粉末 3 g，加乙醇 25 ml，加热回流 1 小时，放冷，滤过，滤液蒸干，残渣加 10% 盐酸甲醇溶液 10 ml 使溶解，滤过，滤液用浓氨溶液调 pH 值为 9 ～ 10，用二氯甲烷振摇提取 3 次，每次 10 ml，合并二氯甲烷液，浓缩至干，残渣加甲醇 2 ml 使溶解，作为供试品溶液。另取高三尖杉酯碱对照品，加甲醇制成每 1 ml 含 0.2 mg 的溶液，作为对照品溶液。照薄层色谱法（通则 0502）试验，吸取上述两种溶液各 10 μl，分别点于同一硅胶 G 薄层板上，以二氯甲烷 – 甲醇（9 : 1）为展开剂，置氨蒸气饱和的层析缸中展开，取出，晾干，喷以碘化铋钾试液。供试品色谱中，在与对照品色谱相应的位置上，显相同颜色的斑点。

【检查】　**水分**　不得过 13.0%（通则 0832 第二法）。

总灰分　不得过 10.0%（通则 2302）。

【浸出物】　照醇溶性浸出物测定法（通则 2201）项下的热浸法测定，用稀乙醇作溶剂，不得少于 35.0%。

【含量测定】　**对照品溶液的制备**　取高三尖杉酯碱对照品适量，精密称定，加甲醇制成每 1 ml 含 0.2 mg 的溶液，即得。

标准曲线的制备　精密量取对照品溶液 1 ml、2 ml、3 ml、4 ml、5 ml，分别置 10 ml 量瓶中，加甲醇稀释至刻度，摇匀。以相应的试剂为空白，照紫外 – 可见分光光度法（通则 0401），在 288 nm 波长处测定吸光度，以吸光度为纵坐标，浓度为横坐标，绘制标准曲线。

测定法　取本品粉末（过四号筛）约 0.5 g，精密称定，置具塞锥形瓶中，精密加入甲醇 50 ml，称定重量，超声处理（功率 250 W，频率 40 kHz）1 小时，放冷，再称定重量，用甲醇补足减失的重量，摇匀，滤过，精密量取续滤液 1 ml，置 50 ml 量瓶中，加甲醇稀释至刻度，摇匀。照标准曲线制备项下的方法，自"以相应的试剂为空白"起，依法测定吸光度，从标准曲线上读出供试品溶液中相当于高三尖杉酯碱的重量（μg），计算，即得。

本品按干燥品计算，含总生物碱以高三尖杉酯碱（$C_{29}H_{39}NO_9$）计，不得少于 18.0%。

饮 片

【炮制】除去杂质。

【性味与归经】味苦，性冷；有小毒。入热经。

【功能与主治】清热凉血，收敛生肌。用于血热出血，疮疡（皮毒疮、恶毒疮）不敛等。

【用法与用量】10 ～ 15 g。

【贮藏】置阴凉干燥处。

豆尖爻质量标准起草说明

豆尖爻在《中华本草·苗药卷》《中国苗族药物彩色图集》《中国民族药志》《中国民族药辞典》等均以"三尖杉 *Cephalotaxus fortunei* Hooker"名称收载，是我国西南地区多民族（苗族、瑶族、侗族等）民间习用药材，在贵州黔东南地区习称"豆脊掖"。《中华本草·苗药卷》记载：三尖杉"味苦，性冷，入热经"，具有"收敛止血，驱虫，消积，清热解毒"等功效，用于"内脏出血，恶性淋巴瘤，白血病，肺癌等"。《中国苗族药物彩色图集》记载："三尖杉四季可采，鲜用或晒干备用，性冷，味苦，入热经，可收敛止血，抗癌。"

经对四川省苗医医疗机构及民间医生使用情况的实地调研，发现三尖杉在我省苗族聚居地习称"豆尖爻"（与豆脊掖谐音），多以叶入药，煎汤内服，治疗血热症、出血症、疮疡不收口、皮毒疮、恶毒疮等，也有鲜品外用的习惯，多用于治疗风湿肿痛、跌打损伤等。

野生三尖杉在四川资源丰富，主要分布在古蔺县、叙永县、兴文县、喜德县、会理县等地，因野生资源的逐年递减，四川省兴文县、叙永县等地已有一定规模的栽培。

供标准起草的 10 批样品分别采集于兴文县、叙永县、古蔺县、喜德县等地。

【名称】依据《中华本草·苗药卷》"豆脊掖"名称记载并结合四川苗族聚居地的习惯称谓，药材中文名确定为"豆尖爻"。

【来源】经成都中医药大学兰志琼副教授对苗医临床使用的"豆尖爻"药材进行鉴定，基原为三尖杉科植物三尖杉 *Cephalotaxus fortunei* Hooker。

【植物形态】乔木，树皮褐色或红褐色。叶排成两列，披针状条形，通常微弯，长 4 ～ 13 cm，宽 3.5 ～ 4.5 mm，上部渐窄，先端有渐尖的长尖头，基部楔形或宽楔形，下面气孔带白色，较绿色边带宽 3～5 倍。雄球花 8～10 聚生成头状，总花梗通常长 6～8 mm；雌球花总梗长 1.5～2 cm。种子椭圆状卵形或近圆球形，长约 2.5 cm，假种皮成熟时紫色或红紫色，顶端有小尖头。花期 4 月，种子 8—10 月成熟。

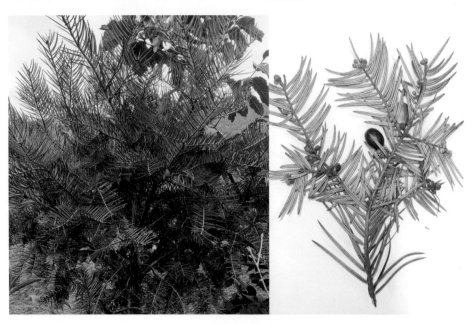

豆尖爻植物图

【分布及生态环境】 分布于四川、贵州、云南、湖南、湖北等省。生于海拔 2 500 m 左右的山涧潮湿地带。

【性状】 根据药材样品据实描述。

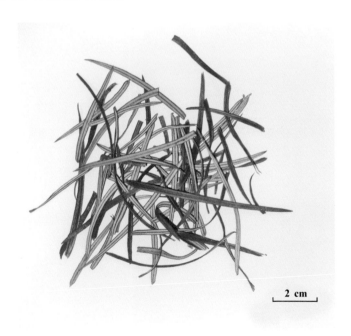

豆尖爻药材图

【鉴别】（1）显微鉴别　经对本品粉末显微特征的观察，其叶表皮细胞、气孔、螺纹管胞等特征明显，收入标准正文。

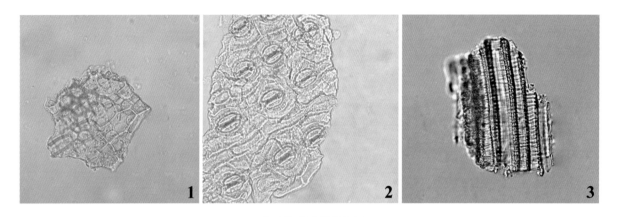

豆尖夌粉末显微特征图

1—叶表皮细胞　2—气孔　3—螺纹管胞

（2）薄层鉴别　建立了以高三尖杉酯碱对照品为对照的薄层色谱鉴别方法，方法的分离度及重现性较好。

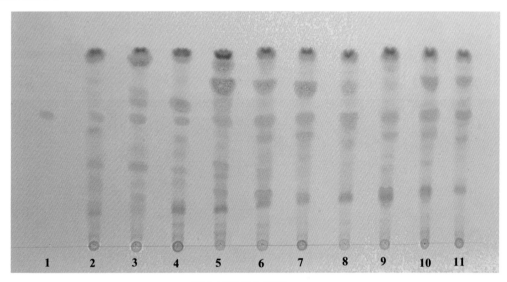

豆尖夌薄层色谱图

1—高三尖杉酯碱对照品　2～11—药材样品

【检查】水分　10 批样品水分测定结果为 5.2%～7.9%，平均值 6.8%，结合"药材和饮片检定通则（通则 0212）"相关要求，规定限度不得过 13.0%。

　　总灰分　10 批样品总灰分测定结果为 6.0%～9.7%，平均值为 8.0%，规定限度不得过 10.0%。

【浸出物】10 批样品测定结果为 34.3%～50.7%，平均值为 39.8%，规定限度不得少于 35.0%。

【含量测定】 采用紫外－可见分光光度法，以高三尖杉酯碱为对照品，建立了豆尖爻药材中总生物碱含量测定方法。经方法验证，高三尖杉酯碱在 0.02 ～ 0.10 mg/ml 范围内线性关系良好（r= 0.999 4），平均加样回收率为 101.0%，RSD 为 1.6%。10 批样品总生物碱含量测定结果为 18.0% ～ 36.6%，平均值为 26.8%。根据测定结果，规定"本品按干燥品计算，含总生物碱以高三尖杉酯碱（$C_{29}H_{39}NO_9$）计，不得少于 18.0%"。

【性味与归经】【功能与主治】【用法与用量】 在《中华本草·苗药卷》《中国苗族药物彩色图集》《中国民族药志》《湖南药物志》等文献记载内容的基础上，经中苗医专家审定并规范术语而确定。

备注：《中华本草》《中药大辞典》等记载豆尖爻"有毒"。按《药物单次给药毒性研究技术指导原则》相关要求，将豆尖爻水煎液（6.2 g/ml）单次灌胃（小鼠）得到 LD_{50} 为 194 g/kg。按 60 kg 体重计算，相当于人用日服剂量（10 ～ 15 g）的 86 ～ 129 倍。

起草单位：成都中医药大学
起草人：兰志琼　先　蕊
复核单位：四川省药品检验研究院

豆 拟

Douni

BERCHEMIAE YUNNANENSIS FOLIUM

本品为鼠李科植物云南勾儿茶 *Berchemia yunnanensis* Franch. 的干燥叶。全年均可采收，除去杂质，干燥。

【性状】 本品完整者呈卵形或卵状椭圆形，长 2～6 cm，宽 1.5～3 cm。上表面绿色或绿褐色；基部圆形或微心形，顶端锐尖，全缘。羽状叶脉正面凸起，背面侧脉极明显，8～12 对。叶柄长 1～2 cm。纸质而脆，易碎。气微，味微苦涩。

【鉴别】 （1）本品粉末黄绿色至深绿色。叶表皮细胞表面观呈类圆形或多角形，垂周壁增厚；气孔平轴式，副卫细胞 2 个。草酸钙簇晶较多，直径 10～24 μm。环纹导管和螺纹导管直径 5～16 μm。

（2）取本品粉末 1 g，加 80% 甲醇 25 ml，超声处理 30 分钟，滤过，滤液作为供试品溶液。另取芦丁对照品，加甲醇制成每 1 ml 含 0.5 mg 的溶液，作为对照品溶液。照薄层色谱法（通则 0502）试验，吸取上述两种溶液各 5 μl，分别点于同一硅胶 G 薄层板上，以乙酸乙酯－甲醇－甲酸－水（8∶0.5∶1∶1）为展开剂，展开，取出，晾干，喷以 1% 三氯化铝乙醇溶液，晾干，置紫外光灯（365 nm）下检视。供试品色谱中，在与对照品色谱相应的位置上，显相同颜色的荧光斑点。

【检查】 **水分** 不得过 13.0%（通则 0832 第二法）。

总灰分 不得过 14.0%（通则 2302）。

酸不溶性灰分 不得过 2.0%（通则 2302）。

【浸出物】 照醇溶性浸出物测定法（通则 2201）项下的热浸法测定，用 70% 乙醇作溶剂，不得少于 24.0%。

【含量测定】 照高效液相色谱法（通则 0512）测定。

色谱条件与系统适用性试验 以十八烷基硅烷键合硅胶为填充剂；以甲醇－0.1% 磷酸溶液（35∶65）为流动相；检测波长为 360 nm。理论板数按芦丁峰计算不低于 3 000。

对照品溶液的制备 取芦丁对照品适量，精密称定，加甲醇制成每 1 ml 含 0.1 mg 的溶液，即得。

供试品溶液的制备 取本品粉末（过四号筛）约 0.2 g，精密称定，置具塞锥形瓶中，精密加入 75% 甲醇 50 ml，密塞，称定重量，加热回流 30 分钟，放冷，再称定重量，用 75% 甲醇补足减失的重量，摇匀，滤过，取续滤液，即得。

测定法 分别精密吸取对照品溶液与供试品溶液各 10 μl，注入液相色谱仪，测定，即得。

本品按干燥品计算，含芦丁（$C_{27}H_{30}O_{16}$）不得少于 1.0%。

饮 片

【炮制】除去杂质。

【性味与归经】味微苦，性冷。入热经。

【功能与主治】清热利湿，解毒，活血消肿。用于淋证，带下（月伤症），黄疸，痢疾（泻肚症），崩漏，跌打损伤，风湿疼痛，痈肿疮毒。

【用法与用量】10～30 g。外用适量。

【贮藏】置阴凉干燥处。

豆拟质量标准起草说明

豆拟又名"鸭公青""勾儿茶"，是苗医民间习用药材，在《草木便方》《分类草药性新编》《中华本草·苗药卷》《中国苗族药物彩色图集》《苗族药物集》《苗族医药学》《四川中药志》等文献均有记载。《草木便方》记载：鸭公青"甘淡性平，风湿脚痛散热淋，酒色劳伤暗积退，清热利胀损伤灵"。《中华本草·苗药卷》记载：豆拟为"鼠李科植物云南勾儿茶 *Berchemia yunnanensis* Franch. 的干燥根和叶……味微苦，性冷。入热经。……清热利湿，活血消肿，清热解毒"。

经对四川省苗医医疗机构及民间使用情况的实地调研，发现豆拟在西南地区多以根和叶入药，四川苗医主要以叶入药，煎汤内服，治疗淋证、带下（月伤症）、黄疸、痢疾（泻肚症）、崩漏、跌打损伤、风湿疼痛等；鲜品捣烂外敷，可治痈疽疔疮等。

供标准起草的 10 批样品分别采集于四川省宜宾市兴文县，沪州市叙永县、古蔺县等地。

【名称】依据《中华本草·苗药卷》《中国苗族药物彩色图集》等文献记载，药材中文名确定为"豆拟"。

【来源】经四川省中医药科学院周毅研究员对"豆拟"药材进行鉴定，基原为鼠李科植物云南勾儿茶 *Berchemia yunnanensis* Franch.。

【植物形态】藤状灌木，无毛。叶纸质，卵状椭圆形、矩圆状椭圆形或卵形，长

2.5～6 cm，宽 1.5～3 cm，顶端锐尖，基部圆形，上面绿色，下面浅绿色，侧脉每边8～12条，两面凸起。花黄色，通常数个簇生，近无总梗或有短总梗，排成聚伞总状或窄聚伞圆锥花序，花序常生于具叶的侧枝顶端；萼片三角形；花瓣倒卵形，顶端钝。核果圆柱形，长 6～9 mm，顶端钝而无小尖头，成熟时红色，后黑色，基部宿存的花盘皿状。花期6—8月，果期翌年4—5月。

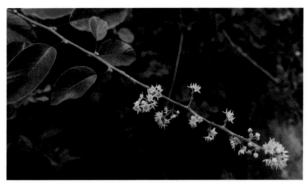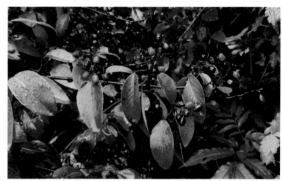

豆拟植物图

【分布及生态环境】 分布于四川、贵州、云南等省。生于海拔 1 500～3 900 m 的山坡、溪边的灌丛或林中。

【性状】 根据药材样品据实描述。

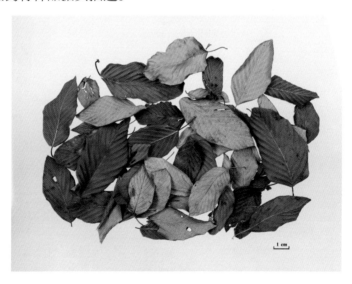

豆拟药材图

【鉴别】 （1）显微鉴别　经对本品粉末显微特征的观察，其叶表皮细胞及气孔、草酸钙簇晶、导管等特征明显，收入标准正文。

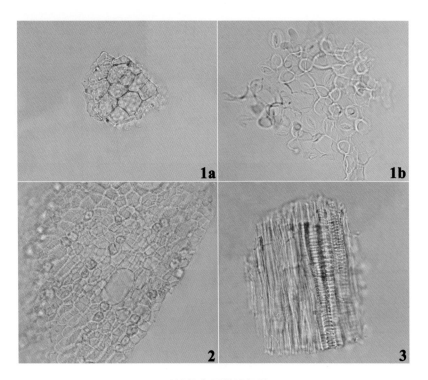

豆拟粉末显微特征图

1a，1b—叶表皮细胞及气孔　2—草酸钙簇晶　3—导管

（2）薄层鉴别　建立了以芦丁对照品为对照的薄层色谱鉴别方法，方法的分离度及重现性均较好。

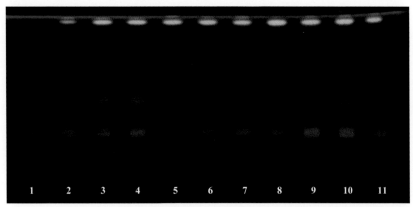

豆拟薄层色谱图

1—芦丁对照品　2～11—药材样品

【**检查**】**水分**　10批样品水分测定结果为5.6%～10.4%，平均值为8.1%，结合"药材和饮片检定通则（通则0212）"相关要求，规定限度不得过13.0%。

总灰分　10批样品总灰分测定结果为8.4%～13.3%，平均值为11.4%，规定限度不得过14.0%。

酸不溶性灰分　10批样品酸不溶性灰分测定结果为0.1%～1.9%，平均值为1.4%，规定

限度不得过 2.0%。

【浸出物】 10 批样品浸出物测定结果为 26.7% ～ 34.0%，平均值为 30.2%，规定限度不得少于 24.0%。

【含量测定】 采用 HPLC 法，建立了豆拟药材中芦丁含量测定方法。经方法验证，芦丁在 0.015 5 ～ 0.496 5 mg/ml 范围内线性关系良好（r=0.999 9），加样回收率为 98.8% ～ 101.7%，RSD 值为 1.0%。10 批样品芦丁测定结果为 1.06% ～ 4.68%，平均值为 2.99%。根据测定结果，规定"本品按干燥品计算，含芦丁（$C_{27}H_{30}O_{16}$）不得少于 1.0%"。

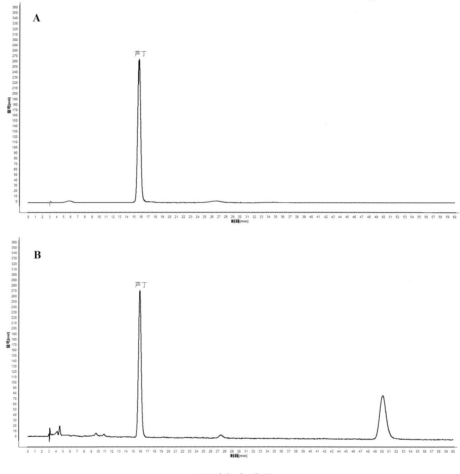

豆拟液相色谱图

A—芦丁对照品　B—药材样品

【性味与归经】【功能与主治】【用法与用量】 在《中华本草·苗药卷》《中国苗族药物彩色图集》《苗族药物集》等文献记载内容基础上，经中苗医专家审定并规范术语而确定。

起草单位：四川省中医药科学院

起草人：周　毅　陈　维　朱文涛　杨　萍

　　　　吴　燕　李　彬　王红兰　杜玖珍

复核单位：成都市药品检验研究院

呜不那

Wubuna

CYNANCHI OFFICINALIS RADIX

本品为萝藦科植物朱砂藤 *Cynanchum officinale* (Hemsl.) Tsiang et Zhang 的干燥根。秋、冬二季采收，除去杂质，洗净，截断，干燥。

【性状】 本品根呈圆柱形，多弯曲，直径 0.5 ～ 3.5 cm。表面深灰色、棕色或暗褐色，具纵皱纹及横长皮孔样突起。根头部可见多数突起的茎痕及芽。质硬，断面类白色至浅黄棕色，可见棕色或暗褐色胶状物，皮部与木部易分离，木部宽广。气微，味微苦。

【鉴别】 （1）本品粉末黄白色至浅黄棕色。木栓细胞表面观多角形，细胞内常含黄棕色颗粒状物。石细胞淡黄色，类长方形或不规则形，长至 135 μm，直径 25 ～ 47 μm，壁厚，孔沟明显，可见纹孔。草酸钙簇晶多存在于薄壁细胞中，排列成行，直径 10 ～ 34 μm。纤维成束或单个散在，淡黄色，壁较薄，具稀疏斜纹孔。具缘纹孔导管和网纹导管多见。淀粉粒众多，类圆形，复粒多由 2 ～ 10 个分粒组成。

（2）取本品粉末 1 g，加甲醇 20 ml，超声处理 30 分钟，滤过，滤液蒸干，残渣加甲醇 2 ml 使溶解，作为供试品溶液。另取对羟基苯乙酮对照品，加甲醇制成每 1 ml 含 0.5 mg 的溶液，作为对照品溶液。照薄层色谱法（通则 0502）试验，吸取上述两种溶液各 5 ～ 10 μl，分别点于同一硅胶 GF$_{254}$ 薄层板上，以石油醚（60 ～ 90℃）– 乙酸丁酯（1∶1）为展开剂，展开，取出，晾干，置紫外光灯（254 nm）下检视。供试品色谱中，在与对照品色谱相应的位置上，显相同颜色的斑点。

【检查】 **水分** 不得过 13.0%（通则 0832 第二法）。

总灰分 不得过 10.0%（通则 2302）。

酸不溶性灰分 不得过 2.0%（通则 2302）。

【浸出物】 照醇溶性浸出物测定法（通则 2201）项下的热浸法测定，用稀乙醇作溶剂，不得少于 15.0%。

【含量测定】 照高效液相色谱法（通则 0512）测定。

色谱条件与系统适用性试验 以十八烷基硅烷键合硅胶为填充剂；以乙腈 – 0.05% 磷酸溶液（12∶88）为流动相；检测波长为 275 nm。理论板数按对羟基苯乙酮峰计算不低于 5 000。

对照品溶液的制备 取对羟基苯乙酮对照品适量，精密称定，加 50% 甲醇制成每 1 ml 含

5 μg 的溶液，即得。

供试品溶液的制备 取本品粉末（过三号筛）约 0.5 g，精密称定，置具塞锥形瓶中，精密加入 50% 甲醇 25 ml，称定重量，超声处理（功率 250 W，频率 40 kHz）30 分钟，放冷，再称定重量，用 50% 甲醇补足减失的重量，摇匀，滤过，取续滤液，即得。

测定法 分别精密吸取对照品溶液与供试品溶液各 10 μl，注入液相色谱仪，测定，即得。

本品按干燥品计算，含对羟基苯乙酮（$C_8H_8O_2$）不得少于 0.020 %。

饮　片

【炮制】　洗净，润透，切厚片或段，干燥。

【性状】　本品呈类圆形或不规则形的片或段，其余主要特征同药材。

【鉴别】　同药材。

【性味与归经】　味苦，性温。有小毒。入热经。

【功能与主治】　祛风除湿，理气止痛，活血化瘀。用于风湿痹痛，胃脘胀痛，腰痛，跌打损伤。

【用法与用量】　3 ～ 6 g。

【贮藏】　置通风干燥处。

呜不那质量标准起草说明

呜不那又称"朱砂藤""托腰散"，为萝藦科植物朱砂藤 *Cynanchum officinale* (Hemsl.) Tsiang et Zhang 的干燥根，是苗医民间习用药材，在《中华本草》《全国中草药汇编》《中药大辞典》《中国民族药辞典》《四川常用中草药》《四川中药资源志要》等均收载。《中华本草》记载：朱砂藤"味苦，性温，小毒"，具有"祛风除湿，理气止痛"的功效，主治"风湿痹痛，腰痛，胃脘痛，跌打损伤"。《中国民族药辞典》记载：苗药呜不那"根治胃痛，胃出血，十二指肠溃疡，产后缺乳，跌打损伤，消炎止痛，活血化瘀"。《四川常用中草药》记载：托腰散"性温，味苦，有小毒"，能"理气止痛，强筋骨，除风湿，明目。治胃痛，腹痛，腰胀痛，跌打损伤，有强壮之功"。

经对四川省苗医医疗机构及民间医生使用情况进行实地调研，呜不那在苗医民间多以根入药，治疗风湿痹痛、胃脘胀痛、腰痛、跌打损伤等。

供标准起草的 10 批样品分别采集于四川省宜宾市兴文县，泸州市叙永县、古蔺县等地。

【名称】　依据《中国民族药辞典》《广西民族药简编》及四川苗医临床习用名称，药材中文名确定为"呜不那"。

【来源】　经四川省中医药科学院周毅研究员对"呜不那"药材进行鉴定，基原为萝藦科植物朱砂藤 *Cynanchum officinale* (Hemsl.) Tsiang et Zhang。

【植物形态】 藤状灌木；主根圆柱状。叶对生，薄纸质，无毛或背面具微毛，卵形或卵状长圆形，长 5 ～ 12 cm，基部宽 3 ～ 7.5 cm，向端部渐尖，基部耳形。聚伞花序腋生；花冠淡绿色或白色，开放后辐状；副花冠肉质，深 5 裂，裂片卵形，内面中部具 1 圆形的舌状片。蓇葖通常仅 1 枚发育。花期 5—8 月，果期 7—10 月。

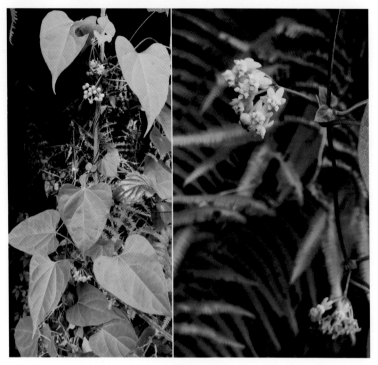

鸣不那植物图

【分布及生态环境】 分布于四川、贵州、云南等省。生长于海拔 1 300 ～ 2 800 m 的山坡、路边、水边或灌丛中及疏林下。

【性状】 根据药材样品据实描述。

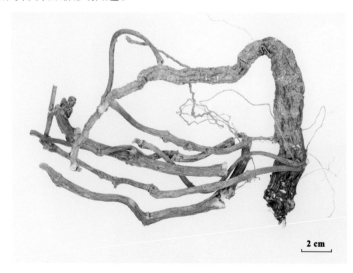

2 cm

鸣不那药材图

【鉴别】 （1）显微鉴别　经对本品粉末显微特征的观察，其木栓细胞、石细胞、草酸钙簇晶等特征明显，收入标准正文。

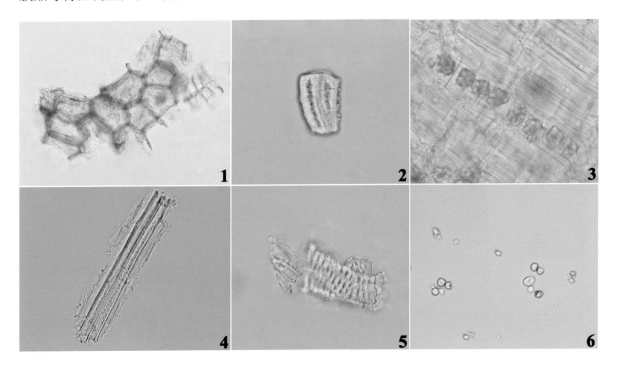

呜不那粉末显微特征图

1—木栓细胞　2—石细胞　3—草酸钙簇晶　4—纤维　5—导管　6—淀粉粒

（2）薄层鉴别　建立了以对羟基苯乙酮对照品为对照的薄层色谱鉴别方法，方法的分离度及重现性均较好。

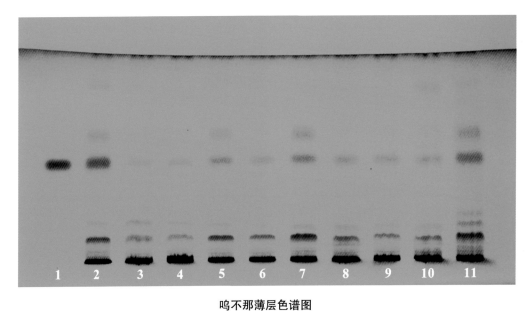

呜不那薄层色谱图

1—对羟基苯乙酮对照品　2～11—药材样品

【检查】 **水分**　10 批样品水分测定结果为 6.5%～9.4%，平均值为 7.8%，结合"药材和饮片检定通则（通则 0212）"相关要求，规定限度不得过 13.0%。

总灰分　10 批样品总灰分测定结果为 3.9%～9.3%，平均值为 7.1%，规定限度不得过 10.0%。

酸不溶性灰分　10 批样品酸不溶性灰分测定结果为 0.2%～1.8%，平均值为 1.3%，规定限度不得过 2.0%。

【浸出物】　10 批样品浸出物测定结果为 14.9%～38.3%，平均值为 24.9%，规定限度不得少于 15.0%。

【含量测定】　采用 HPLC 法，建立了鸣不那药材中对羟基苯乙酮含量测定方法。经方法验证，对羟基苯乙酮在 1.331 3～42.600 0 μg/ml 范围内线性关系良好（r=0.999 9），加样回收率为 97.3%～99.4%，RSD 值为 0.9%。10 批样品对羟基苯乙酮测定结果为 0.02%～0.10%，平均值为 0.04%。根据测定结果，规定"本品按干燥品计算，含对羟基苯乙酮（$C_8H_8O_2$）不得少于 0.020%"。

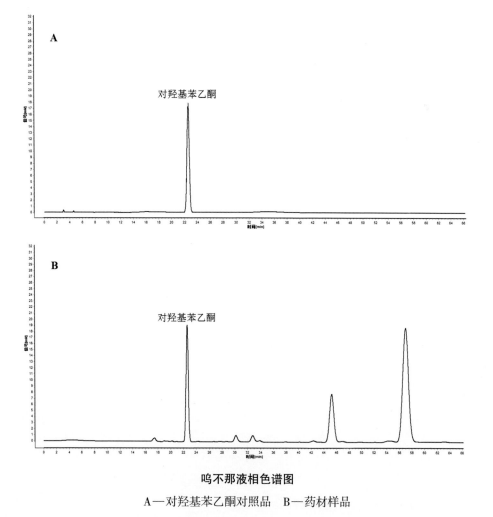

鸣不那液相色谱图

A—对羟基苯乙酮对照品　B—药材样品

【性味与归经】【功能与主治】【用法与用量】 在《中华本草》《中国民族药辞典》《广西民族药简编》《四川常用中草药》等文献基础上，经中苗医专家审定并规范术语而确定。

备注：《中华本草》记载本品有"小毒"。按《药物单次给药毒性研究技术指导原则》相关要求，将鸣不那水煎液（生药 1 g/ml）单次灌胃（小鼠）得到的最大耐受量为 30 g/kg。按 60 kg 体重计算，相当于人用日服剂量（3～6 g）的 33～67 倍。

起草单位：四川省中医药科学院

起草人：周　毅　陈　雏　朱文涛　杨　萍

吴　燕　李　彬　王红兰　杜玖珍

复核单位：四川省药品检验研究院

面根藤

Miangenteng

CALYSTEGIAE HERBA

本品为旋花科植物打碗花 *Calystegia hederacea* Wall. 的干燥全草。夏、秋二季采收，除去杂质，洗净，干燥。

【性状】 本品根近圆柱形。茎圆柱形，有细纵棱，黄绿色至黄棕色，断面中空，直径 1～3 mm。叶互生，多皱缩，完整者展开 3 裂，中裂片显著长于侧裂片。花腋生，黄棕色，花梗长。果实类圆球形，顶端有喙。种子类四面体，黑褐色。气微，味微苦、涩。

【鉴别】 （1）本品粉末浅黄绿色至浅褐色。叶表皮细胞呈不规则形，垂周壁波状弯曲；气孔平轴式，副卫细胞 2 个。果皮细胞类长方形，垂周壁增厚。腺鳞多见，头部 6～8 个细胞辐射状排列。花粉粒球形，表面有细密的网状雕纹，直径 70～95 μm。草酸钙簇晶棱角钝，直径 12～28 μm。螺纹导管、网纹导管和具缘纹孔导管多见，直径 10～70 μm。

（2）取本品粉末 1 g，加石油醚（30～60℃）25 ml，超声处理 30 分钟，弃去石油醚液，药渣挥干溶剂，加甲醇 25 ml，超声处理 30 分钟，滤过，滤液蒸干，残渣加甲醇 2 ml 使溶解，作为供试品溶液。另取绿原酸对照品，加甲醇制成每 1 ml 含 0.5 mg 的溶液，作为对照品溶液。照薄层色谱法（通则 0502）试验，吸取上述两种溶液各 3～5 μl，分别点于同一硅胶 G 薄层板上，以乙酸丁酯 - 甲酸 - 甲醇（8∶1∶1）为展开剂，展开，取出，晾干，置紫外光灯（365 nm）下检视。供试品色谱中，在与对照品色谱相应的位置上，显相同颜色的荧光斑点。

【检查】 **水分** 不得过 13.0%（通则 0832 第二法）。

总灰分 不得过 14.0 %（通则 2302）。

酸不溶性灰分 不得过 2.0 %（通则 2302）。

【浸出物】 照醇溶性浸出物测定法（通则 2201）项下的热浸法测定，用 70% 乙醇作溶剂，不得少于 15.0%。

【含量测定】 照高效液相色谱法（通则 0512）测定。

色谱条件与系统适用性试验 以十八烷基硅烷键合硅胶为填充剂；以甲醇 - 0.1% 磷酸溶液（25∶75）为流动相；检测波长为 324 nm。理论板数按绿原酸峰计算应不低于 2 000。

对照品溶液的制备 取绿原酸对照品适量，精密称定，置棕色量瓶中，加甲醇制成每 1 ml 含 30 μg 的溶液，即得。

供试品溶液的制备 取本品粉末（过三号筛）约 0.5 g，精密称定，置具塞锥形瓶中，精密加入 50% 甲醇 50 ml，称定重量，超声处理（功率 250 W，频率 40 kHz）30 分钟，取出，放冷，再称定重量，用 50% 甲醇补足减失的重量，摇匀，滤过，取续滤液，即得。

测定法 分别精密吸取对照品溶液与供试品溶液各 10 μl，注入液相色谱仪，测定，即得。

本品按干燥品计算，含绿原酸（$C_{16}H_{18}O_9$）不少于 0.020%。

饮 片

【炮制】除去杂质，切段。

【性状】本品呈不规则的段，其余主要特征同药材。

【鉴别】【检查】【浸出物】【含量测定】同药材。

【性味与归经】味甘、微苦，性和。入热经、慢经。

【功能与主治】健脾和胃，除湿，调经。用于淋证，带下（月伤症），月经不调（月乱症），小儿疳积（瘦弱症）。

【用法与用量】10 ～ 30 g。

【贮藏】置通风干燥处。

面根藤质量标准起草说明

面根藤又称"旋华（花）""蕈子根"，是我国民间习用药材，药用历史悠久，在《神农本草经》《名医别录》《图经本草》《中华本草》《四川中药志》等均有记载。《神农本草经》记载："旋华，味甘，温。主益气，去面皯黑色，媚好。其根，味辛。主腹中寒热邪，利小便。久服不饿轻身。"《名医别录》记载："旋花，无毒。一名美草。生豫州。五月采，阴干。根主续筋也。"《救荒本草》记载："蕈子根，俗名打碗花，平泽中今处处有之。延蔓而生，叶似山药叶而狭小。开花状似牵牛花，微短而圆，粉红色。其根甚多，大者如小筋粗，长一二尺，色白。"《中华本草》《四川中药志》记载药材名称为"面根藤"，源自旋花科植物打碗花 *Calystegia hederacea* Wall. 的干燥全草，《中华本草》记载："健脾，利湿，调经。主治脾胃虚弱，消化不良，小儿吐乳，疳积，五淋，带下，月经不调。"

经对四川省苗医医疗机构及民间医生使用情况的实地调研，面根藤为四川苗族聚居地习用药材，多以全草入药，煎汤内服，治疗淋证、带下（月伤症）、月经不调（月乱症）、小儿疳积（瘦弱症）等症。

供标准起草用的 10 批样品分别采集于四川省宜宾市兴文县，泸州市叙永县、古蔺县等地。

【名称】 依据《中华本草》《分类草药性新编》《四川中药志》等记载，药材中文名确定为"面根藤"。

【来源】 经四川省中医药科学院周毅研究员对苗药"面根藤"药材进行鉴定，基原为旋花科植物打碗花 *Calystegia hederacea* Wall.。

【植物形态】 一年生草本，全体不被毛。茎平卧。基部叶片长圆形，顶端圆，基部戟形，上部叶片 3 裂，中裂片长圆形或长圆状披针形，侧裂片近三角形，全缘或 2 ~ 3 裂，叶片基部心形或戟形。花腋生，1 朵；苞片宽卵形，长 0.8 ~ 1.6 cm；萼片长圆形，顶端钝；花冠淡紫色或淡红色，钟状，长 2 ~ 4 cm，冠檐近截形或微裂；花丝被小鳞毛；柱头 2 裂。蒴果卵球形，宿存萼片与之近等长或稍短。

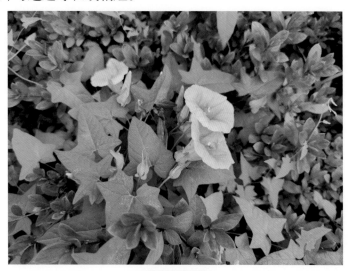

面根藤植物图

【分布及生态环境】 全国各地均有分布。

【性状】 根据药材样品据实描述。

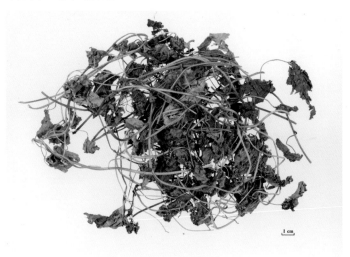

面根藤药材图

【鉴别】（1）显微鉴别　经对本品粉末显微特征的观察，其叶表皮细胞及气孔、果皮细胞、腺鳞等特征明显，收入标准正文。

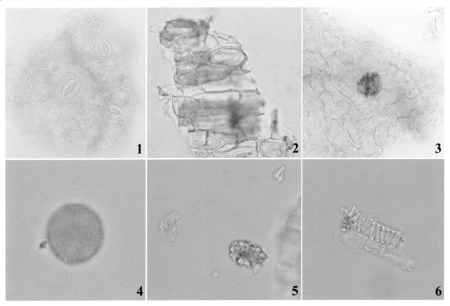

面根藤粉末显微特征图

1—叶表皮细胞及气孔　2—果皮细胞　3—腺鳞　4—花粉粒　5—草酸钙簇晶　6—导管

（2）薄层鉴别　建立了以绿原酸对照品为对照的薄层色谱鉴别方法，方法的分离度及重现性均较好。

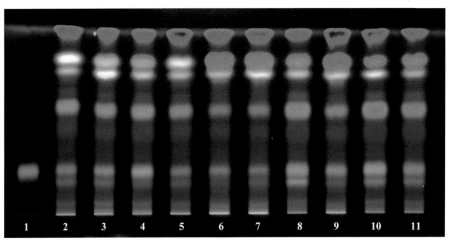

面根藤薄层色谱图

1—绿原酸对照品　2～11—药材样品

【检查】 **水分**　10 批样品水分测定结果为 5.5% ～ 8.6%，平均值为 6.9%，结合"药材和饮片检定通则（通则 0212）"相关要求，规定限度不得过 13.0%。

总灰分　10 批样品总灰分测定结果为 8.9% ～ 13.2%，平均值为 11.2%，规定限度不得过 14.0%。

酸不溶性灰分 10 批样品酸不溶性灰分测定结果为 0.1% ～ 1.8%，平均值为 1.3%，规定限度不得过 2.0%。

【浸出物】 10 批样品浸出物测定结果为 15.8% ～ 23.8%，平均值为 18.3 %，规定限度不得少于 15.0%。

【含量测定】 采用 HPLC 法，建立了面根藤药材中绿原酸含量测定方法。经方法验证，绿原酸在 0.013 6 ～ 2.720 0 μg 范围内线性关系良好（$r = 0.999\,9$），加样回收率为 95.2% ～ 98.2%，RSD 值为 1.3%。10 批样品绿原酸测定结果为 0.02% ～ 0.38%，平均值为 0.12%。根据测定结果，规定"本品按干燥品计算，含绿原酸（$C_{16}H_{18}O_9$）不得少于 0.020%"。

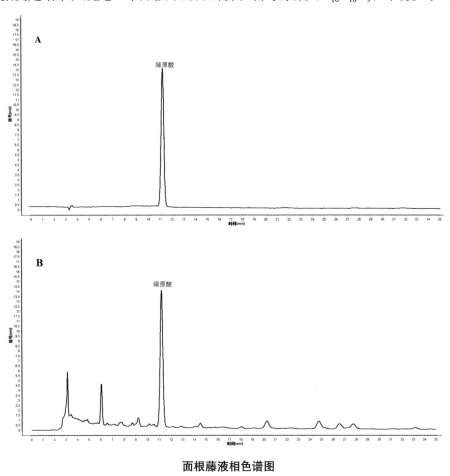

面根藤液相色谱图

A—绿原酸对照品　B—药材样品

【性味与归经】【功能与主治】【用法与用量】 在《神农本草经》《名医别录》《中华本草》《四川中药志》等文献记载内容的基础上，经中苗医专家审定并规范术语而确定。

起草单位：四川省中医药科学院

起草人：周　毅　陈　雏　吴　燕　朱文涛

　　　　杨　萍　李　彬　王红兰　杜玖珍

复核单位：四川省药品检验研究院

剪刀草

Jiandaocao

CLINOPODII GRACILIS HERBA

本品为唇形科植物细风轮菜 *Clinopodium gracile* (Benth.) Matsum. 的干燥全草。夏、秋二季采收，除去杂质，洗净，干燥。

【性状】 本品常缠结成团。茎具有不定根，纤细，呈方柱形，四面凹下呈槽状，被疏短毛；表面灰绿色或棕褐色，有的可见紫红色；质脆，易折断，有时中空。叶对生，叶片小，卵圆形或卵形，长 0.8 ~ 2.5 cm，宽 0.5 ~ 1.5 cm，叶缘锯齿状，多皱缩破碎。轮伞花序残存花萼，被微柔毛。小坚果卵球形，长约 0.8 mm，淡黄棕色。气微香，味微辛。

【鉴别】 （1）本品茎横切面：表皮细胞 1 列，类方形或长方形，外被非腺毛和小腺毛；内皮层细胞 1 列，维管束外韧型，紧密排列，木质部导管单行排列，形成层成环；髓大，有时中央空洞状。

粉末绿褐色或灰绿色。叶表皮细胞垂周壁波状弯曲；气孔直轴式。非腺毛 1 ~ 7 个细胞组成，部分呈倒钩状弯曲，表面疣点明显，直径 36 ~ 55 μm。小腺毛头与柄均单细胞，头部直径约 20 μm。腺鳞直径 30 ~ 54 μm。花粉粒卵球形，具 3 个萌发孔，直径 30 ~ 40 μm。纤维成束或单个散在。叶肉细胞含有大量草酸钙方晶。可见螺纹导管、网纹导管和环纹导管。

（2）取本品粉末 1 g，加甲醇 10 ml，超声处理 15 分钟，滤过，滤液蒸干，残渣加甲醇 1 ml 使溶解，作为供试品溶液。另取醉鱼草皂苷 Ⅳ b 对照品，加甲醇制成每 1 ml 含 2 mg 的溶液，作为对照品溶液。照薄层色谱法（通则 0502）试验，吸取上述两种溶液各 6 μl，分别点于同一硅胶 G 薄层板上，以三氯甲烷 – 乙酸乙酯 – 甲醇 – 水（5 : 20 : 11 : 5）于 10℃以下放置的下层溶液为展开剂，展开，取出，晾干，喷以 10% 硫酸乙醇溶液，在 105℃加热至斑点显色清晰，分别置日光和紫外光灯（365 nm）下检视。在供试品色谱中，与对照品色谱相应的位置上，分别显相同颜色的斑点或荧光斑点。

【检查】 **水分** 不得过 13.0%（通则 0832 第二法）。

总灰分 不得过 12.0%（通则 2302）。

酸不溶性灰分 不得过 2.0%（通则 2302）。

【浸出物】 照醇溶性浸出物测定法（通则 2201）项下的热浸法，用稀乙醇作溶剂，不得少于 18.0%。

【含量测定】 照高效液相色谱法（通则 0512）测定。

色谱条件与系统适用性试验 以十八烷基硅烷键合硅胶为填充剂；以乙腈 – 0.2% 磷酸溶液（20∶80）为流动相；检测波长为 330 nm。理论板数按迷迭香酸峰计算应不低于 9 000。

对照品溶液的制备 取迷迭香酸对照品适量，精密称定，加甲醇制成每 1 ml 含 0.1 mg 的溶液，即得。

供试品溶液的制备 取本品粉末（过二号筛）约 0.25 g，精密称定，置具塞锥形瓶中，精密加入 70% 甲醇 20 ml，称定重量，超声处理（功率 250 W，频率 40 kHz）30 分钟，放冷，再称定重量，用 70% 甲醇补足减失的重量，摇匀，滤过，取续滤液，即得。

测定法 分别精密吸取对照品溶液与供试品溶液各 10 μl，注入液相色谱仪，测定，即得。

本品按干燥品计算，含迷迭香酸（$C_{18}H_{16}O_8$）不得少于 0.45%。

饮 片

【炮制】 除去杂质，切段。

【性状】 本品呈不规则的段，其余主要特征同药材。

【鉴别】【检查】【浸出物】【含量测定】 同药材。

【性味与归经】 味苦，性冷。入热经。

【功能与主治】 清热，解毒，除湿。用于口舌生疮，咽喉肿痛（豆喉症、乳蛾症），疔疮肿毒，胃肠湿热（湿热泻肚症）。

【用法与用量】 15 ～ 20 g。外用适量。

【贮藏】 置阴凉干燥处。

剪刀草质量标准起草说明

剪刀草又称"瘦风轮"，为唇形科植物细风轮菜 *Clinopodium gracile* (Benth.) Matsum. 的干燥全草，在《饮片新参》《中华本草》《全国中草药汇编》《浙江药用植物资源志要》《浙南本草新编》等文献中均有记载。《饮片新参》中记载："剪刀草色紫褐，梗紫细。味苦，性平。消疮肿丹毒，虫咬伤。分量为八分钱至一钱半。生用，或酒炒。风寒胃弱者忌用。"《全国中草药汇编》记载：瘦风轮"辛、苦，性凉。清热解毒，消肿止痛"。

细风轮菜在《上海市中药材标准》（1994 年版）以"剪刀草"作为药材名收载，药用部位为全草。本标准在其基础上，增加了显微鉴别、薄层色谱鉴别、检查（水分、总灰分、酸不溶性灰分）、浸出物、含量测定等项目。

供标准起草的 10 批样品分别采集于四川省宜宾市兴文县、泸州市叙永县、凉山州喜德县等。

【名称】 依据《饮片新参》《中华本草》《上海市中药材标准》（1994 年版）等记载，

药材中文名确定为"剪刀草"。

【**来源**】 经成都中医药大学李敏教授对苗医临床使用的"剪刀草"药材进行鉴定，基原为唇形科植物细风轮菜 *Clinopodium gracile* (Benth.) Matsum.。

【**植物形态**】 茎多数，自匍匐茎生出，高达 30 cm，被倒向短柔毛。最下部叶圆卵形，长约 1 cm，疏生圆齿，茎中部及中下部叶卵形，长 1.2～3.4 cm，疏生牙齿或圆齿状锯齿。轮伞花序具少花，组成短总状花序，无苞叶；苞片针状。花萼管形，长约 3 mm，沿脉被细糙硬毛，喉部疏被柔毛，齿具缘毛，上 3 齿果期反折；花冠白或紫红色。花期 6—8 月，果期 8—10 月。

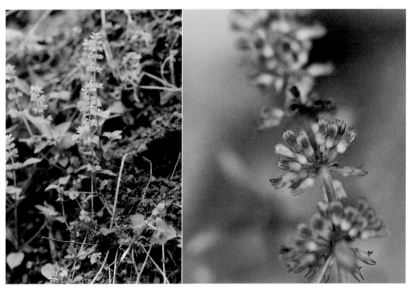

剪刀草植物图

【**分布及生态环境**】 分布于四川、贵州、云南等省。生于海拔 2 400 m 以下的路旁、沟边、空旷草地、林缘、灌丛中。

【**性状**】 根据药材样品据实描述。

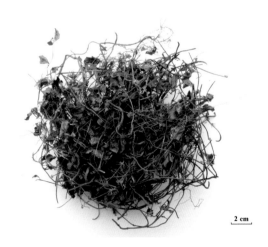

2 cm

剪刀草药材图

【鉴别】（1）显微鉴别　经对本品茎横切面和粉末显微特征的观察，其茎横切面结构、叶表皮细胞及气孔、非腺毛、小腺毛等特征明显，收入标准正文。

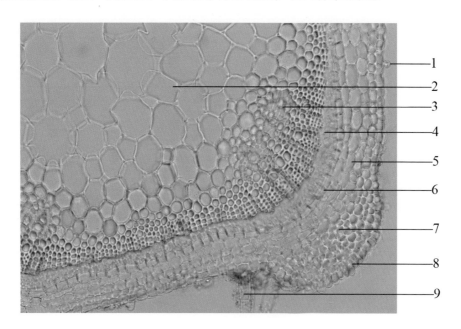

剪刀草茎横切面显微图

1—小腺毛　2—髓　3—木质部　4—韧皮部　5—皮层　6—内皮层　7—厚角组织　8—表皮　9—非腺毛

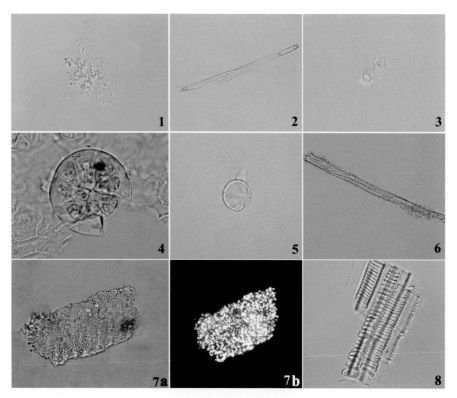

剪刀草粉末显微特征图

1—叶表皮细胞及气孔　2—非腺毛　3—小腺毛　4—腺鳞　5—花粉粒　6—纤维　7a，7b—叶肉细胞　8—导管

（2）薄层鉴别　建立了以醉鱼草皂苷Ⅳb对照品为对照的薄层鉴别方法，方法的分离度及重现性均较好。

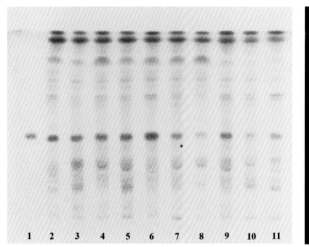 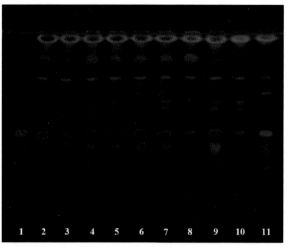

日光　　　　　　　　　　　　　　　　　紫外光灯（365 nm）

剪刀草薄层色谱图
1—醉鱼草皂苷Ⅳb对照品　2～11—药材样品

【检查】**水分**　10 批样品水分测定结果为 8.7%% ～ 12.3%，平均值为 10.1%。结合"药材和饮片检定通则（通则 0212）"相关要求，规定限度不得过 13.0%。

总灰分　10 批样品总灰分测定结果为 6.0% ～ 13.3%，平均值为 9.7%，规定限度不得过 12.0%。

酸不溶性灰分　10 批样品酸不溶性灰分测定结果为 0.1% ～ 3.3%，平均值为 1.1%，规定限度不得过 2.0%。

【浸出物】　10 批样品浸出物测定结果为 18.6% ～ 32.6%，平均值为 23.5%，规定限度不得少于 18.0%。

【含量测定】　采用 HPLC 法，建立了剪刀草药材中迷迭香酸含量测定的方法。经方法验证，迷迭香酸在 6.3 ～ 101.8 μg/ml 范围内线性关系良好（r=0.999 7），加样回收率为 98.8% ～ 101.4%，RSD 值为 1.1%。10 批样品迷迭香酸测定结果为 0.35% ～ 0.82%，平均值为 0.56%。根据测定结果，规定"本品按干燥品计算，含迷迭香酸（$C_{18}H_{16}O_8$）不得少于 0.45%"。

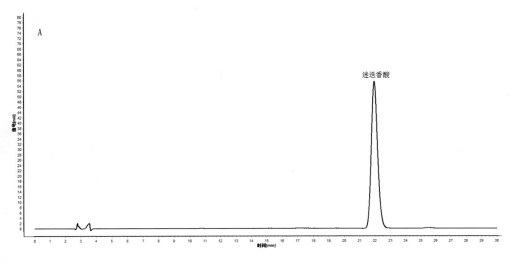

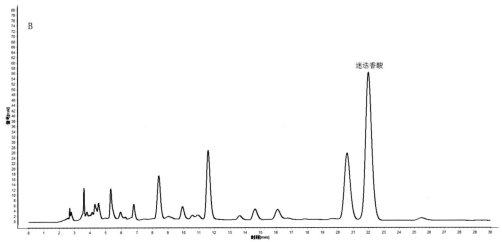

剪刀草液相色谱图

A—迷迭香酸对照品　B—药材样品

【性味与归经】【功能与主治】【用法与用量】 在《饮片新参》《中华本草》《全国中草药汇编》等文献记载内容基础上，经中苗医专家审定并规范术语而确定。

起草单位：成都中医药大学

起草人：李　敏　龙　飞　杨转珍

复核单位：四川省药品检验研究院

锐欧清

Ruiouqing

EOMECONOS HERBA

本品为罂粟科植物血水草 *Eomecon chionantha* Hance 的干燥全草。秋季采收，除去杂质，洗净，干燥。

【**性状**】 本品常缠结成团。根茎较短，略呈不规则的纺锤形。根细，表面黄棕色至棕褐色。叶片皱缩，多脱落，纸质易碎，完整者展平后呈心形或心状肾形，长 5 ～ 26 cm，宽 5 ～ 20 cm，边缘呈波状；上表面绿褐色至暗绿色，下表面灰白色，掌状脉，网脉明显。气微，味苦。

【**鉴别**】 （1） 本品粉末灰棕色至深灰色。叶表皮细胞表面观呈多角形；气孔直轴式或平轴式，副卫细胞 2 个。草酸钙簇晶直径 10 ～ 50 μm。淀粉粒多为单粒，类球形，脐点多呈点状、裂缝状，直径 5 ～ 12 μm；复粒由 2 ～ 9 个分粒组成。网纹导管、具缘纹孔导管及梯纹导管，直径 13 ～ 52 μm。

（2） 取本品粉末 0.5 g，加甲醇 5 ml，超声处理 30 分钟，滤过，滤液作为供试品溶液。另取盐酸血根碱对照品、白屈菜红碱对照品，分别加甲醇制成每 1 ml 含 0.2 mg 的溶液，作为对照品溶液。照薄层色谱法（通则 0502）试验，吸取上述三种溶液各 5 μl，分别点于同一硅胶 G 薄层板上，以环己烷 – 乙酸乙酯 – 甲醇 – 三乙胺（10：3：1：0.05）为展开剂，展开，取出，晾干，置紫外光灯（365 nm）下检视。供试品色谱中，在与对照品色谱相应的位置上，显相同颜色的荧光斑点。

【**检查**】 **水分** 不得过 13.0%（通则 0832 第二法）。

总灰分 不得过 12.0%（通则 2302）。

酸不溶性灰分 不得过 3.0%（通则 2302）。

【**浸出物**】 照醇溶性浸出物测定法（通则 2201）项下的热浸法测定，用稀乙醇作溶剂，不得少于 18.0%。

【**含量测定**】 照高效液相色谱法（通则 0512）测定。

色谱条件与系统适用性试验 以十八烷基硅烷键合硅胶为填充剂；以乙腈 – 0.4% 磷酸溶液（23：77）为流动相；检测波长为 270 nm。理论板数按盐酸血根碱峰计算应不低于 3 000。

对照品溶液的制备 取盐酸血根碱对照品、白屈菜红碱对照品适量，精密称定，加 50%

甲醇制成每 1 ml 各含 50 μg 的混合溶液,即得。

供试品溶液的制备 取本品粉末(过三号筛)约 0.5 g,精密称定,置具塞锥形瓶中,精密加入甲醇 – 盐酸(100∶0.5)混合溶液 50 ml,称定重量,加热回流 30 分钟,放冷,再称定重量,用甲醇 – 盐酸(100∶0.5)混合溶液补足减失的重量,摇匀,滤过,精密量取续滤液 1 ml,置 10 ml 量瓶中,加甲醇至刻度,摇匀,滤过,取续滤液,即得。

测定法 分别精密吸取对照品溶液与供试品溶液各 10 μl,注入液相色谱仪,测定,即得。

本品按干燥品计算,含盐酸血根碱($C_{20}H_{14}NO_4Cl$)和白屈菜红碱($C_{21}H_{18}ClNO_4$)的总量不得少于 0.70%。

饮 片

【炮制】 除去杂质,切段。

【性状】 本品呈不规则的段,其余主要特征同药材。

【鉴别】【检查】【浸出物】【含量测定】 同药材。

【性味与归经】 味苦,性冷;有小毒。入热经。

【功能与主治】 清热解毒,祛瘀生肌,止血。用于咽喉肿痛(豆喉症、乳蛾症),口舌生疮,目赤肿痛,皮肤瘙痒,疮疖,跌打损伤,创口出血等。

【用法与用量】 6 ~ 15 g。外用适量。

【贮藏】 置通风干燥处。

锐欧清质量标准起草说明

锐欧清又称"血水草",为罂粟科植物血水草 *Eomecon chionantha* Hance 的干燥全草,是苗医民间习用药材,在《中华本草》《中华本草·苗药卷》《中国民族药志》《苗族医药学》《黔南苗医药》《四川省中药资源志要》等均有记载。《中华本草·苗药卷》记载:锐欧清"味苦,性冷;小毒。入热经",具有"清热解毒,活血止痛,止血"的功效。《中国民族药志》记载:血水草"用全草。清热解毒,祛腐生肌"。《苗族医药学》记载:"祛腐生肌。用于咽喉肿痛,口腔溃疡,内伤出血。"

经对四川省苗医医疗机构及民间医生使用情况的实地调研,锐欧清在苗医民间多以全草入药,煎汤内服治疗咽喉肿痛(豆喉症、乳蛾症)、口舌生疮、目赤肿痛,外用(可鲜用)治疗皮肤瘙痒、疮疖、跌打损伤、创口出血等。

供标准起草的 10 批样品分别采集于四川省宜宾市兴文县、泸州市叙永县、古蔺县等地。

【名称】 依据《中华本草·苗药卷》《黔南苗医药》及四川苗医民间习用名称,药材中文名确定为"锐欧清"。

【来源】 经四川省中医药科学院周毅研究员对"锐欧清"药材进行鉴定，基原为罂粟科植物血水草 *Eomecon chionantha* Hance。

【植物形态】 多年生无毛草本，具红黄色液汁。根茎匍匐。叶全部基生，叶片心形或心状肾形，稀心状箭形，长 5～26 cm，先端渐尖或急尖，基部耳垂，边缘呈波状，掌状脉 5～7 条；叶柄长 10～30 cm。花葶有 3～5 花，排列成聚伞状伞房花序。花瓣倒卵形，白色。蒴果狭椭圆形，长约 2 cm。花期 3—6 月，果期 6—10 月。

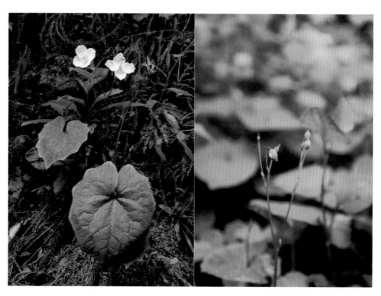

锐欧清原植物图

【分布及生态环境】 分布于四川、贵州、云南省。生于海拔 1 400～1 800 m 的林下、灌丛下或溪边、路旁。

【性状】 根据药材样品据实描述。

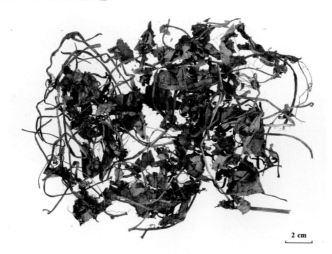

锐欧清药材图

【鉴别】 （1）显微鉴别 经对本品粉末显微特征的观察，其叶表皮细胞及气孔、草酸钙簇晶、淀粉粒等特征明显，收入标准正文。

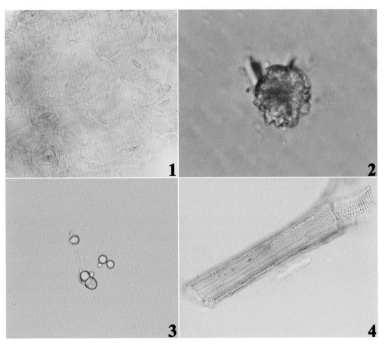

锐欧清粉末显微特征图

1— 叶表皮细胞及气孔　2— 草酸钙簇晶　3— 淀粉粒　4— 导管

（2）薄层鉴别　建立了以盐酸血根碱对照品、白屈菜红碱对照品为对照的薄层色谱鉴别方法，方法的分离度及重现性均较好。

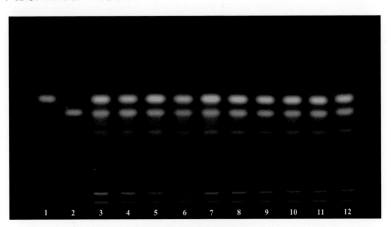

锐欧清薄层色谱图

1—盐酸血根碱对照品　2—白屈菜红碱对照品　3～12—药材样品

【检查】　**水分**　10批样品水分测定结果为7.1%～8.4%，平均值7.9%，结合"药材和饮片检定通则（0212）"相关要求，规定限度不得过13.0%。

总灰分　10批样品总灰分测定结果为8.3%～13.0%，平均值为10.0%，规定限度不得过12.0%。

酸不溶性灰分　10批样品酸不溶性灰分测定结果为0.1%～3.0%，平均值为2.1%，规定

限度不得过 3.0%。

【浸出物】 10 批样品测定结果为 17.3% ～ 25.1%，平均值为 22.5%，规定其醇溶性浸出物不得少于 18.0%。

【含量测定】 采用 HPLC 法，建立了锐欧清药材中盐酸血根碱、白屈菜红碱含量测定方法。经方法验证，盐酸血根碱在 1.4875 ～ 23.800 0 μg/ml 范围内线性关系良好（r=0.999 9），加样回收率为 94.4% ～ 101.2%，RSD 值为 2.7%；白屈菜红碱在 0.695 6 ～ 11.129 1 μg/ml 范围内线性关系良好（r=0.999 9），加样回收率为 98.9% ～ 105.9%，RSD 值为 2.3%。10 批样品盐酸血根碱和白屈菜红碱总量为 0.67%~1.08%，平均值为 0.92%。根据测定结果，规定"本品按干燥品计算，含盐酸血根碱（$C_{20}H_{14}NO_4Cl$）和白屈菜红碱（$C_{21}H_{18}ClNO_4$）的总量不得少于 0.70%"。

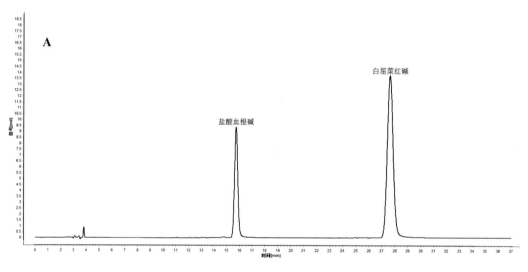

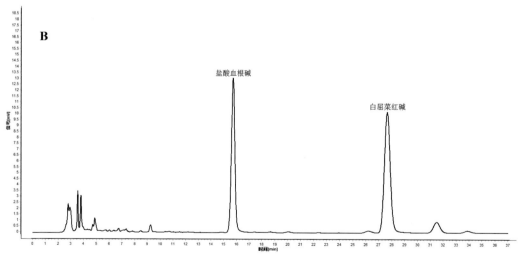

锐欧清液相色谱图

A—混合对照品　B—药材样品

【性味与归经】【功能与主治】【用法与用量】在《全国中草药汇编》《中华本草·苗药卷》《黔南苗医药》《四川中药志》《中药大辞典》《中国民族药志》等文献基础上，经中苗医专家审定并规范术语而确定。

备注：《中华本草》《全国中草药汇编》《中药大辞典》《中华本草·苗药卷》《四川中药志》等文献记载"有小毒"。按《药物单次给药毒性研究技术指导原则》相关要求，将锐欧清水煎液（2 g /ml）单次灌胃（小鼠）得到的最大耐受量为48 g /kg。按60 kg 体重计算，相当于人用日服剂量（6 ~ 15 g）的21 ~ 53 倍。

起草单位：四川省中医药科学院

起草人：周　毅　陈　雏　朱文涛　杨　萍
　　　　吴　燕　李　彬　王红兰　杜玖珍

复核单位：成都市药品检验研究院

嘎 若

Garuo

PARIDIS VANIOTII RHIZOMA

本品为百合科植物平伐重楼 *Paris vaniotii* H. Léveillé 的干燥根茎。秋季采挖，除去须根，洗净，干燥。

【性状】 本品呈结节状扁圆柱形，略弯曲，长 2 ～ 9 cm，直径 1 ～ 2.5 cm。表面黄棕色或灰棕色，外皮脱落处呈白色；密具层状突起的粗环纹，一面结节明显，结节上具椭圆形凹陷茎痕，另一面有疏生的须根或疣状须根痕。顶端具鳞叶和茎的残基。质坚实，断面平坦，白色至浅棕色，粉性或角质。气微，味微苦、麻。

【鉴别】 （1）本品粉末白色至浅黄色。淀粉粒甚多，类圆形、长圆形或钝三角形，直径 2 ～ 20 μm。草酸钙针晶成束或散在，长 14 ～ 210 μm。网纹导管与梯纹导管直径 7 ～ 26 μm。薄壁细胞类圆形，富含淀粉粒。

（2）取本品粉末 0.5 g，加乙醇 10 ml，加热回流 30 分钟，滤过，滤液作为供试品溶液。取重楼皂苷 I 对照品、重楼皂苷 II 对照品、薯蓣皂苷对照品，加甲醇制成每 1 ml 各含 0.2 mg 的混合溶液，作为对照品溶液。照薄层色谱法（通则 0502）试验，吸取上述两种溶液各 4 μl，分别点于同一硅胶 G 薄层板上，以三氯甲烷 – 乙醇 – 水 – 甲酸（5 : 4 : 1 : 0.5）的下层溶液为展开剂，展开，取出，晾干，喷以 10% 硫酸乙醇溶液，在 105℃加热至斑点显色清晰，置紫外光灯（365 nm）下检视。供试品色谱中，在与对照品色谱相应的位置上，显相同颜色的荧光斑点。

【检查】 水分 不得过 13.0%（通则 0832 第二法）。

总灰分 不得过 6.0%（通则 2302）。

酸不溶性灰分 不得过 3.0%（通则 2302）。

【浸出物】 照醇溶性浸出物测定法（通则 2201）项下的热浸法测定，用 65% 乙醇作溶剂，不得少于 13.0%。

【含量测定】 照高效液相色谱法（通则 0512）测定。

色谱条件与系统适用性试验 以十八烷基硅烷键合硅胶为填充剂；以乙腈 – 水（45 : 55）为流动相；检测波长为 203 nm。理论板数按重楼皂苷 I 峰计算应不低于 4 000。

对照品溶液的制备 取重楼皂苷 I 对照品、薯蓣皂苷对照品适量，精密称定，加甲醇制成每 1 ml 含重楼皂苷 I 0.2 mg、薯蓣皂苷 0.3 mg 的混合溶液，即得。

供试品溶液的制备　取本品粉末（过三号筛）约 0.5 g，精密称定，置具塞锥形瓶中，精密加入乙醇 25 ml，称定重量，加热回流 30 分钟，放冷，再称定重量，用乙醇补足减失的重量，摇匀，滤过，取续滤液，即得。

测定法　分别精密吸取对照品溶液与供试品溶液各 10 μl，注入液相色谱仪，测定，即得。

本品按干燥品计算，含重楼皂苷Ⅰ（$C_{44}H_{70}O_{16}$）和薯蓣皂苷（$C_{45}H_{72}O_{16}$）的总量不得少于 1.0%。

饮　片

【炮制】除去杂质，润透，切厚片，干燥。

【性状】本品呈近圆形、椭圆形或不规则的片，其余主要特征同药材。

【鉴别】【检查】同药材。

【性味与归经】味苦，性冷。有小毒。入热经。

【功能与主治】清热解毒，消肿止痛，息风定惊。用于疮痈肿毒，咽肿喉痹（豆喉症、乳蛾症），寸耳癀，中耳炎，蛇虫咬伤，跌扑伤痛，惊风抽搐（昏痉症）。

【用法与用量】3～10 g，外用适量。

【贮藏】置通风干燥处。

嘎若质量标准起草说明

平伐重楼与七叶一枝花 *Paris polyphylla* Sm. 一直作为同一物种使用。2000 年后独立成种，以平伐重楼 *Paris vaniotii* H. Léveillé 收载于 *Flora of China*。经资源考察，平伐重楼主要分布于四川省兴文县、屏山县、叙永县、古蔺县，贵州省毕节市、安顺市等地，在兴文县、屏山县有较大规模的人工种植。

现行版《中国药典》"重楼"项下收载了云南重楼和七叶一枝花两个基原植物，功效为清热解毒、消肿止痛、凉肝定惊。经对四川、贵州苗医医疗机构和民间医生调研，发现平伐重楼在四川、贵州苗族地区作为重楼使用，苗药名为"嘎若"，功效与重楼基本一致，常用于治疗咽肿喉痹（豆喉症、乳蛾症）、寸耳癀、惊风抽搐（昏痉症）、中耳炎、蛇虫咬伤、跌扑伤痛等。嘎若药材明显小于重楼，化学成分研究表明，嘎若与重楼均含有重楼皂苷类成分，各成分含量有差异，嘎若中薯蓣皂苷含量明显高于重楼。

供标准起草的 10 批样品分别采集于四川省宜宾市兴文县、屏山县，贵州省安顺市等地。

【名称】依据《苗族医学》《苗族常用植物药》《中华本草·苗药卷》《中国民族药志要》等文献记载，药材中文名确定为"嘎若"。

【来源】 经成都中医药大学尹鸿翔副教授对苗医临床使用的"嘎若"药材进行鉴定，基原为百合科植物平伐重楼 *Paris vaniotii* H. Léveillé。

【植物形态】 多年生草本，根状茎棕色，粗 1～3 cm。叶 5～7 枚，倒披针椭圆形或长椭圆形，先端渐尖，基部浅心形、圆形或楔形，长 8～13 cm，宽 2～5 cm；叶柄长约 1 cm；花基数 5～7；萼片卵状披针形；花瓣丝状，远长于萼片；蒴果卵形，不开裂；种子多数，淡褐色，长圆形，长 1～5 mm；假种皮海绵质，近白色，包住种子大半部；花期 4—6 月，果期 9—10 月。

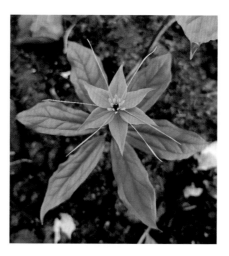

嘎若植物图

【分布及生态环境】 分布于四川、贵州、重庆等地。生于海拔 700～3 000 m 的常绿阔叶林、针叶林及竹林下。

【性状】 根据药材样品据实描述。

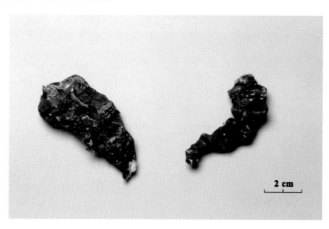

嘎若药材图

【鉴别】 （1）显微鉴别 经对本品粉末显微特征的观察，其淀粉粒、草酸钙针晶、导管等特征明显，收入标准正文。

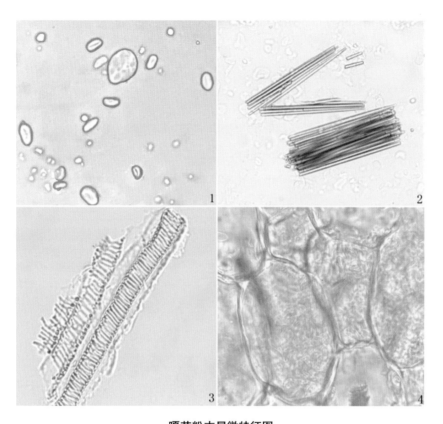

嘎若粉末显微特征图

1—淀粉粒　2—草酸钙针晶　3—导管　4—薄壁细胞

（2）薄层鉴别　建立了以重楼皂苷Ⅰ对照品、薯蓣皂苷对照品、重楼皂苷Ⅱ对照品为对照的薄层色谱鉴别方法，方法的分离度及重现性均较好。

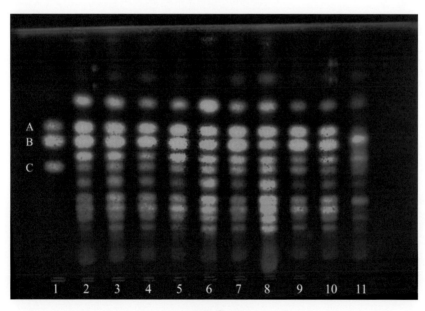

嘎若薄层色谱图

1—混合对照品（A—重楼皂苷Ⅰ　B—薯蓣皂苷　C—重楼皂苷Ⅱ）　2～11—药材样品

【检查】水分　10 批样品水分测定结果为 5.7% ～ 12.0%，平均值为 7.9%，结合"药材和饮片检定通则（通则 0212）"相关要求，规定限度不得过 13.0%。

总灰分　10 批样品总灰分测定结果为 3.1% ～ 5.8%，平均值为 4.3%，规定限度不得过 6.0%。

酸不溶性灰分　10 批样品酸不溶性灰分测定结果为 0.9% ～ 2.9%，平均值为 2.0%，规定限度不得过 3.0%。

【浸出物】10 批样品测定结果为 13.6 ～ 20.0%，平均值为 15.5%，规定限度不得少于 13.0%。

【含量测定】采用 HPLC 法，建立了嘎若中薯蓣皂苷、重楼皂苷 I 含量测定方法。经方法验证，薯蓣皂苷在 0.303 ～ 3.030 μg 范围内线性关系良好（$r=0.999\ 7$），加样回收率为 96.8% ～ 103.6%，RSD 值为 2.6%；重楼皂苷 I 在 0.202 6 ～ 2.260 0 μg 范围内线性关系良好（$r=0.999\ 7$），加样回收率为 97.8% ～ 102.3%，RSD 值为 1.9%。10 批样品皂苷总含量为 1.0% ～ 3.3%，平均为 2.5%。根据测定结果，规定"本品按干燥品计算，含重楼皂苷 I（$C_{44}H_{70}O_{16}$）和薯蓣皂苷（$C_{45}H_{72}O_{16}$）的总量不得少于 1.0%"。

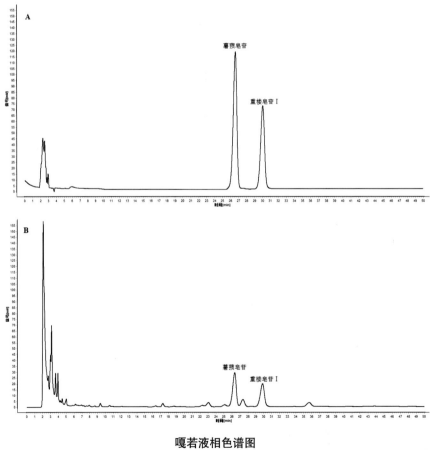

嘎若液相色谱图

A—混合对照品　B—药材样品

【性味与归经】【功能与主治】【用法与用量】 在《中华本草·苗药卷》《苗族常用植物药》《苗族药物集》等文献记载内容基础上，经中苗医专家审定并规范术语而确定。

备注：《中华本草·苗药卷》记载"有小毒"。按《药物单次给药毒性研究技术指导原则》相关要求，将嘎若（平伐重楼）水煎液（2.0 g/ml）单次灌胃（小鼠）得到的最大耐受量为 80 g/kg。按 60 kg 体重计算，相当于人用日服剂量（3 ～ 10 g）的 53 ～ 178 倍。

起草单位：成都中医药大学

起草人：尹鸿翔　任梓萱　邱　雪

复核单位：四川省药品检验研究院

参考文献

[1] 吴普 . 神农本草经 [M]. 孙星衍, 孙冯翼, 曹瑛, 辑 . 北京: 中国医药科技出版社, 2020.

[2] 顾观光 . 神农本草经 [M]. 北京: 人民卫生出版社, 1955.

[3] 陶弘景 . 名医别录 [M]. 尚志钧, 辑校 . 北京: 人民卫生出版社, 1986.

[4] 兰茂 . 滇南本草 [M]. 昆明: 云南科技出版社, 2004.

[5] 兰茂 . 滇南本草: 第一卷 [M]. 昆明: 云南人民出版社, 1959.

[6] 兰茂 . 滇南本草: 第二卷 [M]. 昆明: 云南人民出版社, 1977.

[7] 兰茂 . 滇南本草 [M]. 陆拯, 包来发, 陈明显, 校点 . 北京: 中国中医药出版社, 2013.

[8] 李时珍 . 本草纲目 [M]. 校点本 . 北京: 人民卫生出版社, 1982.

[9] 李时珍 . 本草纲目 [M]. 太原: 山西科学技术出版社, 2014.

[10] 李时珍 . 本草纲目 [M]. 北京: 中医古籍出版社, 1994.

[11] 李时珍 . 本草纲目 [M]. 北京: 人民卫生出版社, 2005.

[12] 李时珍 . 本草纲目 [M]. 武汉: 崇文书局, 2017.

[13] 李时珍 . 本草纲目 [M]. 影印本 . 杭州: 浙江人民出版社, 2015.

[14] 周静 . 救荒本草彩色药图 [M]. 贵阳: 贵州科技出版社, 2017.

[15] 朱橚 . 救荒本草校释与研究 [M]. 王家葵, 张瑞贤, 李敏, 校注 . 北京: 中医古籍出版社, 2007.

[16] 刘训红, 吴昌国, 邹家林, 等 . 分类本草药性新编 [M]. 北京: 中国中医药出版社, 2016.

[17] 何克谏 . 生草药性备要 [M]. 广州: 广东科技出版社, 2009.

[18] 刘善述 . 草木便方 [M]. 重庆: 重庆人民出版社, 1988.

[19] 吴其濬 . 植物名实图考校注 [M]. 郑州: 河南科学技术出版社, 2015.

[20] 吴其濬 . 植物名实图考长编 [M]. 北京: 商务印书馆, 1959.

[21] 吴其濬 . 植物名实图考 [M]. 北京: 商务印书馆, 1957.

[22] 严西亭, 施澹宁, 洪缉菴 . 得配本草 [M]. 北京: 科技卫生出版社, 1958.

[23] 佚名 . 分类草药性 [M]. 1939(民国二十八年).

[24] 赵学敏 . 本草纲目拾遗 [M]. 北京: 人民卫生出版社, 1983.

[25] 寇宗奭 . 本草衍义 [M]. 北京: 商务印书馆, 1957.

[26] 苏颂 . 图经本草 [M]. 福州: 福建科学技术出版社, 1988.

[27] 唐慎微 . 证类本草 [M]. 北京: 华夏出版社, 1993.

[28] 苏敬 . 新修本草 [M]. 上海: 上海卫生出版社, 1957.

[29] 苏敬 . 新修本草 [M]. 辑复本 . 合肥: 安徽科学技术出版社, 1981.

[30] 吴普. 神农本草经 [M]. 长春: 时代文艺出版社, 2008.

[31] 白若杂纳. 妙音本草(藏药古本经典图鉴四种)[M]. 西宁: 青海人民出版社, 2016.

[32] 帝玛尔·丹增彭措. 晶珠本草(藏文)[M]. 北京: 民族出版社, 2005.

[33] 第司·桑杰嘉措. 蓝琉璃 [M]. 上海: 上海科学技术出版社, 2012.

[34] 嘎玛群培. 甘露本草明镜 [M]. 拉萨: 西藏人民出版社, 1993.

[35] 嘎务. 藏药晶镜本草(藏文)[M]. 北京: 民族出版社, 2018.

[36] 龚锡麟. 天宝本草 [M].[1883].

[37] 前宇妥·云丹衮波. 宇妥本草(藏药古本经典图鉴四种)[M]. 西宁: 青海人民出版社, 2016.

[38] 唐慎微. 重修政和经史证类备用本草 [M]. 北京: 中国中医药出版社, 2013.

[39] 王一仁. 饮片新参 [M]. 上海: 千顷堂书局, 1936.

[40] 王正坤, 周明康. 哀牢本草 [M]. 太原: 山西科学技术出版社, 1991.

[41] 希瓦措. 度母本草(藏药古本经典图鉴四种)[M]. 西宁: 青海人民出版社, 2016.

[42] 新平彝族傣族自治县科委. 聂苏诺期 [M]. 聂鲁, 译. 昆明: 云南民族出版社, 1988.

[43] 宇妥·云丹贡布. 四部医典(藏文)[M]. 西宁: 青海民族出版社, 2009.

[44] 宇妥·云丹贡布. 四部医典 [M]. 马世宁, 罗达尚, 毛继祖, 等译. 上海: 上海科学技术出版社, 1987.

[45] 朱橚. 救荒本草 [M]. 北京: 中华书局, 1959.

[46] 汪毅. 黔本草: 第1卷 [M]. 贵阳: 贵州科技出版社, 2015.

[47] 张之道. 彝药本草: 上、下卷 [M]. 昆明: 云南科技出版社, 2018.

[48] 《中国民族药志》编委会. 中国民族药志: 第四卷 [M]. 成都: 四川民族出版社, 2007.

[49] 阿子阿越. 彝族医药 [M]. 北京: 中国医药科技出版社, 1993.

[50] 安徽省革委会卫生局, 安徽中草药编写组. 安徽中草药 [M]. 合肥: 安徽人民出版社, 1975.

[51] 蔡光先. 湖南药物志 [M]. 长沙: 湖南科学技术出版社, 2004.

[52] 蔡永敏. 中药药名辞典 [M]. 北京: 中国中医药出版社, 1996.

[53] 陈翠, 李春恒. 兰坪中药资源图谱 [M]. 昆明: 云南科技出版社, 2017.

[54] 陈士林, 林余霖. 中草药大典 [M]. 北京: 军事医学科学出版社, 2006.

[55] 程锦国, 甘慈尧. 浙南本草新编 [M]. 北京: 中国中医药出版社, 2016.

[56] 楚雄彝族自治州人民政府. 双柏彝族医药书 [M]. 昆明: 云南民族出版社, 2012.

[57] 方清茂, 赵军宁. 四川中药资源志要 [M]. 成都: 四川科学技术出版社, 2020.

[58] 方志先, 赵晖, 赵敬华. 土家族药物志: 下册 [M]. 北京: 中国医药科技出版社, 2007.

[59] 福建省医药研究所. 福建药物志: 第一册 [M]. 福州: 福建人民出版社, 1979.

[60] 福建省中医药研究院. 福建药物志: 第二卷 [M]. 福州: 福建人民出版社, 1994.

[61] 顾健. 中国藏药 [M]. 北京: 民族出版社, 2016.

[62] 关祥组. 彝族医药学 [M]. 昆明: 云南民族出版社, 1993.

[63] 贵州省中医研究所. 贵州民间药物: 第一辑 [M]. 贵阳: 贵州人民出版社, 1965.

[64] 贵州省中医研究所. 贵州草药: 第一集 [M]. 贵阳: 贵州人民出版社, 1970.

[65] 贵州省中医研究所. 贵州草药: 第二集 [M]. 贵阳: 贵州人民出版社, 1970.

[66] 贵州省中医研究所. 贵州中草药名录 [M]. 贵阳: 贵州人民出版社, 1988.

[67] 国家中医药管理局《中华本草》编委会 . 中华本草：苗药卷 [M]. 贵阳：贵州科技出版社，2005.

[68] 国家中医药管理局《中华本草》编委会 . 中华本草：藏药卷 [M]. 上海：上海科学技术出版社，2002.

[69] 国家中医药管理局《中华本草》编委会 . 中华本草 [M]. 上海：上海科学技术出版社，1999.

[70] 何顺志，徐文芬 . 贵州中草药资源研究 [M]. 贵阳：贵州科技出版社，2007.

[71] 和德绍 . 玉龙本草：上册、下册 [M]. 昆明：云南科技出版社，2016.

[72] 河北省革命委员会卫生局，河北省革命委员会商业局 . 河北中草药 [M]. 石家庄：河北人民出版社，
1977.

[73] 贺又舜，杜方麓 . 湖南药物志：第三卷 [M]. 长沙：湖南科学技术出版社，2004.

[74] 黄璐琦，詹亚华，张代贵 . 神农架中药资源图志：第一卷 [M]. 福州：福建科学技术出版社，2018.

[75] 黄燮才，周珍诚，张骏 . 广西民族药简编 [Z]. 南宁：广西壮族自治区卫生局药品检验所，1980.

[76] 惠永正 . 中药天然产物大全 [M]. 上海：上海科学技术出版社，2011.

[77] 贾敏如，张艺 . 中国民族药辞典 [M]. 北京：中国医药科技出版社，2016.

[78] 贾敏如，李星炜 . 中国民族药志要 [M]. 北京：中国医药科技出版社，2005.

[79] 江纪武 . 药用植物辞典 [M]. 天津：天津科学技术出版社，2005.

[80] 江苏省植物研究所 . 新华本草纲要 [M]. 上海：上海科学技术出版社，1991.

[81] 李耕冬，贺廷超 . 彝药植物学续集 [M]. 成都：四川民族出版社，1991.

[82] 李耕冬，贺廷超 . 彝医植物药 [M]. 成都：四川民族出版社，1990.

[83] 李荣贵 . 尔玛思柏——中国羌药谱 [M]. 北京：中国农业出版社，2013.

[84] 廖朝林，方志先 . 湖北恩施药用植物志：上册、下册 [M]. 武汉：湖北科学技术出版社，2006.

[85] 陆科闵 . 苗族药物集 [M]. 贵阳：贵州人民出版社，1988.

[86] 罗达尚 . 晶珠本草正本诠释 [M]. 成都：四川科学技术出版社，2018.

[87] 罗达尚 . 新修晶珠本草 [M]. 成都：四川科学技术出版社，2004.

[88] 罗达尚 . 中华藏本草 [M]. 北京：民族出版社，1997.

[89] 缪希雍 . 神农本草经疏 [M]. 太原：山西科学技术出版社，2012.

[90] 南京中医药大学 . 中药大辞典：上册、下册 [M]. 2 版 . 上海：上海科学技术出版社，2015.

[91] 彭再生 . 湖北苗药 [M]. 北京：中医古籍出版社，2006.

[92] 全国中草药汇编编写组 . 全国中草药汇编：上册 [M]. 2 版 . 北京：人民卫生出版社，1975.

[93] 全国中草药汇编编写组 . 全国中草药汇编：上册 [M]. 2 版 . 北京：人民卫生出版社，1978.

[94] 冉先德 . 中华药海：上册、下册 [M]. 哈尔滨：哈尔滨出版社，1993.

[95] 陕西省革命委员会卫生局，陕西省革命委员会商业局 . 陕西中草药 [M]. 北京：科学出版社，1971.

[96] 四川省中药研究所 . 四川常用中草药 [M]. 成都：四川人民出版社，1971.

[97] 卫生部药品生物制品检定所，云南省药品检验所 . 中国民族药志 [M]. 北京：人民卫生出版社，1984.

[98] 文明昌 . 黔南苗医药 [M]. 香港：中国文化出版社，2004.

[99] 谢宗万，余友芩 . 全国中草药名鉴：下册 [M]. 北京：人民卫生出版社，1996.

[100] 谢宗万 . 天宝本草 [M]. 北京：中医古籍出版社，2001.

[101] 杨竞生，初称江措 . 迪庆藏药 [M]. 昆明：云南民族出版社，1987.

[102] 杨竞生 . 中国藏药植物资源考订：上卷、下卷 [M]. 昆明：云南科技出版社，2017.

[103] 姚振生, 熊耀康. 浙江药用植物资源志要 [M]. 上海: 上海科学技术出版社, 2016.

[104] 云南省楚雄彝族自治州卫生中药检所. 彝药志 [M]. 成都: 四川民族出版社, 1983.

[105] 云南省卫生局. 云南中草药 [M]. 昆明: 云南人民出版社, 1973.

[106] 云南省卫生局革命委员会. 云南中草药 [M]. 昆明: 云南人民出版社, 1971.

[107] 云南省药品检验所. 云南民族药名录 [Z]. 昆明: 云南省药品检验所, 1983.

[108] 云南省药物研究所. 云南民族药志: 第 3 卷 [M]. 昆明: 云南民族出版社, 2010.

[109] 云南省药物研究所. 云南民族药志: 第 4 卷 [M]. 昆明: 云南民族出版社, 2012.

[110] 云南省药物研究所. 云南民族药志: 第 5 卷 [M]. 昆明: 云南民族出版社, 2012.

[111] 云南省彝族医药研究所. 中国彝族药学 [M]. 昆明: 云南民族出版社, 2004.

[112] 云南中医学院, 云南省彝医院. 云南彝医药 [M]. 昆明: 云南科技出版社, 2007

[113] 张敬杰, 罗迎春. 苗族常用植物药 [M]. 贵阳: 贵州科技出版社, 2010.

[114] 张艺, 钟国跃. 羌族医药 [M]. 北京: 中国文史出版社, 2005.

[115] 赵汝能. 甘肃中草药资源志: 上册 [M]. 兰州: 甘肃科学技术出版社, 2004.

[116] 浙江药用植物志编写组. 浙江药用植物志 [M]. 杭州: 浙江科学技术出版社, 1980.

[117] 中国科学院四川分院中医中药研究所. 四川中药志: 第一册~第三册 [M]. 成都: 四川人民出版社, 1962.

[118] 中国科学院西北高原生物研究所. 藏药志 [M]. 西宁: 青海人民出社版, 1991.

[119] 中国科学院中国植物志编辑委员会. 中国植物志: 第 56 卷 [M]. 北京: 科学出版社, 1990.

[120] 中国科学院中国植物志编辑委员会. 中国植物志: 第 57 卷 [M]. 北京: 科学出版社, 1991.

[121] 中国科学院中国植物志编辑委员会. 中国植物志: 第 73 卷 [M]. 北京: 科学出版社, 1998.

[122] 中国民族药志编委会. 中国民族药志: 第二卷 [M]. 北京: 人民卫生出版社, 1990.

[123] 中国医学科学院药物研究所. 中药志: 第一册 [M]. 北京: 人民卫生出版社, 1979.

[124] 中华羌族历史文化集成编纂委员会. 羌族医药 [M]. 成都: 四川民族出版社, 2021.

[125] 朱兆云. 云南天然药物图鉴: 第 9 卷 [M]. 昆明: 云南科技出版社, 2015.

[126] 祝之友. 伤寒论药物古今变异与应用研究 [M]. 北京: 中医古籍出版社, 2005.

[127] 广西壮族自治区卫生厅. 广西中药材标准　1990 年版 [M]. 南宁: 广西科学技术出版社, 1992.

[128] 贵州省药品监督局. 贵州省中药材民族药材质量标准 [M]. 贵阳: 贵州科技出版社, 2003.

[129] 甘肃省药品监督管理局. 甘肃省中药材标准　2020 年版 [M]. 兰州: 兰州大学出版社, 2021.

[130] 广东省食品药品监督管理局. 广东省中药材标准: 第二册 [M]. 广州: 广东科技出版社, 2011.

[131] 广东省食品药品监督管理局. 广东省中药材标准: 第三册 [M]. 广州: 广东科技出版社, 2018.

[132] 贵州省药品监督管理局. 贵州省中药材、民族药材质量标准　2003 年版 [M]. 贵阳: 贵州科技出版社, 2003.

[133] 贵州省药品监督管理局. 贵州省中药材民族药材质量标准: 2019 年版　第一册 [M]. 北京: 中国医药科技出版社, 2022.

[134] 贵州省药品监督管理局. 贵州省中药材民族药材质量标准 [M]. 贵阳: 贵州科技出版社, 2003.

[135] 国家药典委员会. 中华人民共和国药典　2020 年版 [M]. 北京: 中国医药科技出版社, 2020.

[136] 湖北省药品监督管理局. 湖北省中药材质量标准　2018 年版 [M]. 北京: 中国医药科技出版社, 2019.

[137] 湖南省食品药品监督管理局 . 湖南省中药材标准　2009 年版 [M]. 长沙: 湖南科学技术出版社, 2010.

[138] 陕西省食品药品监督管理局 . 陕西省药材标准　2015 年版 [M]. 西安: 陕西科学技术出版社, 2016.

[139] 上海市卫生局 . 上海市中药材标准 [S]. 上海: 上海市卫生局, 1994.

[140] 上海市药品监督管理局 . 上海市中药饮片炮制规范　2018 年版 [M]. 上海: 上海科学技术出版社, 2019.

[141] 四川省食品药品监督管理局 . 四川省藏药材标准　2014 年版 [M]. 成都: 四川科学技术出版社, 2014.

[142] 四川省食品药品监督管理局 . 四川省中药材标准　2010 年版 [M]. 成都: 四川科学技术出版社, 2011.

[143] 四川省卫生局 . 四川中药饮片炮制规范 [M]. 成都: 四川人民出版社, 1978.

[144] 四川省卫生厅 . 四川省中药饮片炮制规范 [S]. 成都: 四川省卫生厅, 1984.

[145] 四川省药品监督管理局 . 四川省藏药材标准　2020 年版 [M]. 成都: 四川科学技术出版社, 2021.

[146] 田兴秀, 关祥祖 . 苗族医药学 [M]. 昆明: 云南民族出版社, 1995.

[147] 汪毅 . 中国苗族药物彩色图集 [M]. 贵阳: 贵州科技出版社, 2002.

[148] 王敏, 杨甫旺, 张丽清 . 中国彝族民间医药验方研究汉彝对照 [M]. 昆明: 云南民族出版社, 2007.

[149] 王敏, 朱琚元 . 楚雄彝州本草 [M]. 昆明: 云南人民出版社, 1998.

[150] 卫生部药典委员会 . 中华人民共和国卫生部药品标准: 藏药第一册 [M]. 北京: 人民卫生出版社, 1995.

[151] 卫生部药典委员会 . 中华人民共和国卫生部药品标准: 维吾尔药分册 [M]. 乌鲁木齐: 新疆科技卫生出版社, 1998.

[152] 云南省食品药品监督管理局 . 云南省中药材标准: 第三册·傣族药　2005 年版 [M]. 昆明: 云南科技出版社, 2007.

[153] 云南省食品药品监督管理局 . 云南省中药材标准: 第二册·彝族药　2005 年版 [M]. 昆明: 云南科技出版社, 2007.

[154] 云南省食品药品监督管理局 . 云南省中药材标准: 第四册·彝族药Ⅱ　2005 年版 [M]. 昆明: 云南科技出版社, 2007.

[155] 云南省食品药品监督管理局 . 云南省中药材标准: 第六册·彝族药Ⅲ　2005 年版 [M]. 昆明: 云南科技出版社, 2010.

[156] 中华人民共和国卫生部药典委员会 . 中华人民共和国药典　1977 年版 [M]. 北京: 人民卫生出版社, 1978.

[157] 重庆市食品药品监督管理局 . 重庆市中药饮片炮制规范及标准　2006 年版 [S]. 重庆: 重庆市食品药品监督管理局, 2006.

[158] 兰茂 . 滇南本草: 第三卷 [M]. 昆明: 云南人民出版社, 1978.

药材汉语拼音名索引

药材拉丁药名索引

植物拉丁学名索引

致　谢

《四川省中药材标准》（藏、彝、羌、苗药材 2022 年版）的编辑出版得到了我省民族地区各医疗机构、民间诊所及我省相关大专院校、科研院所、药检系统等的大力支持。特对以下单位及个人的辛勤付出致以诚挚的感谢！

北川羌族自治县中羌医医院、成都金牛尔玛诊所、凉山彝族自治州甘洛县中彝医院、凉山州第二人民医院、凉山州民族药物研究所、茂县羌医药研究所、茂县庆尧诊所、茂县中医医院、四川省藏羌医医院、四川省兴文县苗医药研究所、四川省彝医医院、汶川蔡氏羌医诊所、喜德县中彝医院、兴文县古宋镇杨氏苗医骨伤诊所、兴文县麒麟苗族乡卫生院、兴文县仙峰苗族乡卫生院、兴文县中医医院、叙永县白腊苗族乡卫生院、叙永县合乐苗族乡卫生院、叙永县枧槽苗族乡卫生院、昭觉县中彝医院。

艾青青、包小红、邓曦、邓晓鸿、杜江、高驰、高天元、耿昭、苟琰、何席呈、何筱毅、黄爱玲、孔卫东、李倩、李荣贵、李婷婷、李洋、李志勇、刘繁红、刘莉、刘晓龙、彭善贵、仁真旺甲、唐庆尧、王海燕、王政、文明昌、吴培恺、肖春霞、熊燕、杨超、杨付兴、杨小艳、杨燕丽、张春梅、张永萍、赵小勤、钟恋。

四川省中药标准委员会
四川省中药标准管理办公室